老年常见健康风险评估和干预

丁西平　董桂平　主编

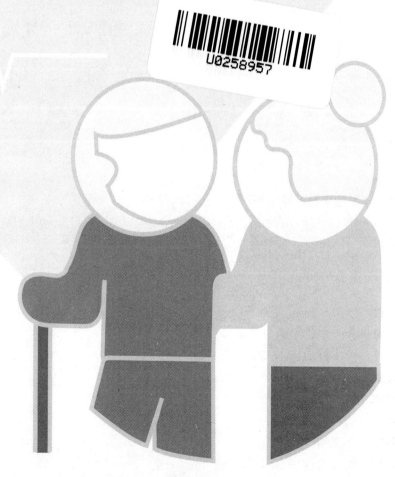

U0258957

中国科学技术大学出版社

内 容 简 介

本书围绕老年人常见的健康风险因素及老年综合征,深入浅出地系统介绍了国际最新的老年健康风险评估和早期干预的知识,并结合我国的实际情况和作者多年来的临床实践,提出干预措施,包括常见老年慢性病、老年问题或老年综合征等老年风险评估和干预。本书可为提高我国中老年人群健康水平和生活质量提供科学指导,也可作为各级、各类医院老年医学医务工作者技术培训、业务进修的参考用书。

图书在版编目(CIP)数据

老年常见健康风险评估和干预/丁西平,董桂平主编.—合肥:中国科学技术大学出版社,2023.6

ISBN 978-7-312-05597-3

Ⅰ.老⋯ Ⅱ.①丁⋯ ②董⋯ Ⅲ.老年人—健康状况—评估 Ⅳ.R161.7

中国国家版本馆 CIP 数据核字(2023)第 037312 号

老年常见健康风险评估和干预

LAONIAN CHANGJIAN JIANKANG FENGXIAN PINGGU HE GANYU

出版	中国科学技术大学出版社
	安徽省合肥市金寨路 96 号,230026
	http://press.ustc.edu.cn
	https://zgkxjsdxcbs.tmall.com
印刷	合肥华苑印刷包装有限公司
发行	中国科学技术大学出版社
开本	787mm×1092mm　1/16
印张	21.25
字数	486 千
版次	2023 年 6 月第 1 版
印次	2023 年 6 月第 1 次印刷
定价	68.00 元

编　委　会

主　审　胡世莲

主　编　丁西平　董桂平

副主编　方　向　刘　柳

编　委（按姓氏笔画排序）

王　娟　毛玉娣　方　园　方中良

叶敏慧　任玉珍　李　烨　李　敏

李红旗　汪兰兰　张世阳　张薇薇

陈　彦　陈　莉　金　瑜　郑　丽

荣　荣　顾朋颖　殷　实　黄毕林

常　虹　葛余浩　楚　丽　管俊艺

制　图　吴　梅　王　娜

序

2021年我国第七次全国人口普查结果公布:60岁及以上人口为2.64亿,约占总人口数的18.7%。从2022年开始,中国人口老龄化进入新周期,从快速发展阶段开始转向急速发展阶段,60岁及以上老年人口预计到2024年超过3亿,到2048年超过5亿。在我国人口老龄化加速的大背景下,实现健康老龄化已经成为我国发展的重大课题。2022年3月,国家卫生健康委员会等15个部门联合印发了《"十四五"健康老龄化规划》,力图推动老年健康服务高质量发展。

老年医学作为维护老年健康的医学专业学科,责无旁贷地要为国家健康老龄化提供专业化服务。积极推进老年医学学科健康发展,充分发挥老年医学的专业优势无疑是促进健康老龄化的重要推手。老年综合评估(Comprehensive Geriatric Assessment,CGA)是老年医学的核心技术之一,是老年患者健康状况及风险评估的专业工具。同其他学科专业技术不同,老年综合评估是汇聚生物、心理、社会、环境等多维度的现代医学模式,对老年人的健康状况及影响因素进行全方位的评估,从而早期识别老年健康存在的或潜在的风险,通过目标干预改善和维持老年机体功能,延缓疾病发展,改善预后。但是,我们必须清醒地看到,在一些医疗机构甚至三级医院,老年综合评估并没有常态化开展,部分地区开展的老年综合评估在项目设置和选择、实施的时机等方面尚存在不规范的情况。

"悬衡而知平,设规而知圆。"医疗质量的关键在于医疗行为的规范,只有规范的医疗行为,才会有可期的医疗质量。规范化的老年医学评估不仅可在医疗机构为老年患者的诊疗提供帮助,也可为社区和养老机构老年人群的医疗保健、康复、照护等健康服务提供有力的支撑。

该书正是以专业的角度,从老年综合能力评估、老年躯体功能评估、老年围手术期风险评估和干预、老年恶性肿瘤的治疗前评估及方案选择等方面,分9个章节对老年综合评估进行较为细致的阐述。本书包含近年来与老年综合评估相关的最新研究成果及专家共识,有较高的学术价值,且易学易用,是一本很好的老年医学工具书。

党的十九届五中全会明确提出实施积极应对人口老龄化的国家战略。面对汹涌而至的"银发浪潮",每一位从事老年医学专业的人不能仅是知而叹之,坐而观之,而是需要积极思考、行动。就如该书作者一样利用自己的专业特长、经验和学识为老年医学核心技术的规范化开展和应用提供帮助。"不积跬步,无以至千里;不积小流,无以成江海。"前进的路上需要你和我,需要有"功成不必在我"的精神境界和"功成必定有我"的历史担当,为实现我国健康老龄化的战略目标努力奋斗。

严　光

2023 年 2 月

前　言

随着飞速加剧的人口老龄化、不断加重的养老负担,老年人的健康状况问题频频出现。老年疾病的高患病率、多病共存以及严重的后遗症造成了沉重的家庭和社会负担。老年人的健康状况是老年人生命质量的保证,是整个社会发展的重要参考指标。如何尽早发现老年人存在的健康风险,如何及时干预、缓解身体功能下降,改善生活质量等问题是我们老年医疗工作者面临的巨大挑战,也是全球面临的重要公共卫生问题和社会问题。

我国老年医学起步晚、发展慢,虽然老年医学越来越受到重视,但是老年医学专业知识尚未得到广泛普及,尤其是在基层医院,日益增长的老年健康需求与有限的医疗护理服务资源供给间的矛盾尤为凸显。如何提高老年医护人员的专业知识,迅速识别老年健康风险并采取有效措施,减少或延缓老年健康风险因素带来的危害等非常重要,为此中国科学技术大学附属第一医院组织老年医疗护理专家及技术骨干编写了此书。

中国科学技术大学附属第一医院老年医学科是国家临床重点专科,是集医疗、教学、科研、老年保健为一体的老年医学中心。该学科采用老年综合评估技术及医疗、护理、康复等技术组成的多学科团队工作模式,救治了大量的老年急危重症患者,在老年慢性共病处理、老年问题或老年综合征评估及老年合理用药等方面处于国内领先地位,同时常年开展老年医疗护理培训。

全书共9章,围绕老年人常见的健康风险因素及老年综合征,推荐适用于老年人的评估量表,详细阐述了评估技巧、健康风险的干预及健康指导等方面的知识,深入浅出地将国际最新的老年健康风险评估与干预知识介绍给读者,让读者能够较快地熟悉评估方法与干预措施。本书的特点是:① 文字简明、图文并茂、重点突出,便于读者阅读与学习;② 实用性与可操作性强;③ 科学严谨,吸收和借鉴了国内外老年医学学科发展的最新研究成果以及笔者的临床经验。

衷心希望本书的出版能对广大老年医疗护理同仁的工作有所帮助。然而,限于经验和水平,书中难免存在不足与疏漏,恳请读者及各位同仁批评指正,以便我们日后再版时进一步完善与提高。此外,本书在编写过程中参考了大量国内外相关的文献资料,在此一并向相关作者表示感谢!

丁西平　董桂平

2023 年 2 月

目　　录

第一章　老年综合能力评估

第一节　老年全面简易功能筛查

一、概述

老年综合评估(CGA)是指通过多学科方法来评估老年人的躯体健康、功能状态、心理健康和社会环境等多方面的状况,确定老年人的健康需求,尽早发现老年人潜在的各方面功能上的缺陷,并据此制定健康管理计划,以维持和改善老年人的健康及功能状态,最大限度地提高老年人的生活质量及期望寿命。目前,老年综合评估技术在全国综合性医院已经得到了大规模的推广,但在大多数基层医院仍处于未普及阶段。由于老年综合评估的评估内容繁多、耗时较长,因此在实施的过程中需消耗大量的人力成本及时间成本,增加了在中小型医院及基层医院推广的困难和阻力。为了更好地推广老年综合评估技术,很多学者进行了老年综合评估技术快速筛查项目的研究,本章将向读者推荐老年综合评估快速筛查的系统量表。

二、风险评估与识别

(一) 评估量表

老年人一般资料评估量表见表1.1,基于快速筛查的老年人综合评估体系见表1.2。

表 1.1　老年人一般资料评估量表

1. 姓名	
2. 性别	(1) 男;(2) 女
3. 年龄	
4. 民族	(1) 汉族;(2) 少数民族
5. 宗教信仰	(1) 有;(2) 无
6. 婚姻状况	(1) 未婚;(2) 已婚;(3) 丧偶;(4) 离婚;(5) 再婚;(6) 未说明

续表

7. 户籍类型	(1) 农业户口;(2) 非农业户口
8. 文化程度	(1) 研究生;(2) 大学本科;(3) 大学专科;(4) 技工学校;(5) 高中;(6) 初中;(7) 小学;(8) 文盲或半文盲;(9) 不详
9. 工作单位	
10. 目前从事或退休前从事的职业	(1) 国家机关,党群组织,企业、事业单位负责人;(2) 专业技术人员;(3) 办事人员和有关人员;(4) 商业、服务业人员;(5) 农、林、牧、渔、水利业生产人员;(6) 生产、运输设备操作人员及有关人员;(7) 军人;(8) 不便分类的其他从业人员;(9) 无职业
11. 有无子女	(1) 有__个;(2) 无
12. 是否与子女住在同一个城市	(1) 是,居住在同一个城市的子女数:__人;(2) 否
13. 主要的生活来源	(1) 工资收入(退休金);(2) 配偶收入;(3) 子女给予;(4) 亲友给予;(5) 社会福利;(6) 低保收入;(7) 其他
14. 经济收入	___元/月
15. 医疗费用支付方式	(1) 城镇职工基本医疗保险;(2) 城镇居民基本医疗保险;(3) 新型农村合作医疗;(4) 贫困救助;(5) 商业医疗保险;(6) 全公费;(7) 全自费;(8) 其他

表 1.2　基于快速筛查的老年人综合评估体系

序号	快速筛查条目	结果		具体评估方法
1	您目前是否患有疾病	否	是	若是,疾病名称: 病程: 并发症: 后遗症:
2	您目前是否服药	否	是	若是,药物名称: 用法: 服药时长:
3	除了口服药物,您目前是否接受了其他治疗	否	是	若是,治疗名称: 频率: 治疗时长:
4	近半年来,您的身体是否有疼痛感	否	是	若是,疼痛部位: 性质: 持续时间: 发作周期: 放射情况: 强度[Wong-Baker 面部表情疼痛量表(附表 1.1)评估]:

序号	快速筛查条目	结果		具体评估方法
5	您近1个月是否有睡眠方面的问题,如失眠、多梦、易醒等	否	是	若是,用匹兹堡睡眠质量指数(Pittsburgh Sleep Quality Index,PSQI)(附表1.2)进行评估
6	您近3个月是否感到食欲下降	否	是	若是,用微型营养评估简表(Mini-nutritional Assessment Short Form,MNA-SF)(附表1.3)进行评估
7	您现在是否有压伤	否	是	用压伤危险因素评估表(附表1.4)进行评估,得分: 若是,部位: 大小: 分期:
8	您是否经常便秘	否	是	若是,用 Wexner 便秘评分表(附表1.5)进行评估
9	您是否经常腹泻	否	是	若是,次数/日: 性状: 腹痛情况: 伴随症状:有;无
10	您是否经常感到身体疲倦乏力	否	是	若是,用简明疲劳量表(Brief Fatigue Inventory,BFI)(附表1.6)进行评估
11	您是否还有其他症状,如眩晕、心悸、呼吸困难等	否	是	若是,症状: 频率及时长:
12	您平时生活是否能自理(现场观察被评估者的情况,是否能独立穿衣、拿东西、搬椅子等)	否	是	若否,用 Barthel 指数(Barthel Index,BI)评定量表(附表1.7)和工具性日常生活活动(Instrumental Activities of Daily Living,IADL)评估量表(附表1.8)进行评估
13	您近一年是否跌倒过	否	是	若有一个问题回答"是",用 Tinetti 平衡量表与 Tinetti 步态量表(附表1.9、附表1.10)进行评估
	您平时站立或走路时是否需要他人帮助或器械(如轮椅、拐杖、助行器等)辅助	否	是	
14	您进食时是否有呛咳	否	是	若是,用洼田饮水试验表(附表1.11)进行评估,呛咳次数:
	您进食时是否感到吞咽困难	否	是	若是,部位: 性质: 次数/日: 饮食类型:流食;半流食;正常
15	您是否能看清室内的物体	否	是	

序号	快速筛查条目	结果		具体评估方法
16	您是否能听到日常说话、电话、门铃声	否	是	
17	您是否能闻出这是什么气味(事先准备醋、酒、水)	否	是	
18	您觉得哪个温度更高(事先准备2杯温度不同的水)	否	是	
19	您是否有关系密切的朋友	否	是	若有一个问题回答"否",用社会支持评定量表(Social Support Rating Scale,SSRS)(附表1.12)评估
	您遇到困难时是否会找他人帮助	否	是	
20	您是否经历过重大的事件,如家人的健康问题、家人的关系状况以及您的社交状况	否	是	若是,用老年人生活事件量表(附表1.13)进行评估
	这些事情是否给您造成困扰	否	是	若是,您是如何应对的? 用特质应对方式问卷(Trait Coping Style Questionnaire,TCSQ)(附表1.14)进行评估

(二) 评估细则

评估细则表(表1.3)包含6个一级指标、26个二级指标,有25个筛查问题和5个简明量表(表1.4～表1.8)涉及疾病状况、常见症状、躯体功能、精神心理、社会情况、居家环境6个方面,涵盖了老年综合评估的主要内容,符合当前的医学模式及健康观念。25个筛查问题是根据相应评估指标的核心症状设置的二分制问题,若存在问题则进行进一步的具体评估,若不存在则进行下一个指标的评估。快速筛查不仅仅通过询问的方式,还需结合现场观察及测试。5个简明量表包括认知功能、抑郁、焦虑、孤独及居家环境安全的评估,通过简明量表可以初步评估老年人的精神心理状况,应避免使用众多条目的原量表,研究已证实简明量表与原量表相比具有相同的心理学效应,比较适用于基层人群的筛查。

表 1.3 评估细则表

指标	快速筛查条目
1 疾病状况评估	
1.1 患病情况	您是否患有疾病
1.2 服药情况	您目前是否服药
1.3 其他治疗情况	除了口服药物,您目前是否接受了其他治疗
2 常见症状评估	
2.1 慢性疼痛	近半年来您的身体是否有疼痛感

续表

指标	快速筛查条目
2.2　睡眠障碍	您是否有睡眠方面的问题(如失眠、易醒等)
2.3　食欲减退	您近 3 个月是否感到食欲下降
2.4　皮肤破损	您现在是否有压伤等
2.5　便秘或腹泻	您是否经常便秘或腹泻
2.6　疲倦乏力	您是否经常感到身体疲倦乏力
2.7　其他常见症状	您是否还有其他症状(如眩晕、呼吸困难等)
3　躯体功能评估	
3.1　日常生活活动能力	您平时生活是否能自理(现场观察被评估者的情况,是否能独立穿衣、拿东西、搬椅子等)
3.2　平衡与步态	您近 1 年内是否跌倒过? 您平时站立或走路时是否需要他人帮助或器械(如轮椅、拐杖、助行器等)辅助
3.3　吞咽功能	您进食时是否有呛咳或感到吞咽困难
3.4　视力评估	您是否能看清室内的物体(包括戴上眼镜)
3.5　听力评估	您是否能听到日常说话、电视、电话、门铃声(包括佩戴助听器)
3.6　嗅觉功能	您是否能闻出这是什么(事先准备醋、酒、水)
3.7　躯体感觉功能	您是否能感觉到哪个温度更高(事先准备 2 杯温度不同的水)
4　精神心理评估	
4.1　认知功能	简易智力状态(Mini-Cognition,Mini-Cog)评估量表(表 1.4)
4.2　情绪状况(抑郁)	老年抑郁量表简版(Geriatric Depression Scale-5,GDS-5)(表 1.5)
4.3　情绪状况(焦虑)	老年焦虑量表简版(Short Form of Geriatric Anxiety Inventory,GAI-SF)(表 1.6)
4.4　情绪状况(孤独)	UCLA* 孤独感量表简版(ULS-6)(表 1.7)
5　社会情况评估	
5.1　社会支持系统	您是否有关系密切的朋友
	您遇到困难时是否会找他人帮助? 您平时是否能从家庭里得到支持和照顾
5.2　经济状况	您现在是否有收入? 若有,收入多少? 您的医保情况、退休前从事的工作
5.3　文化状况	您的文化程度,有无宗教信仰
5.4　重大生活事件	您有没有经历重大的事件(如家人的健康问题、家人的关系状况以及您的社交状况)
	这些事情有没有给您造成困扰? 若有,您是如何应对的
6　居家环境安全情况	
居家环境安全	居家安全简易评估量表(表 1.8)

　* UCLA 全称为 University of California at Los Angels。

表 1.4　简易智力状态(Mini-Cog)评估量表

序号	评估内容	评估标准	得分
1	请受试者仔细听并记住 3 个不相关的词,然后重复		
2	请受试者在一张白纸上画出钟的外形,标好时钟刻度,给受试者一个时间让其在时钟上标出来	画钟测试(Clock Drawing Test, CDT)正确:能正确标明时钟数字位置,正确显示所给的时间	
3	请受试者说出先前所给的 3 个词	能记住每个词	

表 1.5　老年抑郁量表简版(GDS-5)

序号	评估内容(请根据最近 1 个星期内的情况回答)	是	否	得分
1	您对生活满意吗	0	1	
2	您是否常常感到厌倦	1	0	
3	您是否常常感到生活没有希望	1	0	
4	您是否比较喜欢待在家里,而不喜欢外出和做一些新的事	1	0	
5	您是否觉得像现在这样生活毫无意义	1	0	

评价:2 分以下=正常;≥2 分=抑郁情形

表 1.6　老年焦虑量表简版(GAI-SF)

序号	评估内容(请根据最近 1 个星期内的情况回答)	是	否	得分
1	我经常担心	1	0	
2	我经常为小事情困扰	1	0	
3	我认为自己是个容易为事情担忧的人	1	0	
4	我经常感到紧张不安	1	0	
5	我的想法经常使我神经紧张	1	0	

评价:≥3 分,考虑老年广泛性焦虑障碍阳性

表 1.7　UCLA 孤独感量表简版(ULS-6)

序号	评估内容(请根据最近 1 个星期内的情况回答)	从不 1	很少 2	有时 3	一直 4	得分
1	缺少别人的陪伴					
2	没有人可以寻求帮助					
3	我感到被冷落					
4	我感到和其他人疏远了					
5	我因为很少与别人来往而感到伤心					
6	虽然身边有人陪,但没人关心我					

总分 6~24 分,得分越高表明其孤独感越强烈

表 1.8 居家安全简易评估量表

序号	评估内容	是	否	得分
1	是否有人陪住	1	0	
2	浴室、厕所是否有扶手	1	0	
3	厨房、卧室等是否有报警装置	1	0	
4	室内灯光是否适宜	1	0	
5	室内地面是否有防滑设施	1	0	
6	电话、电源开关是否置于方便可及的地方	1	0	
总分				

参 考 文 献

[1] 李苗苗,王青,马玉霞,等.基于快速筛查的老年综合评估指标体系构建[J].护理学杂志,2019,34(24):80-83.

[2] 江虹,刘欣彤,朱跃平,等.老年综合评估快速筛查软件的设计及应用[J].临床研究,2021,35(7):680-683.

附表 1.1 Wong-Baker 面部表情疼痛量表

0分	1分	2分	3分	4分	5分
非常愉快,无疼痛	有一点疼痛	轻微疼痛	疼痛较明显	疼痛较严重	剧烈疼痛,但不一定哭泣

附表 1.2 匹兹堡睡眠质量指数(PSQI)

条目	项目	评分			
		0分	1分	2分	3分
1	近1个月,晚上上床睡觉通常在___点				
2	近1个月,从上床到入睡通常所需时间(min)	□≤15 min	□16~30 min	□31~60 min	□≥60 min
3	近1个月,通常早上___点起床				
4	近1个月,每夜通常睡眠时间(h)(不等于卧床时间)				

条目	项目	评分			
		0分	1分	2分	3分
5	近1个月,因下列情况影响睡眠而烦恼				
	① 入睡困难(30 min 内不能入睡)	□无	□<1周/次	□1~2周/次	□≥3周/次
	② 夜间易醒或早醒	□无	□<1周/次	□1~2周/次	□≥3周/次
	③ 夜间去厕所	□无	□<1周/次	□1~2周/次	□≥3周/次
	④ 呼吸不畅	□无	□<1周/次	□1~2周/次	□≥3周/次
	⑤ 咳嗽声或鼾声大	□无	□<1周/次	□1~2周/次	□≥3周/次
	⑥ 感觉冷	□无	□<1周/次	□1~2周/次	□≥3周/次
	⑦ 感觉热	□无	□<1周/次	□1~2周/次	□≥3周/次
	⑧ 做噩梦	□无	□<1周/次	□1~2周/次	□≥3周/次
	⑨ 疼痛不适	□无	□<1周/次	□1~2周/次	□≥3周/次
	⑩ 其他影响睡眠的事情(如有,请说明)	□无	□<1周/次	□1~2周/次	□≥3周/次
6	近1个月,总体来说,您认为您的睡眠质量	□很好	□较好	□较差	□很差
7	近1个月,您用药物催眠的情况	□无	□<1周/次	□1~2周/次	□≥3周/次
8	近1个月,您常感到困倦吗	□无	□<1周/次	□1~2周/次	□≥3周/次
9	近1个月您做事情的精力不足吗	□没有	□偶尔有	□有时有	□经常有

计分方法

项目	内容	评分			
		0分	1分	2分	3分
A. 睡眠质量	条目6计分	□很好	□较好	□较差	□很差
B. 入睡时间	条目2和条目5中的①计分累计	□0分	□1~2分	□3~4分	□5~6分
C. 睡眠时间	条目4计分	□>7 h	□6~7 h(不含6 h)	□5~6 h(含6 h)	□<5 h
D. 睡眠效率	以条目1、3、4的回答计算睡眠效率*	□>85%	□75%~85%(不含75%)	□65%~75%(含75%)	□<65%
E. 睡眠障碍	条目5中的②~⑩计分累计	□0分	□1~9分	□10~18分	□19~27分
F. 催眠药物	条目7计分	□无	□<1次/周	□1~2次/周	□≥3次/周
G. 日间功能障碍	条目8和9的计分累计	□0分	□1~2分	□3~4分	□5~6分

* 睡眠效率计算方法:睡眠效率 $= \dfrac{\text{条目4(睡眠时间)}}{\text{条目3(起床时间)}-\text{条目1(上床时间)}} \times 100\%$,PSQI 总分=A+B+C+D+E+F+G。

评分标准:总成绩范围为0~21分,得分越高,睡眠质量越差;总分>7分说明存在睡眠障碍。

附表 1.3　微型营养评估简表 (MNA-SF)

项目内容	评分标准	得分
1. 过去 3 个月内有没有因为食欲不振、消化问题、咀嚼或吞咽困难而减少食量	0 分　食量严重减少 1 分　食量中度减少 2 分　食量没有减少	
2. 过去 3 个月内体重下降	0 分　大于 3 kg 1 分　不知道 2 分　1～3 kg 3 分　体重没有下降	
3. 活动能力	0 分　需长期卧床或坐轮椅 1 分　可以下床或离开轮椅,但不能外出 2 分　可以外出	
4. 过去 3 个月内有没有受到心理创伤或患急性疾病	0 分　有 2 分　没有	
5. 精神心理问题	0 分　严重的痴呆或抑郁 1 分　中等程度的痴呆 2 分　无精神心理问题	
6. 体质指数(Body Mass Index, BMI)(kg/m²)	0 分　BMI<19 1 分　19≤BMI<21 2 分　21≤BMI<23 3 分　BMI≥23 如果无法测量 BMI,可测量小腿围(小腿与床垂直,测量最粗径,CC) 0 分　CC<31 cm 1 分　CC≥31 cm	

注:满分为 14 分,≥12 分为正常,8～11 分说明可能有营养风险,≤7 分说明营养不良。

附表 1.4　压伤危险因素评估表

评估内容		分值	得分
体质指数(BMI)(kg/m²)	正常(BMI:20～24.9)	0	
	微胖(BMI:25～29.9)	1	
	肥胖(BMI≥30)	2	
	偏瘦(BMI<20)	3	

	评估内容		分值	得分
皮肤类型	健康		0	
	薄如纸		1	
	干燥		1	
	水肿		1	
	潮湿		1	
	颜色异常		2	
	破溃		3	
性别	男		1	
	女		2	
年龄	14～49 岁		1	
	50～64 岁		2	
	65～74 岁		3	
	75～80 岁		4	
	≥81 岁		5	
营养状况评估工具	A. 近期体重下降	是到 B;否到 C;不确定＝2 分并到 C		
	B. 体重下降评分	0.5～5 kg	1	
		5～10 kg	2	
		10～15 kg	3	
		>15 kg	4	
		不确定	2	
	C. 进食少或食欲差	否	0	
		是	1	
失禁	完全控制或导尿		0	
	小便失禁		1	
	大便失禁		2	
	大小便失禁		3	
运动能力	完全的		0	
	烦躁不安的		1	
	淡漠的		2	
	受限的		3	
	卧床不起的		4	
	受限于座位的		5	

评估内容		分值	得分
组织营养状况	恶病质	8	
	多器官衰竭	8	
	单器官衰竭(呼吸、肾脏、心脏)	5	
	外周血管病	5	
	贫血(HB<80 g/L)	2	
	抽烟	1	
神经系统缺陷	糖尿病、多发性硬化、心脑血管意外	4~6	
	运动、感觉异常	4~6	
	偏瘫	4~6	
大手术、创伤	骨、脊椎手术	5	
	手术时间>2 h	5	
	手术时间>6 h	8	
药物	细胞毒性药	≤4	
	长期大剂量服用类固醇	≤4	
	抗生素	≤4	

体质指数(BMI)=体重(kg)/[身高(m)]^2 评分标准: 危险:≥10分 高度危险:≥15分 极度危险:≥20分	评定总分	
	评定结果	
	评估日期	
	评估者签名	

附表 1.5　Wexner 便秘评分表

项目	0分	1分	2分	3分	4分
大便次数	1~2次/1~2天	2次/周	1次/周	<1次/周	<1次/月
排便时很痛苦	从不	很少	有时	常常	总是
不完全排空感	从不	很少	有时	常常	总是
腹痛	从不	很少	有时	常常	总是
每次排便时间(min)	<5	5~10	10~20	20~30	>30
协助排便类型	没有协助	刺激性泻药	手指排便或灌肠	—	—
每24 h排便不能成功的次数	从不	1~3	3~6	6~9	>9
便秘持续时间(年)	0	1	2	3	4

注:总分为 30 分,最低为 0 分,分值越高表明便秘程度越严重。

附表 1.6　简明疲劳量表(BFI)

	0 没有	1	2	3	4	5	6	7	8	9	10 最疲劳
1. 您现在的疲劳程度											
2. 您在过去 24 h 内通常的疲劳程度											
3. 您在过去 24 h 内最疲劳的程度											
4. 您在过去 24 h 内疲劳对您下述方面的影响:	0 无影响	1	2	3	4	5	6	7	8	9	10 完全影响
(1) 一般活动											
(2) 情绪											
(3) 行走能力											
(4) 正常工作(包括外出工作和户内家务)											
(5) 与他人的关系											
(6) 享受生活											

注:得分越高,表示越疲劳,疲劳的影响越大。

附表 1.7　Barthel 指数(BI)评定量表

项目	完全独立	需部分帮助	需极大帮助	完全依赖帮助
大便控制	10	5	0	—
小便控制	10	5	0	—
装扮自己	5	0	—	—
如厕	10	5	0	—
进食	10	5	0	—
转移(床、椅)	15	10	5	0
步行	15	10	5	0
穿衣	10	5	0	—
上下楼梯	10	5	0	—
洗澡	5	0	—	—

注:满分为 100 分,0~20 分为极严重功能缺陷;20~45 分为严重功能缺陷;50~70 分为中度功能缺陷;75~95 分为轻度功能缺陷;100 分为 ADL(日常生活活动)自理。

附表 1.8　工具性日常生活活动(IADL)评估量表

生活能力	得分
您能自己做饭吗	□2 分　无需帮助
	□1 分　需要一些帮助
	□0 分　完全不能自己做
您能自己做家务或勤杂工作吗	□2 分　无需帮助
	□1 分　需要一些帮助
	□0 分　完全不能自己做
您能自己服药吗	□2 分　无需帮助
	□1 分　需要一些帮助
	□0 分　完全不能自己做
您能走一段距离吗	□2 分　无需帮助
	□1 分　需要一些帮助
	□0 分　完全不能自己做
您能去购物吗	□2 分　无需帮助
	□1 分　需要一些帮助
	□0 分　完全不能自己做
您能自己理财吗	□2 分　无需帮助
	□1 分　需要一些帮助
	□0 分　完全不能自己做
您能打电话吗	□2 分　无需帮助
	□1 分　需要一些帮助
	□0 分　完全不能自己做
总分	

注:总分为 14 分,分值越高,说明被测试者工具性日常生活活动能力越强。

附表 1.9　Tinetti 平衡量表

项目	得分
1. 坐位平衡试验	□0 分　借助上肢或不是圆滑的动作(在椅子上倾斜或滑动)
	□1 分　稳定,安全
2. 起身	□0 分　在没有帮助的情况下,不能站起来
	□1 分　借助上肢能够站起来
	□2 分　不借助上肢就能够站起来

项目	得分
3. 尝试站起	☐0 分 在没有帮助的情况下,不能站起来 ☐1 分 尝试次数>1 次,可以站起来 ☐2 分 尝试 1 次就可以站起来
4. 瞬间的站立平衡(前 5 s)	☐0 分 不稳定(摇晃、移动了脚、躯干摇摆) ☐1 分 稳定,但需借助步行器或其他支持 ☐2 分 稳定,不需借助步行器或其他支持
5. 站立平衡	☐0 分 不稳定 ☐1 分 稳定,但步距宽,需借助支撑物 ☐2 分 窄步距站立,无需支持
6. 用肘轻推(受试者双足尽可能靠紧,测试者用手掌轻推受试者)	☐0 分 开始即跌倒 ☐1 分 摇晃、抓物体和人保持平衡 ☐2 分 稳定
7. 闭眼(受试者双足尽可能靠紧)	☐0 分 不稳定 ☐1 分 稳定
8. 转体 360°	☐0 分 脚步不连续 ☐1 分 脚步连续 ☐0 分 步态不稳定(抓物、摇晃) ☐1 分 步态稳定
9. 坐下	☐0 分 不安全(距离判断错误,跌坐到椅子上) ☐1 分 借助上肢或不是圆滑的动作 ☐2 分 安全圆滑的动作

总分＿＿＿＿＿＿＿

附表 1.10 Tinetti 步态量表

项目	得分
1. 起步	☐0 分 有迟疑,或需尝试多次方能起步 ☐1 分 正常起步
2. 抬腿高度	a. 左脚跨步 ☐0 分 脚拖地,或抬高大于 3 cm ☐1 分 脚完全离地,但不超过 5 cm b. 右脚跨步 ☐0 分 脚拖地,或抬高大于 3 cm ☐1 分 脚完全离地,但不超过 5 cm

续表

项目	得分
3. 步长	a. 左脚跨步 □0分　跨步的脚未超过站立的对侧脚 □1分　跨步的脚超过站立的对侧脚 b. 右脚跨步 □0分　跨步的脚未超过站立的对侧脚 □1分　跨步的脚超过站立的对侧脚
4. 步态对称性	□0分　两脚步长不等 □1分　两脚步长相等
5. 步伐连续性	□0分　步伐与步伐之间不连续或中断 □1分　步伐连续
6. 走路路径(行走大约3 m)	□0分　明显偏移到某一边 □1分　轻微、中度偏移或使用步行辅具 □2分　走直线,且不需步行辅具
7. 躯干稳定	□0分　身体有明显摇晃或需使用步行辅具 □1分　身体不晃,但需屈膝或有背痛或张开双臂以维持平衡 □2分　身体不晃,无屈膝,不需张开双臂或使用步行辅具
8. 步宽(脚跟距离)	□0分　脚跟分开(步宽大) □1分　走路时两脚跟几乎靠在一起
总分	
步态评分＋平衡评分	

注:步态评分与平衡评分相加,总得分≤18分,说明有跌倒高风险;19～23分,说明有中等风险;≥24分,说明有低风险。

附表 1.11　洼田饮水试验表

分级	评定标准
1级(优)	能顺利地1次将水咽下
2级(良)	分2次以上,能不呛咳地将水咽下
3级(中)	能1次将水咽下,但有呛咳
4级(可)	分2次以上将水咽下,但有呛咳
5级(差)	频繁呛咳,不能将水全部咽下

注:受试者端坐,喝下30 mL温开水,观察所需的时间和呛咳情况。

评价:正常为1级,5 s之内喝完。可疑为2级,超过5 s喝完。异常为3级、4级、5级。

附表 1.12　社会支持评定量表(SSRS)

评估内容	评分细则	分值	得分
1. 您有多少关系密切、可以得到支持和帮助的朋友(只选1项)	无	1	
	1~2个	2	
	3~5个	3	
	6个或6个以上	4	
2. 近1年来您(只选1项)	远离家人,且独居一室	1	
	住处经常变动,多数时间和陌生人住在一起	2	
	和同学、同事或朋友住在一起	3	
	和家人住在一起	4	
3. 您和邻居(只选1项)	相互之间从不关心,只是点头之交	1	
	遇到困难可能稍微关心	2	
	有些邻居很关心您	3	
	大多数邻居很关心您	4	
4. 您和同事(只选1项)	相互之间从不关心,只是点头之交	1	
	遇到困难可能稍微关心	2	
	有些同事很关心您	3	
	大多数同事很关心您	4	
5. 从家庭成员得到的支持和照顾(在合适的框内画"√")	A. 夫妻(恋人)	每项从无、极少、一般、全力支持分别计1~4分	
	B. 父母		
	C. 儿女		
	D. 兄弟姐妹		
	E. 其他家庭成员(如嫂子)		
6. 过去,在您遇到急难情况时,曾经得到的经济支持和解决实际问题的帮助的来源	无任何来源	0	
	下列来源(可选多项):A. 配偶;B. 其他家人;C. 亲戚;D. 朋友;E. 同事;F. 工作单位;G. 党团工会等官方或半官方组织;H. 宗教、社会团体等非官方组织;I. 其他(请列出)	有几个来源就计几分	
7. 过去,在您遇到急难情况时,曾经得到的安慰和关心的来源	无任何来源	0	
	下列来源(可选多项):A. 配偶;B. 其他家人;C. 亲戚;D. 朋友;E. 同事;F. 工作单位;G. 党团工会等官方或半官方组织;H. 宗教、社会团体等非官方组织;I. 其他(请列出)	有几个来源就计几分	

续表

评估内容	评分细则		分值	得分
8. 您遇到烦恼时的倾诉方式(只选1项)	从不向任何人倾诉		1	
	只向关系极为密切的1~2人倾诉		2	
	如果朋友主动询问您会说出来		3	
	主动倾诉自己的烦恼,以获得支持和理解		4	
9. 您遇到烦恼时的求助方式(只选1项)	只靠自己,不接受别人的帮助		1	
	很少请求别人帮助		2	
	有时请求别人帮助		3	
	困难时经常向家人、亲友、组织求援		4	
10. 对于团体(如党团组织、宗教组织、工会、学生会等)组织活动,您(只选1项)	从不参加		1	
	偶尔参加		2	
	经常参加		3	
	主动并积极参加活动		4	
评定总分		评分结果	评估者签名	评估日期

量表计分方法:第1~4条和8~10条,每条只选1项,选择1、2、3、4项分别计1、2、3、4分,第5条分A、B、C、D、E 5项计总分,每项从无到全力支持分别计1~4分,第6、7条如回答"无任何来源"则计0分,回答"下列来源"者,有几个来源就计几分。总分即10个条目计分之和,总分越高表示社会支持度越高;一般认为总分<20分为获得社会支持较少;20~30分为具有一般社会支持度;30~40分为具有满意的社会支持度。

附表 1.13 老年人生活事件量表

生活事件	发生时间			性质		心理影响程度					持续时间				发生次数
	未发生	1年内	长期性	好事	坏事	无影响0	轻度1	中度2	重度3	极重4	3个月内1	半年内2	1年内3	1年以上4	
举例:搬家	√			√		√						√			1
健康有关问题:															
1. 患有慢性病															
2. 本人重病或绝症															
3. 家庭成员重病或绝症															
4. 本人因交通事故或其他意外受伤															
5. 家庭成员因交通事故或其他意外受伤															
6. 本人住院治疗															

生活事件	发生时间			性质		心理影响程度					持续时间				发生次数
	未发生	1年内	长期性	好事	坏事	无影响 0	轻度 1	中度 2	重度 3	极重 4	3个月内 1	半年内 2	1年内 3	1年以上 4	
7. 家庭成员住院治疗															
8. 本人自理生活困难															
9. 家庭成员自理生活困难															
10. 本人从疾病中康复															
11. 家庭成员从疾病中康复															
12. 亲戚或好友重病															
13. 配偶死亡															
14. 子女死亡															
15. 子女的配偶死亡															
16. 亲戚或好友死亡															
家庭生活问题:															
17. 与配偶有激烈的争吵或打架															
18. 夫妻分居															
19. 离婚															
20. 本人有外遇															
21. 配偶有外遇															
22. 夫妻重归于好															
23. 子女与其配偶有激烈的争吵															
24. 家庭经济困难															
25. 独居															
26. 住房拥挤															
27. 失窃或房屋、财产有重大损失															
28. 子女长期离家															
29. 子女不孝															
30. 饮食或睡眠情况有较大改变															
31. 家庭成员之间关系不和															
32. 子女下岗待业或就业困难															

续表

生活事件	发生时间			性质		心理影响程度					持续时间				发生次数
	未发生	1年内	长期性	好事	坏事	无影响 0	轻度 1	中度 2	重度 3	极重 4	3个月内 1	半年内 2	1年内 3	1年以上 4	
33. 个人居住或生活条件有较大改善															
34. 经济情况有显著改善															
社交及其他问题:															
35. 与邻居关系紧张或发生争执															
36. 与好友分离或决裂															
37. 没有知心朋友,孤独															
38. 本人离职退休															
39. 配偶离职退休															
40. 本人卷入法律纠纷															
41. 家庭成员卷入法律纠纷															
42. 本人丢了面子,受人歧视															
43. 被人误会或错怪															
44. 本人遭遇他人恐吓、殴打															
45. 家庭成员遭遇他人恐吓、殴打															
46. 被他人欺骗															
如果最近1年内你还经历了其他生活事件,请填写															

注:某事件刺激量＝该事件心理影响程度分×该事件持续时间分×该事件发生次数。

正性事件刺激量＝全部好事刺激量之和。

负性事件刺激量＝全部坏事刺激量之和。

生活事件总刺激量＝正性事件刺激量＋负性事件刺激量。

总分越高反映个体承受的精神压力越大。

附表 1.14　特质应对方式问卷(TCSQ)

平日里,当您遇到各种困难或不愉快时(即遇到各种生活事件时),您往往是如何对待的? 请在每个题目后面选择一个框画"√"。

应对方式	评分(从肯定不是到肯定是)					得分
	5	4	3	2	1	
1. 能尽快地将不愉快忘掉						

应对方式	评分(从肯定不是到肯定是)					得分
	5	4	3	2	1	
2. 易陷入对事件的回忆和幻想之中而不能摆脱						
3. 当事情根本未发生过						
4. 易迁怒别人而经常发脾气						
5. 通常向好的方向想,想开些						
6. 不愉快的事很容易引起情绪波动						
7. 喜欢将情绪压在心底不让其表现出来,但又忘不掉						
8. 通常与类似的人进行比较,就觉得算不了什么						
9. 能较快地将消极因素转化为积极因素,如参加活动等						
10. 遇到烦恼的事很想悄悄哭一场						
11. 旁人很容易使你重新高兴起来						
12. 如果与人发生冲突,宁可长期不理对方						
13. 对重大困难往往举棋不定,想不出办法						
14. 对困难和痛苦能很快适应						
15. 相信困难和挫折可以锻炼人						
16. 在很长的时间里回忆所遇到的不愉快的事						
17. 遇到难题往往责怪自己无能而怨恨自己						
18. 认为天底下没有什么大不了的事						
19. 遇到烦恼的事喜欢一个人独处						
20. 通常以幽默的方式化解尴尬的局面						

注:积极应对分:将条目 1、3、5、8、9、11、14、15、18、20 的评分累加。一般人群的平均分为 30.22±8.72 分。分数高,反映积极应对的特征明显。

消极应对分:将条目 2、4、6、7、10、12、13、16、17、19 的评分累加。一般人群的平均分为 23.58±8.41 分。分数高,反映消极应对的特征明显。

第二节　老年日常生活活动能力

一、概述

日常生活活动(Activity of Daily Living,ADL)最早由美国的迪尔(Dearier)医师和布朗(Brown)理疗师于 1945 年提出,当时是指躯体损伤后为了维持生存以及适应生存环境而每天必须反复进行的一种最基本、最具有共性的活动,包括进食、穿衣、大小便控制、洗澡和行走等。随着人们生活质量的提高,这种狭义的 ADL 概念已不够全面。西德尼·卡茨(Sidney Katz)于 1963 年提出了日常生活活动能力的概念,是指一个人为了满足日常生活的需要,每天所进行的必要活动的能力,反映了人们在家庭、医疗机构和社区中最基本的能力,其直接影响病人的心理、整个家庭及与社会的联系。日常生活活动能力评估又包括基础性日常生活活动能力评估和工具性日常生活活动能力评估。

二、风险评估与识别

(一) 评估量表

1. ADL 分层

(1) 基础性日常生活活动(Basic ADL,BADL)

基础性日常生活活动指病人在家中或医院里每日所需的基本运动和自理活动,包括生活自理活动和功能性移动两类。生活自理活动包括进餐、洗漱、如厕、穿衣等;功能性移动包括翻身、起床、行走、上下楼梯等。完成这些活动是回归家庭的必要条件,评估结果反映了个体的运动功能,常在医疗机构中应用。

(2) 工具性日常生活活动(Instrumental ADL,IADL)

工具性日常生活活动指为了在家庭和社区中独立生活所需的关键的、较高级的技能,如操作卫生和炊事用具、使用家庭电器、骑车或驾车、处理个人事务等,大多为需要借助工具的、较精细的活动。也可以简单理解为与环境有互动的活动,这些活动相较基本日常活动更为复杂。这一层次的功能提示老年人是否能独立生活并具备良好的日常生活功能。

2. 评估 ADL 的目的

(1) 确定在日常生活活动方面是否能够独立及独立的程度。

(2) 拟定合适的治疗目标,确定适当的治疗方案。

(3) 评价治疗效果,修订治疗方案或重新制订治疗方案。

(4) 比较治疗方案的优劣,促进训练成果的交流。

(5) 判断预后,日常生活活动能力评分越高,患者一般预后越好。

(6) 增强病人和治疗师的信心。

3. ADL 常用评估工具

(1) BADL 评估工具

① 日常生活活动量表。

② Barthel 指数(BI)评定量表。

③ 改良版 Barthel 指数(Modified Barthel Index,MBI)评定量表。

④ 功能独立性评测(Function Independence Measure,FIM)。

⑤ Katz 指数(又称 ADL 指数)。

⑥ 修订的 Kenny 自理评定。

⑦ PULSES 评定。

（2）IADL 评估工具

① 工具性日常生活活动量表。

② 功能活动问卷（Functional Activities Questionary，FAQ）。

③ 快速残疾评定量表（Rapid Disability Rating Scale，RDRS）。

鉴于实用性及广泛性，下面将重点介绍 Barthel 指数评定量表。

4. Barthel 指数评定量表

Barthel 指数（BI）评定量表产生于 20 世纪 50 年代中期，由美国弗洛伦斯·马奥尼（Florence Mahoney）和多姆西·巴特尔（Domthy Barthel）设计并应用于临床，是国际康复医学界常用的方法。Barthel 指数评定量表评定简单，可信度、灵敏度较高，应用较广，是研究最多的一种 ADL 评定方法，不仅可以用来评定治疗前后的功能状况，而且可以预测治疗效果、住院时间及预后。可用于检测老年人治疗前后独立生活的活动能力的变化，反映了老年人需要护理的程度，同时也适用于患有神经、肌肉和骨骼疾病的长期住院的老年人。

（1）Barthel 指数评定量表在国内外的使用情况

在国外文献中，Barthel 指数评定量表被用于评定脑卒中患者、骨折患者、多发性硬化症患者、老人院患者等群体的日常生活活动能力，是药物疗效判定、康复效果评定、跌倒风险预测的指标之一。我国自 20 世纪 80 年代后期在日常生活活动能力评定时，也普遍采用这种评定方法。李奎成等对近 30 年国内 BI 和 MBI 的使用情况进行了系统回顾，得出了 BI 和 MBI 是 ADL 评定及疗效判定的重要指标的结论。

（2）Barthel 指数评定量表的内容及评分

Barthel 指数包括 10 项内容，根据是否需要帮助及其程度分为 0 分、5 分、10 分、15 分 4 个功能等级，总分为 100 分，具体见表 1.9。

表 1.9　Barthel 指数评定量表

单位：分

项目	完全独立	需部分帮助	需极大帮助	完全依赖帮助
大便控制	10	5	0	——
小便控制	10	5	0	——
打扮自己	5	0	——	——
如厕	10	5	0	——
进食	10	5	0	——
转移（床、轮椅）	15	10	5	0
步行	15	10	5	0
穿衣	10	5	0	——
上下楼梯	10	5	0	——
洗澡	5	0	——	——

（二）评估要点

1. Barthel 指数评定量表细则

Barthel 指数评定量表细则见表 1.10。

表 1.10 Barthel 指数评定量表细则

项目	分值	评定细则
大便控制		指 1 周内的情况,需考虑肛门造瘘口或使用纸尿片的情况
	10 分	可控制大便;没有失禁
	5 分	有时大便失禁(由于腹压失禁,去厕所途中失禁),但每周小于 1 次,或需要他人提示
	0 分	经常大便失禁且需完全辅助
		温馨提示: 1. "经常大便失禁"是指每个月中有超过一半的时间出现失禁,"有时大便失禁"是指每个月中有一半或一半以下的时间出现失禁,"偶尔大便失禁"是指每个月有不多于 1 次的大便失禁。 2. 评级包括保持身体清洁及有需要时能使用栓剂或灌肠器,把衣服和附近环境弄脏将不作为评级考虑之列。 3. 若病人长期便秘而需要别人定时帮助排便,应视作大便失禁。 4. 若病人能自行处理造瘘口或使用纸尿片,应视作完全没有大便失禁。 5. 若造瘘口或纸尿片发出异味而病人不及时替换,其表现应被降级
小便控制		指 24～48 h 的情况
	10 分	无论白天还是晚上均无尿失禁
	5 分	有时尿失禁(每天小于 1 次,但每周大于 1 次),或需要他人提示
	0 分	经常尿失禁或留置导尿管
		温馨提示:插尿管的患者能独立管理尿管也给 10 分
打扮自己		指 24～48 h 的情况。包括洗脸、梳头发、刷牙及化妆。不管场所,不包括移动。剪指甲不作为评定对象
	5 分	能自己独立完成。能自己洗手、洗脸;能梳头发;能打开牙膏盖、涂上牙膏刷牙;能刮胡子(与剃须刀种类无关);能化妆
	0 分	以上情况均需部分或完全辅助
		温馨提示: 1. 先决条件:病人在设备齐全的环境下进行测试,所有用具都须伸手可及且准备好,如电动剃须刀已通电,并插好刀片。 2. 活动场所:床边、洗漱盆旁边或洗手间内。 3. 准备或收拾活动:如事前将一盆水放在床边或更换清水;事先用轮椅将病人推到洗漱盆旁边;准备或清理洗漱的地方;戴上或取下辅助器具。 4. 考虑因素:不需考虑进出洗手间的步行表现;化妆只适用于平日需要化妆的女士;梳洗不包括设计发型及编结发辫

项目	分值	评定细则
如厕		包括去厕所、解开衣裤、擦净、整理衣裤、冲水,与厕所种类无关
	10分	1. 能穿脱裤子。 2. 能使用手纸。 3. 能自行排便。 4. 能自行便后处理
	5分	1. 需要体力的支持,如搀扶、帮助穿脱裤子、便后处理等。 2. 排便刺激需辅助。 3. 常常弄翻尿容器
	0分	以上情况均需要全辅助
		温馨提示: 1. 先决条件:病人在设备齐全的厕所内进行测试,厕纸须伸手可及。 2. 如厕设备:尿壶、便盆、便椅、尿管、尿片、痰盂、坐厕或蹲厕。 3. 准备或收拾活动:例如,如厕前后准备、清理、清洗如厕设备。 4. 考虑因素:包括在厕所内的体位转移或步行表现,但不需要考虑进出厕所的步行表现。 5. 可接受使用辅助器具,如助行器及扶手。 6. 不需要考虑病人是否能表达如厕需要,但如果病人把洗脸盆、漱口盆误认为如厕设备,其表现应被降级
进食		食物可由其他人做或端来。做饭的人有必要把食物弄得细碎些,把饭菜做成糊状。另外,面食作为特例,不作为评定对象。 用合适的餐具将食物送到口中,包括用筷子、勺子、叉子取食物,对碗(碟)的把持,咀嚼吞咽等
	10分	1. 如把食物放到手能够到的地方,能摄取食物、能吃。 2. 能穿脱辅助工具、自助具等。 3. 在30 min内完成吃饭。 4. 即使有洒出或漏出的食物,能自行收拾
	5分	1. 辅助工具、自助具的穿脱,吃西餐用的叉子等器皿的挪动、抹黄油、系围裙、开瓶盖等均需辅助。 2. 一系列的吃饭活动只能在诱导下完成。 3. 剩饭、撒饭在30%以上,且进食要在监护下才能完成。 4. 不能收拾洒出或漏出的食物。 5. 不能用勺,只能用手抓着吃
	0分	1. 以上情况均需完全辅助或留置胃管。 2. 吃饭在30 min内不能完成且需要辅助

项目	分值	评定细则
进食		温馨提示： 1. 先决条件：病人有合适的座椅或有椅背支撑，食物准备好后放置于病人伸手可及的桌子上。 2. 进食方式：用嘴进食或用胃管进食。 3. 准备或收拾活动：如戴上及取下进食辅助工具。 4. 考虑因素：病人在进食中如有吞咽困难、呛咳等情况，则应被降级。 5. 不需考虑病人在进食时身体是否能保持平衡，若安全受到影响，则应被降级。 6. 胃管进食的过程不需考虑插入及取出胃管
转移（床、轮椅）		指从床到轮椅然后回来的全过程，其间距离在 110 cm 以上
	15分	1. 能独立翻身、起坐，能独立完成从床到轮椅再到床的移乘。 2. 能坐轮椅
	10分	上述动作小部分需要帮助、使用拐杖或少量帮助
	5分	能翻身、起坐，但移乘需要辅助
	0分	翻身、起坐、移乘均不能完成
		温馨提示： 移动轮椅到适当的位置，可利用辅助器具，如床栏、椅背等，此种情况可不被降级
步行		指在院内、屋内活动或在病房及其周围活动，不包括走远路，可以借助辅助工具，可独立在平地上行走 45 m
	15分	1. 与是否使用支具或拐杖无关，能独立在平地上行走 45 m 以上，不需要辅助或监护。 2. 使用支具能自行穿脱
	10分	1. 穿脱支具或步行需要辅助、监护或诱导。 2. 使用轮椅时，能够拐弯、转换方向且能到床、桌子等处
	5分	1. 不能步行，但能驱动轮椅（包括电动轮椅）45 m 以上。 2. 需少量辅助或使用步行器能步行 45 m 以上
	0分	1. 能自行驱动轮椅达 45 m。 2. 使用电动轮椅平衡不好，需要监护
		温馨提示： 需要时可用助行器而不被降级，评级包括要将助行器摆放在适当的位置

项目	分值	评定细则
穿衣		指穿脱衣服、扣扣子、拉拉链、穿脱鞋袜、系鞋带。即使在袜子或裤子上系有环或圈等,被改造过的衣服,只要能完成动作则不影响得分
	10分	应能穿任何衣服、袜子,会系鞋带,能穿紧身衣服及能穿脱支具
	5分	1. 需别人帮助,但自己能完成一半以上,如自己穿衣服,但需要别人帮助扣扣子,系鞋带。 2. 能在20 min内穿换完毕。 3. 有必要在诱导或监护下完成动作
	0分	上述以外
		温馨提示: 1. 先决条件:所有衣物必须放在伸手可及的范围内。 2. 衣物的种类:衣、裤、鞋、袜,且包括腰围、义肢及矫形器;可接受改良过的衣服,如将鞋带换为魔术贴。不包括穿脱帽子、胸围、皮带、领带及手套。 3. 准备或收拾活动:如穿衣后将扣子扣上或拉链拉上,穿鞋后把鞋带系好。 4. 考虑因素:到衣柜或抽屉拿取衣物不作为评级考虑之列
上下楼梯		连续上下10～15个台阶
	10分	可独立连续上下10～15个台阶
	5分	需部分帮助(需1人搀扶)或扶着楼梯、使用拐杖等
	0分	需极大帮助(需2人搀扶)或完全依赖他人
		温馨提示: 1. 先决条件:病人可步行。 2. 准备或收拾活动:如将助行器摆放在适当的位置。 3. 考虑因素:使用扶手和助行器无需被降级
洗澡		与洗澡方式或浴池种类无关,准备好洗澡水,自己独立完成洗澡的过程,包括洗头发,不包括更衣及移动等
	5分	能够准备必要的物品如沐浴液,能独立洗身、洗头发及洗后擦干
	0分	1. 需要部分或全部辅助。 2. 需要监护或口头指示。 3. 洗机械浴
		温馨提示: 1. 先决条件:在洗澡的地方进行测试,所有用具都须放在洗澡时能够取用的范围内。 2. 洗澡方法:盆浴(浴缸)、淋浴(花洒)、抹身,用桶或盆、冲凉椅或浴床。 3. 准备或收拾活动:例如,在洗澡前后准备或更换清水,开启或关闭热水器。 4. 考虑因素:包括在浴室内的体位转移或步行表现,但不需考虑进出浴室的步行表现。不包括洗头、携带衣物和应用物品进出浴室及洗澡前后穿脱衣物

2. 评估注意事项

(1) 该评定量表主要确定被评估人过去 7 天内日常生活活动的独立程度。

(2) 评估时机：入院时；病情变化时；手术前后；出院时。

(3) 评估所需时间：5 min。

(4) 评估方法：直接观察或间接评定。

① 直接观察老年人完成动作的情况（年老体弱者可分次进行）。

② 向被评估者或其家属、朋友访谈了解情况，采取间接评定。

(5) 评估原则：客观评价；避免主观判断偏差；避免霍桑效应。

3. Barthel 指数评定量表评估结果判定

(1) Barthel 指数计分为 0～100 分。得分越高，独立性越好，依赖性越小。若达到 100 分，也不意味着能完全独立生活，也许不能烹饪、料理家务和与他人接触，但不需要他人照顾，可以自理。

(2) 分值评定标准如下：

≤40 分为重度功能缺陷。

41～60 分为中度功能缺陷。

61～99 分为轻度功能缺陷。

100 分为日常生活活动能力良好。

三、风险干预与健康指导

(一) 基本卫生清洁

1. 梳头、洗脸及口腔清洁

(1) 选择长把梳子，用健侧手梳头。

(2) 选用温水洗脸。重点清洗眼周、口唇及鼻周的污垢。

(3) 协助把湿毛巾绕在水龙头上拧干。

(4) 选择塑料杯，用健侧手刷牙漱口。

(5) 必要时给予口腔护理。

2. 擦浴

(1) 浴室地面放防滑垫，穿防滑鞋。

(2) 室温控制在 24～26 ℃。

(3) 水温控制在 38～42 ℃，嘱其用健侧肢体测试水温。

(4) 按面部、颈部、肩部、胸腹部、上肢、背部、腰部、腿部、足部顺序擦洗。

(5) 协助更换清洁衣物。

3. 如厕

(1) 协助或用轮椅推至厕所。

(2) 将厕纸缠绕在手上从前至后擦拭。

(3) 协助穿脱裤子。

注意事项：

(1) 清洁时应注意光线适宜、保暖,保护隐私、保证安全。

(2) 避免空腹或饱餐后 30 min 内洗澡或擦浴,不宜独自在浴缸洗浴。

(3) 如厕时选择坐便。

(4) 防止管路扭曲、受压、打折或滑脱。

(5) 发现不适时应及时停止操作。

(二) 穿衣

1. 穿脱上衣

(1) 穿上衣(图 1.1)时,先穿患侧上肢,再穿健侧上肢。

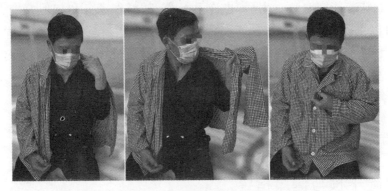

图 1.1　穿上衣(右侧为患肢)

(2) 用健侧手将患侧上肢套进衣袖并拉至肩峰。

(3) 用健侧手拉衣领至健侧肩部斜上方,将健侧上肢穿入另一个衣袖。

(4) 系好衣扣并整理。

(5) 脱上衣(图 1.2)时,先脱健侧上肢,再脱患侧上肢。

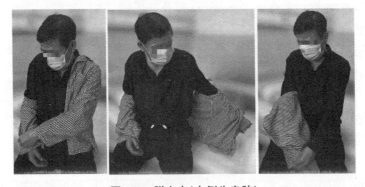

图 1.2　脱上衣(右侧为患肢)

2. 穿脱裤子

(1) 穿裤子时,先穿患侧下肢,再穿健侧下肢。

(2) 健侧手将患侧腿抬起置于健侧腿上,再用健侧手穿患侧裤腿,拉裤腰至膝以上,放下患侧腿。

（3）将健侧裤腿拉至膝上。

（4）抬臀或站起向上拉至腰部，整理衣裤。

（5）脱裤子时，嘱其松开皮带或腰带，先脱健侧下肢，再脱患侧下肢。

3. 穿脱袜子和鞋

（1）将患侧腿抬起置于健侧腿上，用健侧手为患侧足穿袜子和鞋。

（2）用同样的方法为健侧足穿上袜子和鞋。

（3）脱袜子和鞋时先脱健侧足再脱患侧足。

注意事项：

（1）取坐位穿脱衣时，注意保持平衡。

（2）尽量选择宽松的开衫上衣、松紧带式的裤子。

（3）不宜选择系带的鞋子。

（三）进食

1. 可参照评估量表评估吞咽功能

可参照洼田饮水试验。

2. 取合适的体位

（1）取坐位，抬头、坐直，桌面尽量靠近身体不留空隙（图1.3）。

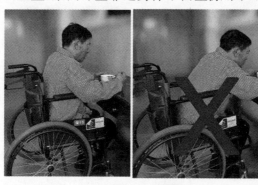

图 1.3 坐位

（2）取半卧位，头、背部给予支撑，床上餐桌尽量靠近身体（图1.4）。

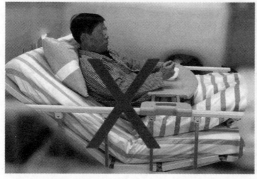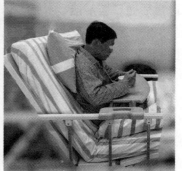

图 1.4 半卧位

3. 在颌下铺餐巾

防止食物掉在身上。

4. 给予合适温度的饭菜

饭菜温度不可过高或过低。

5. 吞咽障碍者

(1) 根据容积-黏度测试结果判断经口进食的食物形态和一口量。

(2) 站在老年患者健侧方进行训练。

(3) 将食物放入健侧舌后部或颊部。

(4) 嘱其下颌贴近胸骨,低头吞咽。

(5) 嘱其左右转头进行吞咽,清除梨状窝残留物,必要时饮少量水。

(6) 每次吞咽后,嘱其再做空吞咽动作,减少食物残留。

(7) 进食后观察口腔内是否有残留食物。

(8) 进食速度要慢,喂完一口再喂第二口,避免重叠入口。

(9) 一口摄入量为 3～4 mL,可酌情增加,一般不超过 20 mL。

(10) 进食时间以 30～40 min 为宜,需予以充分的休息时间。

(11) 进食量从较少的 50～80 mL 开始,逐步增加进食量,一般以 200～300 mL 为宜。

6. 视觉障碍者

(1) 佩戴合适的眼镜。

(2) 以时钟方位(3 点、6 点、9 点、12 点)摆放食物。

(3) 从斜后方用手协助其触摸餐具,选取食物。

7. 认知功能障碍者

(1) 准备饭菜混合式食物。

(2) 把食物分成小份,控制进食总量。

(3) 提供易持握的餐具进食。

8. 观察进食过程

观察有无呛咳、误吸的情况。

9. 进食后做口腔清洁

保持口腔干净与卫生。

注意事项:

(1) 进食速度不宜过快,避免两次食物重叠入口。

(2) 鼓励自行进食,必要时喂食。

10. 选择食物及进食的方法

(1) 进食后 30 min 内不宜平卧,禁忌吸痰、翻身拍背等操作。

(2) 食物等温度应适宜,防止烫伤。

(3) 注意义齿等清洁维护。

(4) 认知功能障碍者进食宜在同一时间、同一地点,使用同一餐具。

(5) 在舒适的环境及愉快的心情下进食,有利于消化。

（四）转移

（1）协助佩戴保护性支具（图1.5）。

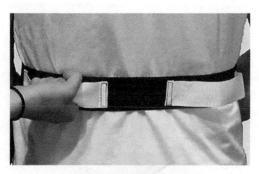

图1.5　协助佩戴保护性支具

（2）嘱其屈髋、屈膝后向下床侧翻身，双腿放置于床下，用手掌支撑床面，抬起上身，直至坐起（图1.6）。

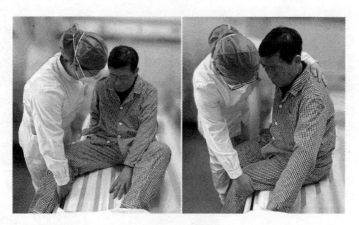

图1.6　坐起

（3）嘱其双臂抱住护士颈部或放于护士肩胛部，辅助一起向前、向上用力，做抬臀、伸腿及站起动作，完成辅助坐-站转移（图1.7）。

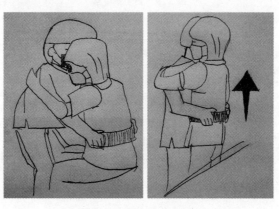

图1.7　辅助坐-站转移

（4）协助其双手手指交叉、屈髋、身体前倾，重心移至双腿，然后抬臀站起，完成主动坐-站转移（图1.8）。

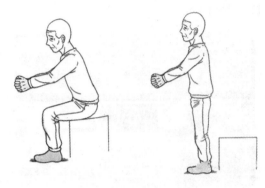

图1.8　主动坐-站转移

（5）将轮椅与床调至30°～45°，协助其以足为轴，旋转躯干转向轮椅，臀部正对轮椅坐下，完成床-椅转移（图1.9）。

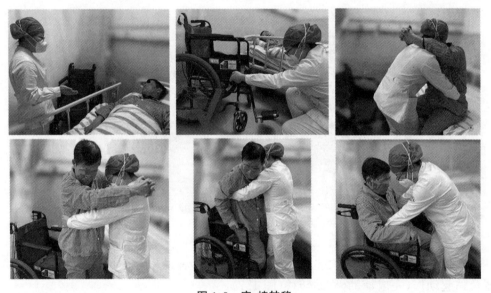

图1.9　床-椅转移

注意事项：

（1）给予安全防护，避免碰伤肢体、臀部及踝部皮肤，预防跌倒。

（2）防止管路扭曲、受压、打折或滑脱。

（五）步行

指在院内、屋内活动或在病房及其周围活动，不包括走远路。步行时应注意环境光线明亮，地面平整，清洁干燥，无水渍，无障碍物。可以借助辅助工具，可独立在平地上行走45 m。如为偏瘫者可按以下方法进行训练。

1. 协助偏瘫者步行训练

（1）站在偏瘫者患侧的侧后方给予保护（图 1.10）。

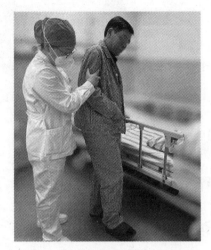

图 1.10　协助偏瘫者步行训练

（2）躯干伸直，重心移至健侧腿，患侧膝关节轻度屈曲，向前迈步。

（3）扶住其骨盆，协助其患侧骨盆向前下方运动。

（4）健侧腿迈步时，用一只手固定其患侧膝前部，另一只手固定其患侧骨盆。

（5）健侧腿迈步与患侧腿平齐，当身体重心移至患侧腿时，健侧腿可向前迈步。

2. 偏瘫者上下楼梯

（1）上楼梯：上楼梯时是先健侧后患侧，患者先将重心转移到患侧下肢，用健侧足上第一个台阶；当患者将重心充分前移到健侧足上时患侧腿屈曲上同一个台阶。

（2）下楼梯：对于大多数患者来说，下楼梯要比上楼梯更加困难。一般开始练习时，先让患者轻扶扶手，将重心转移至健侧下肢，患侧（注意其患侧下肢不能内收）腿先下台阶，待患侧足放稳后将重心转移至患侧下肢，然后健侧腿迈下同一个台阶。

偏瘫者上下楼梯如图 1.11 所示。

3. 协助截瘫者步行训练

（1）嘱其双拐同时向前方伸出，身体重心前移。

（2）上肢支撑双拐使双足离地，向前摆动并使双足着地。

（3）以上动作重复训练。

4. 协助关节置换者步行训练

（1）取站立位，将助行器放在前方。

（2）嘱其向前移动助行器，身体重心移至健侧腿时，迈患侧腿，在助行器的辅助负重下，迈健侧腿，两侧下肢交替步行。

（3）向一侧转身时，嘱其同侧下肢向外迈一步，移动助行器，另一侧下肢跟上。

5. 协助帕金森者步行

（1）嘱其抬头挺胸，双目向前看，开始迈步。

（2）嘱其足尖尽量抬高，足跟先着地，另一侧肢体跟上。

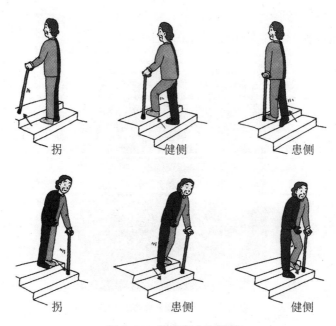

图 1.11　偏瘫者上下楼梯

（3）协助按照线路标记物控制步长，根据指令控制步速。

（4）借助镜子进行原地抬腿踏步和双上臂摆臂训练。

注意事项：

（1）偏瘫者能自行站立保持平衡、患侧肢体负重 70% 以上及能完成踝背屈动作时，可进行步行训练。

（2）截瘫者上肢有足够的支撑力和控制力时可进行步行训练。

（3）膝关节置换者进行步行训练时，禁止膝关节在完全负重的情况下屈曲或完全伸直。

（4）发现不适应时应及时停止操作。

参 考 文 献

[1]　吴欣娟，杨莘，程云. 老年专科护理[M]. 北京：人民卫生出版社，2019：82-84.

[2]　宋岳涛. 老年综合评估[M]. 北京：中国协和医科大学出版社，2019：138-147.

第三节　老年能力评估

一、概述

老年人能力评估是指由专业人员（如老年人能力评估师）采集、记录老年人的基本信息和健康状况,评估老年人日常生活活动能力,测量与评估老年人的认知能力、精神状态、感知觉与沟通能力、社会参与能力,根据测量与评估结果,科学划分老年人的能力等级,出具老年人能力综合评估报告,提供适宜的养老服务,为老年人的能力恢复提出建议。

二、评估工具及风险等级

(一) 评估指标

(1) 一级指标共 4 个,包括日常生活活动、精神状态、感知觉与沟通、社会参与。

(2) 二级指标共 22 个,见表 1.11。日常生活活动包括 10 个二级指标,精神状态包括 3 个二级指标,感知觉与沟通包括 4 个二级指标,社会参与包括 5 个二级指标。

表 1.11　老年人能力评估指标

一级指标	二级指标
日常生活活动	进食、洗澡、打扮自己、穿衣、大便控制、小便控制、如厕、床-椅转移、平地行走、上下楼梯
精神状态	认知功能、攻击行为、抑郁症状
感知觉与沟通	意识水平、视力、听力、沟通交流
社会参与	生活能力、工作能力、时间或空间定向、人物定向、社会交往能力

(二) 评估对象和时机

1. 评估对象

需要接受养老服务的老年人;入住养老机构的老年人(确定照护等级);老年人申请政府低收入养老服务补贴(需要先进行评估);特困供养对象(确定照护等级)。

2. 评估时机

发生急性事件时。

(三) 评估实施

1. 评估环境

(1) 评估环境应安静、整洁、光线明亮、空气清新、温度适宜。

(2) 至少有 3 把椅子和 1 张诊桌、4～5 个台阶,以供评估时使用。台阶的踏步宽度不小于 0.3 m,踏步高度为 0.13～0.15 m,台阶有效宽度不应小于 0.9 m。

2. 评估机构及人员要求

(1) 评估机构应获得民政部门的资格认证或委托,至少应有 5 名评估员。

(2) 评估员应具有医学或护理学知识背景,或获得社会工作者资格证书,或获得高级养老护理员资格证书,并经过专门的培训获得评估员资格认证。

（四）评估工具

1. 老年人能力评估基本信息表

老年人能力评估基本信息表可获取评估者和被评估者及信息提供者的基本信息，评估者基本信息表、被评估者基本信息表、信息提供者及联系人信息表分别见表 1.12、表 1.13、表 1.14。

表 1.12　评估者基本信息表

A.1.1	评估编号	□□□□□□□□
A.1.2	评估基准日期	□□□□年□□月□□日
A.1.3	评估原因	1. 接受服务前的初评。 2. 接受服务后的常规评估。 3. 状况发生变化后的即时评估。 4. 因对评估结果有疑问而进行的复评　　　　　　　□

表 1.13　被评估者基本信息表

A.2.1	姓名	
A.2.2	性别	1. 男；2. 女　　　　　　　　　　　　　　　　　□
A.2.3	出生日期	□□□□年□□月□□日
A.2.4	身份证号	□□□□□□□□□□□□□□□□□□
A.2.5	社保卡号	□□□□□□□□□
A.2.6	民族	1. 汉族；2. 少数民族____　　　　　　　　　　　□
A.2.7	文化程度	1. 文盲；2. 小学；3. 初中；4. 高中、技校、中专；5. 大学专科及以上；6. 不详　　　　　　　　　　　　　　　　　　　　　　□
A.2.8	宗教信仰	0. 无；1. 有____　　　　　　　　　　　　　　　□
A.2.9	婚姻状况	1. 未婚；2. 已婚；3. 丧偶；4. 离婚；5. 未说明的婚姻状况　□
A.2.10	居住情况	1. 独居；2. 与配偶或伴侣居住；3. 与子女居住；4. 与父母居住；5. 与兄弟姐妹居住；6. 与其他亲属居住；7. 与非亲属关系的人居住；8. 养老机构　□
A.2.11 医疗费用支付方式		1. 城镇职工基本医疗保险；2. 城镇居民基本医疗保险；3. 新型农村合作医疗；4. 贫困救助；5. 商业医疗保险；6. 全公费；7. 全自费；8. 其他　□
A.2.12	经济来源	1. 退休金或养老金；2. 子女补贴；3. 亲友资助；4. 其他补贴____　□

续表

	A.2.13.1 痴呆	0. 无;1. 轻度;2. 中度;3. 重度	☐
A.2.13 疾病诊断	A.2.13.2 精神疾病	0. 无;1. 精神分裂症;2. 双相情感障碍;3. 偏执性精神障碍;4. 分裂情感性障碍;5. 癫痫所致精神障碍;6. 精神发育迟滞伴发精神障碍	☐
	A.2.13.3 慢性疾病		
	A.2.14.1 跌倒	0. 无;1. 发生过 1 次;2. 发生过 2 次;3. 发生过 3 次及以上	☐
A.2.14 近 30 天内意外事件	A.2.14.2 走失	0. 无;1. 发生过 1 次;2. 发生过 2 次;3. 发生过 3 次及以上	☐
	A.2.14.3 噎食	0. 无;1. 发生过 1 次;2. 发生过 2 次;3. 发生过 3 次及以上	☐
	A.2.14.4 自杀	0. 无;1. 发生过 1 次;2. 发生过 2 次;3. 发生过 3 次及以上	☐
	A.2.14.5 其他		

表 1.14 信息提供者及联系人信息表

A.3.1 信息提供者的姓名		
A.3.2 信息提供者与老年人的关系	1. 配偶;2. 子女;3. 其他亲属;4. 雇佣照护者;5. 其他___	☐
A.3.3 联系人姓名		
A.3.4 联系人电话		

2. 日常生活活动评估表

（1）日常生活活动

日常生活活动指个体为独立生活而每天必须反复进行的、最基本的、具有共同性的身体动作群，即完成进食、洗澡、打扮自己、穿衣、大小便控制、如厕、床-椅转移、行走、上下楼梯等日常活动的能力。日常生活活动评估见表 1.15。

表 1.15　日常生活活动评估表

B.1.1　进食（指用餐具将食物由容器送到口中、咀嚼、吞咽等过程）	□分	10 分，可独立进食（在合理的时间内独立进食）
		5 分，需部分帮助（进食过程中需要一定的帮助，如协助把持餐具）
		0 分，需极大的帮助或完全依赖他人，或有留置营养管
B.1.2　洗澡	□分	5 分，准备好洗澡水后，可自己独立完成洗澡过程
		0 分，在洗澡的过程中需他人帮助
B.1.3　打扮自己（指洗脸、刷牙、梳头、刮脸等）	□分	5 分，可独立完成
		0 分，需他人帮助
B.1.4　穿衣（指穿脱衣服、扣扣子、拉拉链、穿脱鞋袜、系鞋带）	□分	10 分，可独立完成
		5 分，需部分帮助（能自己穿脱，但需他人帮助整理衣物、扣扣子、系鞋带、拉拉链）
		0 分，需极大的帮助或完全依赖他人
B.1.5　大便控制	□分	10 分，可控制大便
		5 分，偶尔失控（每周小于 1 次）或需要他人提示
		0 分，完全失控
B.1.6　小便控制	□分	10 分，可控制小便
		5 分，偶尔失控（每天小于 1 次，但每周大于 1 次）或需要他人提示
		0 分，完全失控或留置导尿管
B.1.7　如厕（包括去厕所、解开衣裤、擦净、整理衣裤、冲水）	□分	10 分，可独立完成
		5 分，需部分帮助（需他人搀扶去厕所、需他人帮忙冲水或整理衣裤等）
		0 分，需极大的帮助或完全依赖他人
B.1.8　床-椅转移	□分	15 分，可独立完成
		10 分，需部分帮助（需他人搀扶或使用拐杖）
		5 分，需极大的帮助（较大程度地依赖他人搀扶和帮助）
		0 分，完全依赖他人
B.1.9　平地行走	□分	15 分，可独立在平地上行走 45 m
		10 分，需部分帮助（因肢体残疾、平衡能力差、过度衰弱、视力等问题，在一定程度上需他人搀扶或使用拐杖、助行器等辅助用具）
		5 分，需极大的帮助（因肢体残疾、平衡能力差、过度衰弱、视力等问题，在较大程度上依赖他人搀扶或坐在轮椅上自行移动）
		0 分，完全依赖他人

B.1.10 上下楼梯	□分	10分,可独立上下楼梯(连续上下10~15个台阶)
		5分,需部分帮助(需他人搀扶,或扶着楼梯、使用拐杖等)
		0分,需极大的帮助或完全依赖他人
B.1.11 日常生活活动总分	□分	上述10个项目得分之和

(2)日常生活活动等级划分

日常生活活动通过对10个二级指标的评定,将其得分相加得到总分,其等级划分见表1.16。

表1.16 日常生活活动等级划分

分级	分级名称	分级标准
0	能力完好	总分为100分
1	轻度受损	总分为65~95分
2	中度受损	总分为45~60分
3	重度受损	总分≤40分

(3)评估注意事项

① 评估进食时需考虑吃饭时间、食物的遗洒情况。

② 评估修饰时不包括剪指甲。

③ 床-椅转移时距离在110 cm以上。

④ 平地行走45 m等于70~80步。

⑤ 上下楼梯指一层楼,14~15个台阶。

3. 精神状态评估表

(1)精神状态(Mental Status)

精神状态指个体在认知功能、行为、情绪等方面的表现,具体见表1.17。

表1.17 精神状态评估表

B.2.1 认知功能	测验	我说3种东西(苹果、手表、国旗),请重复1遍并记住,一会儿会问您
		画钟测验(CDT):请您在这儿画1个圆形的时钟,在时钟上标出10点45分
		回忆词语:现在请您告诉我,刚才我要您记住的3种东西是什么? 答:_____、_____、_____ (不必按顺序)
	□分	0分,画钟正确(画出一个闭锁圆,指针位置准确),且能回忆出2~3个词
		1分,画钟错误(画的圆不闭锁或指针位置不准确),或只回忆出0~1个词
		2分,已确诊为认知功能障碍,如老年痴呆

续表

B.2.2　攻击行为	□分	0分,无身体攻击行为(如打、踢、推、咬、抓、摔东西)和语言攻击行为(如骂人、语言威胁、尖叫)
		1分,每月有几次身体攻击行为,或每周有几次语言攻击行为
		2分,每周有几次身体攻击行为,或每日有语言攻击行为
B.2.3　抑郁症状	□分	0分,无
		1分,情绪低落、不爱说话、不爱梳洗、不爱活动
		2分,有自杀念头或自杀行为
B.2.4　精神状态总分	□分	上述3个项目得分之和

（2）精神状态等级划分

精神状态通过对3个二级指标的评定,将其得分相加得到总分,其等级划分见表1.18。

表 1.18　精神状态等级划分

分级	分级名称	分级标准
0	能力完好	总分为0分
1	轻度受损	总分为1分
2	中度受损	总分为2~3分
3	重度受损	总分为4~6分

（3）评估注意事项

① 在认知功能评估中不可有其他暗示或者提示语。

操作指导语如下:老人家,我说3个词语(苹果、手表、国旗),我说完,请您请重复1遍并记住,过一会儿我还要问您。接下来请您用笔在这张白纸上画1个圆形的时钟,把数字标注在正确的位置上,并标出时间10点45分。现在请您回忆一下,我之前说的3个词语是什么?

0分:画钟正确(画出1个圆,指针位置准确),能回忆出2~3个词。

1分:画钟错误(画得不规整,或指针位置不准确),或只能回忆出0~1个词。

2分:已确诊为认知功能障碍,如老年痴呆,一个词也回忆不起来;画钟失败。

② 攻击行为是以伤害另一个生命的身体或心理为目的的行为,即对他人的敌视、伤害或破坏性的行为。包括身体、心理或语言方面的攻击,结果判定如下:

0分:无身体攻击行为(如打、踢、推、咬、抓、摔东西)和语言攻击行为(如骂人、语言威胁、尖叫)。

1分:每月小于4次身体攻击行为,或每周小于7次语言攻击行为。

2分:每周大于或等于4次身体攻击行为,或每日有语言攻击行为。

③ 抑郁症属于心境障碍性疾病,通常表现为显著和持久的情绪低落(如闷闷不乐、自卑、悲观、厌世)、兴趣减退、精力下降、思维缓慢、语言动作减少和迟缓,有自杀的企图

和行为,易出现幻觉、妄想等。结果判定如下:

0分:在过去14天内完全没有情绪抑郁症状。

1分:只要在过去14天内出现任何一项,如情绪低落、不爱说话、不爱梳洗、不爱活动、不与他人接触、经常唉声叹气、经常愁眉苦脸、经常烦恼忧愁、喃喃自语。

情绪不稳定、起伏大且无法自控。

2分:"三无"(无用、无助、无望)症状,悲观厌世。

出现焦虑、幻觉、妄想等症状。

在前两条的基础上有自杀念头或自杀行为。

4. 感知觉与沟通评估表

(1) 感知觉与沟通(Sensory and Communication)

感知觉与沟通指个体在意识水平、视力、听力、沟通交流等方面的能力,具体见表1.19。

表 1.19　感知觉与沟通评估表

B.3.1　意识水平	□分	0分,意识清醒,对周围环境警觉
		1分,嗜睡,表现为睡眠状态过度延长。当呼唤或推动其肢体时可被唤醒,并能进行正确的交谈或执行指令,停止刺激后又继续入睡
		2分,昏睡,一般的外界刺激不能使其觉醒,给予较强烈的刺激时可有短时的意识清醒,醒后可简短地回答提问,当刺激减弱后又很快进入睡眠状态
		3分,昏迷,处于浅昏迷时对疼痛刺激有回避和痛苦表情;处于深昏迷时对刺激无反应(若评定为昏迷,可直接评定为重度失能,可不进行以下项目的评估)
B.3.2　视力(若平日佩戴老花镜或近视镜,应在佩戴眼镜的情况下评估)	□分	0分,能看清书报上的标准字体
		1分,能看清大字体,但看不清书报上的标准字体
		2分,视力有限,看不清报纸的大标题,但能辨认物体
		3分,辨认物体有困难,但眼睛能跟随物体移动,只能看到光、颜色和形状
		4分,视力丧失,眼睛不能跟随物体移动
B.3.3　听力(若平时佩戴助听器,应在佩戴助听器的情况下评估)	□分	0分,可正常交谈,能听到电视、电话、门铃的声音
		1分,在轻声说话或说话距离超过2 m时听不清
		2分,正常交流有些困难,需在安静的环境下或大声说话才能听见
		3分,只有讲话者大声说话或说话很慢时,才能部分听见
		4分,完全听不见

续表

B.3.4　沟通交流(包括非语言沟通)	□分	0分,无困难,能与他人正常沟通和交流
		1分,能够表达自己的需求及理解别人的话,但需要增加时间或给予帮助
		2分,表达需求或理解有困难,需重复或简化口头表达
		3分,不能表达需求或理解他人的话

（2）感知觉与沟通等级划分

感知觉与沟通通过对 4 个二级指标的评定,等级划分见表 1.20。

表 1.20　感知觉与沟通等级划分

分级	分级名称	分级标准
0	能力完好	意识清醒,视力和听力评定为 0 分或 1 分,沟通评定为 0 分
1	轻度受损	意识清醒,但视力或听力中至少有 1 项评定为 2 分,或沟通评定为 1 分
2	中度受损	意识清醒,但视力或听力中至少有 1 项评定为 3 分,或沟通评定为 2 分;嗜睡,视力或听力评定 3 分及以下,沟通评定为 2 分及以下
3	重度受损	意识清醒或嗜睡,视力或听力中至少有 1 项评定为 4 分,或沟通评定为 3 分;昏睡或昏迷

（3）评估注意事项

① 要切实根据患者的实际情况进行评估,忌凭空想象、理所当然。观察老年人的基本情况和状态,结合护理人员的叙述作出正确的判断。若评定为昏迷,则直接评定为重度失能,再往下的项目可以不用评估。

② 若平日佩戴老花镜或近视镜,应在佩戴眼镜的情况下评估,对于不识字的老年人,能读出部分字或数字则视为有效。

③ 将测量工具放于与视线平行的位置,距离为 30 cm 左右,对于视力障碍者,评估员可将手指放于与老年人视线平行的位置,距离约为 30 cm,先向左移动手指,再向右移动手指,再根据老年人的眼球转动情况评分。若老年人的眼球不能转动,则根据是否能辨别颜色和形状来判断。

④ 对于视野狭窄、视野缺失、青光眼等疾病者,应详细记录在特殊事项中,以便为制定照护计划提供依据。

⑤ 若平时佩戴助听器,则应在佩戴助听器的情况下评估,尽量选择在安静、无噪音的环境下评估听力情况。

⑥ 语言功能弱的老年人,可使用手语、点头示意等肢体语言,或由照护人"翻译"其想表达的内容。

⑦ 在沟通交流评估中无论是手势、文字,还是习惯性动作等,只要能理解信息,并能准确表达自己的意愿就可以。

5. 社会参与评估表

（1）社会参与（Social Involvement）

社会参与指个体与周围人群和环境联系与交流的能力，包括生活能力、工作能力、时间或空间定向、人物定向、社会交往能力，具体见表1.21。

表1.21　社会参与评估表

B.4.1　生活能力	□分	0分，除个人生活自理（如饮食、洗漱、穿戴、二便）外，能料理家务（如做饭、洗衣）或当家管理事务
		1分，除个人生活自理外，能做家务，但欠好，家庭事务安排欠条理
		2分，个人生活能自理；只有在他人的帮助下才能做些家务，但质量不好
		3分，个人基本生活事务（如饮食、二便）能自理，在督促下可洗漱
		4分，个人基本生活事务（如饮食、二便）需要部分帮助或完全依赖他人帮助
B.4.2　工作能力	□分	0分，原来熟练的脑力工作或体力技巧性工作可照常进行
		1分，原来熟练的脑力工作或体力技巧性工作能力有所下降
		2分，原来熟练的脑力工作或体力技巧性工作明显不如以往，部分遗忘
		3分，对熟练的工作只有一些片段保留，技能全部遗忘
		4分，对以往的知识或技能全部遗忘
B.4.3　时间或空间定向	□分	0分，时间观念（年、月、日、时）清楚；可单独出远门，能很快掌握新环境的方位
		1分，时间观念有些弱，年、月、日清楚，但有时相差几天；可单独来往于附近的街道，知道现住地的名称和方位，但不知回家路线
		2分，时间观念较差，年、月、日不清楚，可知上半年或下半年；只能单独在家附近行动，对现住地只知名称，不知方位
		3分，时间观念很差，年、月、日不清楚，可知上午或下午；只能在左邻右舍间串门，对现住地不知名称和方位
		4分，无时间观念，不能单独外出
B.4.4　人物定向	□分	0分，知道周围人们的关系，知道祖孙、叔伯、姑姨、侄子、侄女等称谓的意义；可分辨陌生人的大致年龄和身份，可用适当的称呼
		1分，只知家中亲密近亲的关系，不会分辨陌生人的大致年龄，不能称呼陌生人
		2分，只能称呼家中人，或只能照样称呼，不知其关系，不辨辈分
		3分，只认识常同住的亲人，可称呼子女或孙子女，可辨熟人和生人
		4分，只认识保护人，不辨熟人和生人

续表

B.4.5　社会交往能力	□分	0分,参与社会,在社会环境中有一定的适应能力,待人接物恰当
		1分,能适应单纯的环境,主动与人接触,初见面时难以让人发现其有智力问题
		2分,脱离社会,可被动与人接触,不会主动待人,谈话中有很多不当词句,容易上当
		3分,勉强可与人交往,谈吐内容不清楚,表情不恰当
		4分,难以与人接触
B.4.6　社会参与总分	□分	上述5个项目得分之和

（2）社会参与等级划分

社会参与通过对5个二级指标的评定,将其得分相加得到总分,其等级划分见表1.22。

表1.22　社会参与等级划分表

分级	分级名称	分级标准
0	能力完好	总分为0~2分
1	轻度受损	总分为3~7分
2	中度受损	总分为8~13分
3	重度受损	总分为14~20分

（3）评估注意事项

① 评估老年人使用器具、从事日常生活活动的能力,如烹饪、洗衣、清洁、使用电话、理财、穿衣、如厕、运动、购物、社交活动。

② 密切结合老年人的日常生活活动能力,如进食、洗漱、穿衣、大小便等进行评定。

③ 将购物、做饭、金钱管理作为难点,通过老年人是否需要帮助来判断,将复杂的过程详细记录在特殊事项中。

④ 提问应简明扼要易于理解,还可通过老年人的动作、手势进行判断。

⑤ 工作能力评定与"认知功能""沟通交流""时间或空间定向""人物定向""社会交往能力"等息息相关,应综合判断再作出评定。

⑥ 时间或空间定向评估的回答不限于口头回答,手势、文字、盲文等均可,回答不限公历、农历、属相及干支纪年法(中国纪年历法)。

⑦ 单独外出能力可用来考评老年人是否有走失的风险,注意与躯体的疾病及障碍相区别,同时考察老年人的定向力和记忆力的下降速度,判断其是否能单独出门。

⑧ 定向力障碍是意识障碍的一个重要标志,但是有定向力障碍不一定有意识障碍,如酒精中毒性脑病患者可能会出现定向力障碍,但没有意识障碍,必要时可向家属或护理人员沟通询问。

⑨ "周围人们"包括家庭新人、亲密联系的人(如照护者、常来往的邻居或朋友)、外

部人(相识)、陌生人。

⑩ "熟人"包括家庭新人和外部保持亲密联系的人,"生人"包括普通的外部人和陌生人,"保护人"包括照护者、同住人、每周 3 次以上往来的人、法定监护人。

⑪ 保证有亲戚、照护者或熟知老年人状况的人在现场,询问应循序渐进。

⑫ 社会交往能力评估排除老年人与家族或周边个别人的过往恩怨。

⑬ 因老年人自身的性格、喜好、生活习惯等,不愿意(不擅长)与外人交往的,应结合实际情况综合考评。

⑭ 如有抑郁状况的老年人,可结合"精神状态""沟通交流"综合考量、判断,也可根据老年人的自述,结合照护者的描述综合判断。

三、风险等级

综合日常生活活动、精神状态、感知觉与沟通、社会参与这 4 个一级指标的分级,将老年人能力划分为 4 个等级,能力等级划分标准见表 1.23。评估员可参照"老年人能力评估结果判定卡"对老年人的能力等级作出判定。

1. 老年人能力等级划分

老年人能力等级划分见表 1.23。

表 1.23　老年人能力等级划分表

能力等级	等级名称	等级标准
0	能力完好	日常生活活动、精神状态、感知觉与沟通的等级均为 0,社会参与的等级为 0 或 1
1	轻度失能	日常生活活动的等级为 0,但精神状态、感知觉与沟通中至少有 1 项的等级为 1 及以上,或社会参与的等级为 2。 日常生活活动的等级为 1,精神状态、感知觉与沟通、社会参与中至少有 1 项的等级为 0 或 1
2	中度失能	日常生活活动的等级为 1,但精神状态、感知觉与沟通、社会参与的等级均为 2,或有 1 项的等级为 3。 日常生活活动的等级为 2,且精神状态、感知觉与沟通、社会参与中有 1~2 项的等级为 1 或 2
3	重度失能	日常生活活动的等级为 3。 日常生活活动、精神状态、感知觉与沟通、社会参与的等级均为 2。 日常生活活动的等级为 2,且精神状态、感知觉与沟通、社会参与中至少有 1 项的等级为 3

注:1. 处于昏迷状态者,直接评定为重度失能。若意识转为清醒,需重新进行评估。

2. 有以下情况之一者,在原有能力级别上提高一个级别:① 确诊为认知功能障碍或痴呆。② 确诊为精神疾病。③ 近 30 天内发生过 2 次及以上意外事件(如跌倒、噎食、自杀、走失)。

2. 老年人能力评估结果判定卡

老年人能力评估结果判定卡见表1.24。

表 1.24 老年人能力评估结果判定卡

能力等级	日常生活活动	精神状态				感知觉与沟通				社会参与			
		0	1	2	3	0	1	2	3	0	1	2	3
0 能力完好	0												
	1												
	2												
	3												
1 轻度失能	0												
	1												
	2												
	3												
2 中度失能	0												
	1												
	2												
	3												
3 重度失能	0												
	1												
	2												
	3												

注:使用此卡时,一般根据日常生活活动进行初步定位,锁定目标区域,然后根据其他3项能力进行判断。

四、老年人能力评估报告

老年人能力评估报告见表1.25。

表 1.25　老年人能力评估报告

C.1　一级指标分级	C.1.1　日常生活活动：□级		C.1.2　精神状态：□级
	C.1.3　感知觉与沟通：□级		C.1.4　社会参与：□级
C.2　老年人能力初步等级	0. 能力完好；1. 轻度失能；2. 中度失能；3. 重度失能		□
C.3　等级变更条款	1. 有认知功能障碍或痴呆、精神疾病者，在原有能力级别上提高 1 个等级。 2. 近 30 天内发生过 2 次及以上跌倒、噎食、自杀、走失者，在原有能力级别上提高 1 个等级。 3. 处于昏迷状态者，直接评定为重度失能。 4. 若初步等级确定为"3. 重度失能"，则不考虑上述 1～3 中各情况对最终等级的影响，等级不再提高		
C.4　老年人能力最终等级	0. 能力完好；1. 轻度失能；2. 中度失能；3. 重度失能		□

评估员签名：_____、_____　　日期：_____年_____月_____日

信息提供者签名：_____　　日期：_____年_____月_____日

注：老年人能力初步等级划分标准具体如下：

0.能力完好：

日常生活活动、精神状态、感知觉与沟通等级均为 0，社会参与等级为 0 或 1。

1.轻度失能：

日常生活活动等级为 0，但精神状态、感知觉与沟通中至少有 1 项等级为 1 及以上，或社会参与的等级为 2。

日常生活活动等级为 1，精神状态、感知觉与沟通、社会参与中至少有 1 项等级为 0 或 1。

2.中度失能：

日常生活活动等级为 1，但精神状态、感知觉与沟通、社会参与等级均为 2，或有 1 项等级为 3。

日常生活活动等级为 2，且精神状态、感知觉与沟通、社会参与中有 1～2 项等级为 1 或 2。

3.重度失能：

日常生活活动等级为 3。

日常生活活动、精神状态、感知觉与沟通、社会参与等级均为 2。

日常生活活动等级为 2，且精神状态、感知觉与沟通、社会参与中至少有 1 项等级为 3。

五、评估注意事项

（1）老年人能力评估是基础性评估，只提供能力分级。当"精神状态"中的认知功能评定为受损时，宜请相关专业人员对精神状态进行进一步的专科评估。

（2）每次评估由 2 名评估员同时进行。

（3）评估员通过询问被评估者或照护者，填写"老年人能力评估表"。

（4）评估员按照"老年人能力评估表"进行逐项评估，填写每个项目的评分，并确定

各一级指标的分级,填写在"老年人能力评估表"中。

(5)评估员根据 4 个一级指标的分级,使用"老年人能力评估结果判定卡",最终确定老年人的能力等级,填写在"老年人能力评估报告"中,经 2 名评估员进行确认并签名。同时,请信息提供者签名。

(6)老年人能力评估应为动态评估,在接受养老服务前进行初始评估;接受养老服务后,若无特殊变化,每 6 个月定期评估 1 次;出现特殊情况导致能力发生变化时,应进行即时评估。

参 考 文 献

[1] 卓大宏.中国康复医学[M].2 版.北京:华夏出版社,2003.

第二章　老年躯体功能评估

第一节　简易躯体功能

一、概述

随着老年人年龄的增长,身体各项机能减退并受慢性病等因素的影响,出现肌力、平衡能力、移动能力下降及步态异常等情况。共病、衰弱和肌少症等因素也可导致老年人躯体功能下降,甚至会导致失能。因此,对老年人躯体功能的评估与及时干预在延缓失能和改善生活质量上有重要意义。简易躯体功能评估在临床实践中被认为是可以简便、可靠地评估老年人的肌力、平衡能力、移动能力等的工具,包括握力测试、起立行走计时测试、平衡测试(静态)、步速测试、5次起坐试验。

二、简易躯体功能评估操作

1. 握力测量

握力是个体在抓握物体时所产生的力量,既是衡量上肢功能的重要指标之一,也是筛查老年衰弱、肌少症等疾病的重要指标。电子型握力计(图2.1)作为握力测量的仪器,因其灵敏度高、功能全面、省时便携而得到广泛应用。

(1) 测试前准备

安全的环境、握力计、纸和笔。

(2) 受试者体位

① 站立位

站立位是《中国国民体质测定标准手册》推荐体位。受试者取站立位,双脚自然分开与肩同宽,两臂自然伸直下垂(图2.2)。

② 坐位

1992年美国手部治疗师学会(American Society of Hand Therapists,ASHT)提出标准化的握力测量指南,即受试者取坐位,双足自然置于地面,屈膝屈髋90°,肩内收取中立位。利手屈肘90°,前臂取中立位,屈腕0°～30°,并保持0°～15°尺偏(图2.3)。

（3）测试过程

① 测试前，指导老年人穿宽松舒适的衣物、大小合适且防滑的鞋子。

② 根据老年人的自身情况选择合适的体位，检查利手有无留置针、动静脉瘘、PICC（Peripherally Inserted Central Catheter，意为经外周静脉置入中心静脉导管）等。

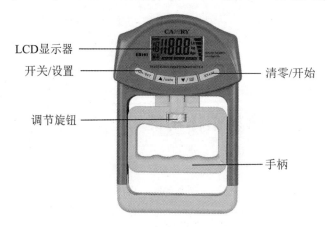

图 2.1　电子型握力计

LCD显示器

开关/设置

清零/开始

调节旋钮

手柄

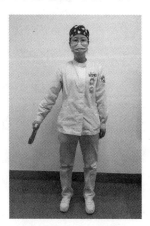

图 2.2　站立位测握力

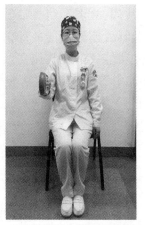
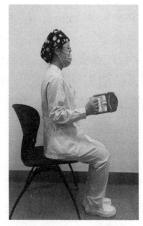

图 2.3　坐位测握力正面及侧面

③ 检查握力计，根据老年人的手部尺寸调节旋钮、调整握力计手柄，以达到合适的握距。校准握力计应保证误差在 0.1 kg 以内。

④ 开始测试时，利手用最大力量紧握握力计手柄，快速发力。用力时不准屈臂、摆臂、下蹲、弯腰或蹬足。测量时握力计不能接触身体和衣服。

⑤ 利手测量 2 次，间隔时间至少为 15 s，取最高值记录。

（4）温馨提示

① 利手测量，若不确定哪侧手为利手，可两侧手各测量 2 次，取最大值。

② 测试中途不可减力再加力。

③ 握力计应尽量保持不动。

④ 避免测量患侧手握力。

⑤ 目前应用较多的界值为：男性握力≥28 kg、女性握力≥18 kg。AWGS2019 将男

性握力＜28 kg、女性握力＜18 kg 定义为肌量减少；EWGSOP2（EWGSOP 全称为 European Working Group on Sarcopenia in Older People，意为欧洲老年人肌少症工作组）则以男性握力＜27 kg、女性握力＜16 kg 为肌量减少的标准。

⑥ 测试中老年人如出现不适，应及时停止测试，保证受试者安全。

2. 起立行走计时(Timed up and Go, TUG)测试

起立行走计时测试是用来检查老年人日常生活所需的平衡、步行等功能性移动能力的测试。较多学者也用此测试结合跌倒量表来提高老年人跌倒风险的识别率。

（1）测试前准备

安全的环境、有扶手的椅子（椅子高 46 cm，扶手高 21 cm）、清晰的 3 m 处标识（图 2.4）、秒表、纸和笔。

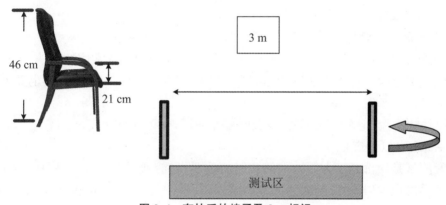

图 2.4　有扶手的椅子及 3 m 标识

（2）测试过程

① 测试前，指导老年人穿宽松舒适的衣物、大小合适且防滑的鞋子。

② 指导老年人使用合适的助步辅具。

③ 测试时，受试者坐在椅子上，背靠在椅背上，双手放在扶手上（图 2.5）或握住助步辅具。当测试者发出"开始"指令后受试者从椅子上站起，站稳后用正常速度向前走3 m，经过标记后转身走回椅子前，再坐下靠在椅背上。测试者从"开始"指令发出时计时，至受试者再次坐下，臀部落到椅面、背部靠在椅背上结束计时，以秒为单位（图 2.6）。

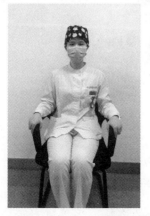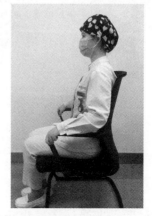

图 2.5　起立行走计时测试正面及侧面

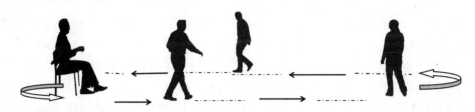

图 2.6　起立行走计时测试示意图

（3）温馨提示

① 受试者以正常速度行走，可使用助步辅具，但不能有他人帮助。

② 如果需要，受试者可以停下来原地休息，但不能坐下。

③ 正式测试前，允许受试者练习 1~2 次。

④ 对于前庭功能异常的人群，建议同时进行左右转弯测试。

⑤ 正常值<10 s。起立行走计时测试也是老年人衰弱筛查常用的方法，可有效预测老年人的跌倒风险。在肌少症诊断标准中，EWGSOP2 将测试时间≥20 s 定义为躯体功能下降。

⑥ 测试中若老年人出现不适，应及时停止测试，保证受试者安全。

3. 平衡测试（静态）

平衡测试是评价老年人躯体平衡功能的重要指标，通过对老年人平衡功能的监测，有助于及早发现障碍，对可能发生的危险情况进行预测。平衡测试包含并足、半足（半串联）、全足（全串联）3 个部分。

（1）测试前准备

安全的环境、秒表、纸和笔。

（2）测试过程

① 测试前，指导老年人穿宽松舒适的衣物、大小合适且防滑的鞋子。

② 测试者向受试者演示每个姿势。a. 并足：双脚并拢站立；b. 半足：半串联站立，一足跟放在另一足大脚趾的侧面；c. 全足：全串联站立，一足跟对准另一足尖（图 2.7）。

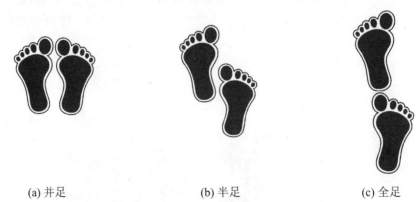

(a) 并足　　　　　　　　　(b) 半足　　　　　　　　　(c) 全足

图 2.7　平衡测试

③ 测试时，测试者帮助受试者摆出正确的姿势。当受试者稳定后放手，并开始计

时。如受试者可以保持平衡 10 s 而不移动他们的脚或不需要支持,则继续下一个姿势。测试顺序为并足→半足→全足。

（3）温馨提示

① 受试者可以伸出胳膊或移动身体以保持平衡,但不能移动双脚。

② 受试者不可以使用助步辅具。

③ 测试时要睁开双眼。

④ 如受试者不能保持平衡,则停止测试。

⑤ 测试过程中观察受试者的情况,保障受试者的安全。

⑥ 测试中若老年人出现不适,应及时停止测试。

4. 步速测试

步速测试通常是用来评价老年人下肢肌力及步态的重要指标,也在一定程度上反映了活动耐力和肌肉功能。步速的测量距离有 2.44 m、4 m、6 m,目前国内常用的是 6 m 步速。

（1）测试前准备

安全通畅的通道、6 m 距离标识(图 2.8)、秒表、纸和笔。

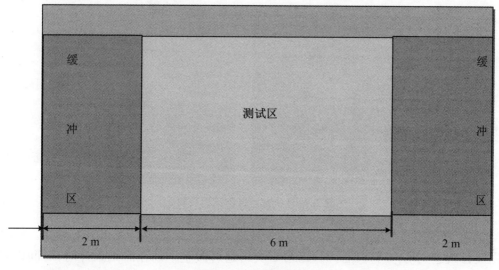

图 2.8　6 m 距离标识

（2）测试过程

① 测试前,指导老年人穿宽松舒适的衣物、大小合适且防滑的鞋子。

② 指导老年人使用合适的助步辅具。

③ 在起始和结束标识线两侧各有 2 m 缓冲区,用于调整老年人的步速,此区域不计时。在"开始"指令发出后,受试者以平时步行的速度向前行走。测试者在受试者足尖越过测试区起点平面时开始计时,在其足尖越过测试区终点时结束计时。

（3）温馨提示

① 测试者应站在受试者的侧后方,以不影响其行走速度为准,测试者应与受试者保持适当的距离,保障受试者安全。

② 受试者可使用助步辅具,但每次测试时需记录下来。

③ 步速单位为 m/s,正常界值为 1 m/s。步速<0.8 m/s 可帮助识别衰弱的老年人。

④ 无需向受试者说明计时区的起点与终点。

⑤ 测试中若老年人出现不适,应及时停止测试。

5. 5 次起坐试验

5 次起坐试验常用于评估老年人的下肢力量和躯体功能,也可用于跌倒危险的筛查。

(1)测试前准备

安全的环境(能独立放置椅子,并能固定椅子)、有靠背无扶手的椅子(高 45～48 cm)、秒表、纸和笔。

(2)测试过程

① 测试前,指导老年人穿宽松舒适的衣物、大小合适且防滑的鞋子。

② 测试时,受试者坐在椅子前 2/3 处,确保其双脚着地,背部不靠在椅背上,双臂交叉于胸前(图 2.9)。

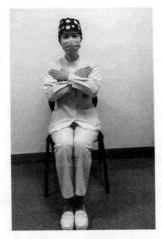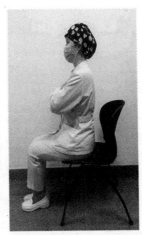

图 2.9 5 次起坐试验正面及侧面

③ 在"开始"指令发出后,受试者用最快的速度完成 5 次起立和坐下动作。测试者从受试者做起立动作时开始计时;以第 5 次站起后做坐下动作时结束计时,时间以秒为单位。如受试者无法在不使用上肢支持的情况下完成 5 次起坐,则试验失败。

(3)温馨提示

① 测试过程中受试者双手不能离开胸前。

② 每次站起时,膝关节要完全伸直;每次坐下时,背部不要接触椅背。

③ 正式测试前,可以做 1 次练习。

④ 在测试过程中,测试者可以使用言语鼓励受试者,但不可与受试者交谈,以免影响速度。正常值<12 s。

⑤ 测试中若老年人出现不适,应及时停止测试,保证受试者安全。

现在很多学者也将平衡测试(静态)、步速测试、5 次起坐试验统称为简易体能状况(Short Physical Performance Battery, SPPB)量表,用于测试老年人的躯体功能情况。SPPB 总分为 0～12 分,得分越高表示躯体功能越差。AWGS2019 将躯体功能下降定义为 SPPB≤9 分或 5 次起坐时间≥12 s,而 EWGSOP2 将 SPPB≤8 分定义为躯体功能下降。简易躯体功能评估不仅是老年衰弱、肌少症等疾病的重要筛查工具,也是预测老年人不良事件发生的有力指标。躯体功能下降可导致老年人住院时间延长,出现跌倒、失能,甚至死亡的情况,及时有效的干预措施有助于延缓老年人躯体功能下降、改善生活质量,为临床应用提供可靠的策略。

参 考 文 献

[1] 徐巍,陈大伟,张莺,等.中文版简易躯体功能评估工具的信效度检验[J].护理学杂志,2011,26(9):22-24.
[2] 段亚景,王宁华.握力测试的研究进展[J].中国康复理论与实践,2009,15(10):948-951.
[3] 刘盼,李耘,马丽娜.老年人躯体功能下降的评估和干预[J].实用老年医学,2022,36(2):198-201.

第二节　跌 倒 风 险

一、概述

跌倒是指突发、不自主、非故意的体位改变,倒在地上或更低的平面上。跌倒的发生随着年龄的增长而增加,我国每年约有 5000 万老年人至少发生 1 次跌倒,跌倒可引起老年人骨折、颅脑损伤,而跌倒后卧床可引起一系列并发症,如压伤、深静脉血栓、肌少症、衰弱等,增加了家庭和社会的经济及照护负担,跌倒是 65 岁以上老年人因伤致死的首位原因。虽然跌倒在老年人群中发生率高、致残率高、致死率高,但是跌倒是可以有效预防的,准确全面的跌倒风险评估既是制定预防跌倒干预措施的基础和前提,也是跌倒防控的首要环节。

二、风险评估与识别

所有老年人都需要进行跌倒风险评估,明确跌倒风险因素,有利于制定针对性的干预措施,减少跌倒的发生。跌倒的危险因素包括内在因素和外在因素,内在因素有生理因素、病理因素、药物因素和心理因素;外在因素有环境因素和社会因素。根据跌倒危险因素,跌倒风险评估应包括病史评估、综合量表评估、躯体功能评估、环境评估、心理及社会评估等内容。

(一)病史评估

1. 跌倒史

老年人应详细评估跌倒史,如果有跌倒史,那么须评估跌倒发生的时间、地点和环境状况,跌倒引起的损伤情况及发生跌倒时的症状、跌倒后的心理状况等。

2. 疾病史

评估有无与跌倒相关的疾病史,如脑梗死、帕金森综合征、痴呆、心脏病、体位性低血压、视听力障碍、严重的骨关节疾病等。

3. 用药史

评估服用药物的种类、剂量、有无与跌倒相关的药物,如镇静催眠药、抗精神病药、利尿剂、降压药、降糖药等。

(二) 综合量表评估

跌倒是老年综合征,是多因素综合作用的结果,可以通过一些常用的量表较为全面地评估老年人的跌倒风险,推荐 Morse 跌倒评估量表(Morse Fall Scale,MFS)(表 2.1)和老年人跌倒风险评估量表(Fall Risk Assessment Scale for the Elderly,FRASE)(表2.2)。

MFS 由美国宾夕法尼亚大学珍妮斯·莫尔斯(Janice Morse)教授于 1989 年研发,是专门用于预测跌倒发生风险的量表,此表被证明有较好的信效度,被广泛推广使用,具体见表 2.1。

表 2.1　Morse 跌倒评估量表

项目	评分(分)	评定说明
1. 3 个月内曾有跌倒史或视觉障碍	无=0	跌倒史需询问患者及照护者,老年人可能因记忆力下降或怕伤自尊而造成评分不准确。视觉障碍包括视物变形、白内障
	有=25	
2. 超过 1 个医疗诊断	无=0	查询病历
	有=15	
3. 使用助步辅具	没有需要、完全卧床、护士扶持=0	能自己行走或完全不需要行走
	丁字拐杖、手杖、学步车=15	此项评估时应先观察,然后再询问患者及照护者
	扶家具行走=30	
4. 静脉治疗、置管、使用药物治疗	无=0	药物治疗包括抗精神病药、镇静催眠药、降压药、降糖药、利尿剂等与跌倒相关的药物
	有=20	
5. 步态	正常、卧床、轮椅代步=0	正常步态或完全卧床
	乏力、≥65 岁、直立性低血压=10	双下肢乏力不一定出现肌力及功能下降
	失调及不平衡=20	因神经功能损伤或骨关节疾病等造成一侧或双侧肢体运动感觉功能下降或残疾

项目	评分(分)	评定说明
6. 精神状态	了解自己的能力＝0	认知功能正常、遵医行为良好,可因健康宣教而改变不良行为
	意识障碍、躁动不安、沟通障碍、睡眠障碍＝15	有认知功能障碍、遵医行为差、高估自己的能力

总分:

评估结果:低度风险:<25 分;中度风险:25～45 分;高度风险:>45 分

注:评分越高发生跌倒的风险越大,应根据评估的风险等级有针对性地给予预防跌倒的干预措施。但需注意即使评分为 0 分,也并不意味着完全不会发生跌倒。

FRASE 是由坎纳尔(Cannar)等专家于 1996 年为评估老年患者跌倒风险而开发研制的,是一个专用于老年人跌倒风险的评估工具,具体见表 2.2。该量表内容简洁、易于理解、使用方便,易于被老年人接受,共包括 8 个维度 35 个子条目,每个条目的得分分别设定为 1 分、2 分、3 分。

表 2.2 老年人跌倒风险评估量表(FRASE)

项目		评分(分)	评定说明
运动	步态异常、义肢	3	可使用辅助设施,也可由他人帮助,仅选 1 项得分;
	行走需要辅助设施	3	既使用辅助设施,也需要他人帮助选 2 项得分
	行走需要他人帮助	3	
跌倒史	有跌倒史	2	跌倒史为近 3 个月内发生过的跌倒
	因跌倒住院	3	
精神状态不稳定	谵妄	3	谵妄和痴呆需医疗诊断;
	痴呆	3	此项目累计计分
	兴奋、行为异常	2	
	意识恍惚	3	
自控能力	大便、小便失禁	1	频率增加指夜尿>3 次
	频率增加	1	
	留置导尿	1	
感觉障碍	视觉受损	1	功能受损指使用辅助器具不能纠正的障碍;
	听觉受损	1	其他情况如触觉、前庭及本体感觉等;
	感觉性失语	1	此项目累计计分
	其他情况	1	
睡眠状态	多醒	1	失眠包括入睡困难、多梦、早醒等;
	失眠	1	夜游症需医疗诊断;
	夜游症	1	此项目累计计分

续表

	项目	评分(分)	评定说明
用药史	新药	1	新药指最近3天内新用的药物; 其他指能引起跌倒风险的药物,如感冒灵、抗过敏的药物等; 此项目累计计分
	心血管药	1	
	降压药	1	
	镇静催眠药	1	
	戒断治疗	1	
	糖尿病用药	1	
	抗癫痫药	1	
	麻醉药	1	
	其他	1	
相关病史	神经科疾病	1	相关病史需有医疗诊断; 骨折史为近6个月内发生的骨折; 此项目累计计分
	骨质疏松症	1	
	骨折史	1	
	低血压	1	
	药物、乙醇戒断	1	
	缺氧症	1	
年龄	≥80岁	3	

总分:

评估结果:低危:1~2分;中危:3~9分;高危:10分以上

注:FRASE评估得分越高,发生跌倒的风险越大,但需注意即使评分为0分,也并不意味着完全不会发生跌倒。评估的目的是识别老年人跌倒的风险等级和相关因素,从而有针对性地制定预防措施。

(三)躯体功能评估

随着年龄的增长,老年人各项生理功能都在逐年下降,如视力、听力、感知觉、肌肉力量、平衡功能等,躯体功能的下降增加了跌倒的风险,因此跌倒风险评估应重视躯体功能的评估。躯体功能评估包括日常生活活动能力评估、步态评估、下肢肌肉力量及平衡功能评估等。

1. 日常生活活动能力评估

最常用的量表是Barthel指数评定量表(具体评估方法见第一章的内容),该量表得分越高,说明老年人的自理能力越强,依赖性越小,得分越低说明老年人的功能缺陷越明显,需要给予相应的生活照顾,否则引起跌倒的风险就越大。

2. 起立行走计时测试

老年人一般易在活动过程中发生跌倒,如下床、如厕等。起立行走计时测试主要用于评估老年人的步态、移动及平衡能力,能较好地预测老年人的跌倒风险。具体评估方法如下:

(1)测试准备

安全的环境、清晰的3 m标识、有靠背和扶手的椅子(椅子高46 cm、扶手高21 cm)、秒表、纸、笔。

（2）测试步骤

受试者坐在椅子上，背部靠在椅背上，双手放在扶手上或握住辅助工具，当测试者发出"开始"指令后，受试者从椅子上站起，站稳后用正常速度向前走 3 m，经过标记后转身走回椅子前，再坐下靠到椅背上。测试者从"开始"指令发出后开始计时，至受试者再次坐下，臀部触到椅面，背部靠在椅背上结束计时。

（3）测试说明

受试者使用正常速度走路，可使用辅助器具，但不能有他人帮助，如果需要，受试者可以停下来休息，但不能坐下，正式测试前允许受试者练习 1～2 次，如进行多次测试（3次），每次中间休息 1～2 min，取 3 次的平均值。

（4）测试结果判定

正常值<10 s。<10 s 表明步行自如（评级为正常）；10～19 s 表明有独立活动的能力（评级为轻度异常）；20～29 s 表明需要帮助（评级为中度异常）；≥30 s 表明行动不便（评级为重度异常）。

（5）温馨提示

在测试前一定要保障环境安全，如环境宽敞明亮、无障碍物、地面干燥等，指导老年人穿大小合适、防滑的鞋子，不能穿拖鞋，测试过程中，测试者须始终站在老年人的侧后方，在不影响老年人步行速度的同时，确保老年人测试的安全性。切记避免老年人在测试过程中跌倒等。

（四）环境评估

不良的环境因素是跌倒的重要原因，常见的有地面湿滑、有障碍物、地面不平；椅子过高或过低、椅子无扶手、沙发过软、床过高、坐便器过低或无扶手、楼梯台阶过高、无醒目标识、楼梯无扶手、室内光线过暗、地毯固定不牢、家里养宠物等；居住环境的改变也是跌倒的重要原因。我国老年人跌倒一半以上是发生在家中，因此，居家环境安全评估非常重要，建议使用老年人居家环境安全评估表（表 2.3）评估老年人的居家环境安全，并根据评估结果给予居家适老化改造。

表 2.3　老年人居家环境安全评估表

处所	评估内容	评估要素
一般居室	光线	是否充足
	温度	是否适宜
	地面	是否平整、干燥、无障碍物
	地毯	是否平整、不滑动
	家具	放置是否稳定、固定有序、有无妨碍通道
	床	高度是否在老年人膝下，是否与其小腿长度基本相同
	电线	安置是否远离火源、热源
	取暖设备	设置是否妥当
	电话	紧急电话号码是否放在易见、易取得的地方

处所	评估内容	评估要素
厨房	地板	有无防滑措施
	燃气	开关的按钮标志是否醒目
浴室	浴室门	门锁是否内外均可打开
	地板	有无防滑措施
	便器	高度是否合适,有无扶手
	浴盆	高度是否合适,盆底是否有防滑脚垫
楼梯	光线	是否充足
	台阶	是否平整无破损,高度是否合适,台阶之间的色彩差异是否明显
	扶手	有无扶手,扶手是否牢固

(五) 心理及社会评估

影响老年人跌倒的心理因素包括:高估自己的能力,有"不服老"的心理;遵医行为差,害怕麻烦别人的心理;跌倒后因害怕再次跌倒而减少活动致躯体功能下降,从而形成恶性循环,增加跌倒的风险;焦虑、抑郁及认知功能障碍也是引起跌倒的高危因素。

社会支持差也是老年人跌倒的重要原因,在评估老年人生活自理能力的基础上给予相应的社会支持建议,可有效预防老年人跌倒。

三、风险干预与健康指导

老年人的跌倒是完全可以预防和控制的,根据跌倒风险的综合评估,及时识别跌倒风险,给予科学防范,如疾病综合管理、躯体功能训练、健康教育、居家环境改造、安全用药管理、心理社会支持等多种防范措施,可以有效减少跌倒的发生,或者可以做到跌而不倒或倒而少伤。

(一) 疾病综合管理

跌倒的发生与疾病有关,有些疾病可能会导致老年人脑供血不足而引起头晕,有些疾病会造成老年人多尿、频繁如厕,从而增加跌倒风险,因此积极治疗原发疾病可以帮助老年人预防跌倒,下面将介绍几种常见的引起老年人跌倒的疾病管理。

1. 体位性低血压的管理

(1) 睡眠时抬高床头 $10°\sim30°$。

(2) 早晨起床前先在床上活动下肢,起床速度宜缓慢,遵循"四部曲",即平躺 30 s,床上坐起 30 s,床边坐起 30 s,站立 30 s 后再行走。具体如图 2.10 所示。

(3) 进餐不宜过饱,餐后 1 h 内尽量少活动,避免餐后低血压。

(4) 洗澡水温以 37～40 ℃为宜。

(5) 避免久坐、久站,保持大便通畅,排便时间不宜过长。

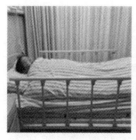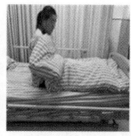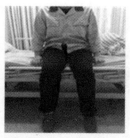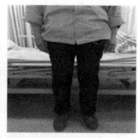

图 2.10　起床过程

（6）有计划地进行有氧耐力训练，站立时可进行间歇踮脚尖或双下肢交替负重训练。

（7）指导下肢静脉曲张或静脉回流差的老年人正确穿弹力袜。

（8）一旦发生体位性低血压，或在体位改变、外出行走时出现头晕、肢体无力等不适症状，应立即就近坐下或平躺休息，指导陪同人员按摩其四肢并立即呼救。

2. 头晕、眩晕的管理

（1）查找头晕、眩晕的原因，积极治疗原发疾病。

（2）改变体位时动作宜缓慢，如果头晕突然发作，则应立即扶住身边的物体，避免突然发生跌倒而引起伤害。

3. 视听力障碍的管理

（1）老年人每年都应进行视听力评估，筛查有无视听力障碍，如果有，那么建议进行进一步检查。

（2）白内障患者建议及时进行手术治疗。

（3）视听力障碍老年人应当佩戴眼镜、助听器等辅助设备，及时矫正视力、听力。

（二）躯体功能训练

躯体功能训练可以减少老年人跌倒的发生、减小跌倒所致的伤害程度。常见的训练方法包括有氧训练、肌肉力量训练、平衡与步态训练。注意老年人在进行躯体功能训练时最好有专人陪同以确保安全。

1. 有氧训练

建议老年人每周进行至少 150 min 的中等强度或至少 75 min 的高强度有氧运动；指导老年人有规律地锻炼，运动形式及内容应适合老年人的特点，并结合个人兴趣及活动能力进行不同的运动。如散步、慢跑及各种形式的体操和太极拳等，每次锻炼持续 30～60 min，频率为每周 2～3 次。

2. 肌肉力量训练

推荐老年人选用弹力带进行下肢肌肉力量练习，因弹力带的阻力大小、方向可随意调节，老年人可根据自身的特点选择适合自己的弹力带进行循序渐进、个体化的力量训练，老年人可以借助弹力带多做髋关节前后伸、膝关节的伸屈、屈髋提膝、踝关节的背屈、跖屈、内外翻的训练，可以有效提高臀大肌、股四头肌及小腿三头肌的肌肉力量，并保持髋、膝、踝关节的稳定性，从而有效预防跌倒的发生。弹力带抗阻训练如图 2.11 所示。

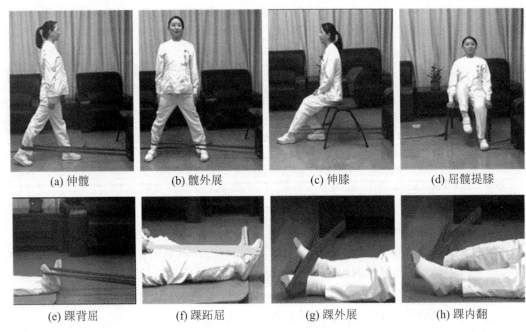

(a) 伸髋　　(b) 髋外展　　(c) 伸膝　　(d) 屈髋提膝

(e) 踝背屈　　(f) 踝跖屈　　(g) 踝外展　　(h) 踝内翻

图 2.11　弹力带抗阻训练

3. 平衡与步态训练

平衡与步态训练包括在安全保护下向后行走、侧向行走、进行重心转移训练等。传统的太极拳训练被证明是适合老年人的运动，可以有效提高老年人的平衡能力及步态的稳定性。

(三) 提高跌倒认知

部分老年人对自己的活动能力不能予以正确评估，如固守原有的观念，认为过去可做的事情现在仍可以做；不服老，拒绝帮助；不听从劝告，自行超出活动范围，导致跌倒的风险增加。医护人员应与老年人及其照护者耐心沟通，使老年人了解自身健康状况及活动能力，提高老年人对跌倒因素的认知，主动参与自我健康管理，积极学习预防跌倒的知识和技能，调整生活方式，预防跌倒的发生。

（1）选择长短合适的衣服、大小合适的防滑鞋，裤子不能过长，行走时将裤子的腰带系好，不能穿拖鞋，定期检查鞋子的防滑性（图 2.12）。

（2）走路速度不宜过快，保持步态平稳，避免携带过重的物品。

（3）避免去人多及湿滑的地方。

（4）使用交通工具时，应等车辆停稳以后再上下。

（5）避免走过陡的楼梯或台阶，上下楼梯尽可能使用扶手。

（6）如厕时，勿将门反锁，以免发生意外时影响施救，坐在马桶上及站起时应借助扶手。

（7）洗澡时间不宜过长，水温不宜过高。

（8）起床、站起、转身、转头等动作不宜过快，避免睡前饮水过多导致夜间多次起床。

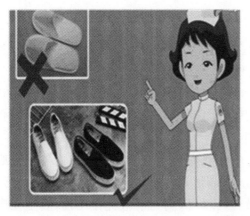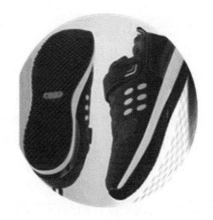

图 2.12　选择合适的鞋子

（9）晚上床边尽量放置尿壶。

（10）避免在他人看不到的地方独自活动。

（四）营造安全的环境

营造安全的环境（图 2.13）应注意如下几点：

（1）居家环境保障光线充足、温湿度适宜，在过道、卫生间等易跌倒的区域安装夜灯。

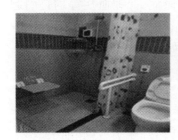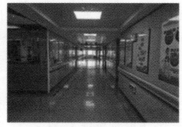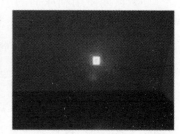

图 2.13　营造安全的环境

（2）地面平整、防滑、无障碍物，室内没有台阶门槛，尽量不使用地毯，如果有，应确保地毯平整、不滑动。

（3）不使用有轮子的家具，家具放置应稳定、固定有序，不妨碍行走。

（4）床的高度适宜，与老年人的小腿长度基本相同，确保老年人坐在床上时脚能着地。

（5）椅子高度合适，沙发不宜过软。

（6）避免登高取物，将常用物品放在伸手可及的位置。

（7）厨房、浴室地面应防滑，有水渍时应及时清除。

（8）在过道及卫生间安装扶手。

（9）浴盆高度合适，有防滑脚垫和扶手。

（10）楼梯照明良好，台阶平整、无破损、高度合适，楼梯有扶手且扶手牢固。

（五）安全用药管理

关注多重用药,使用增加跌倒风险的药物时,应加强指导,用药前告知患者及陪护人员可能会出现的反应,服药后尽量卧床休息、减少活动,起床时需静坐片刻方可站立行走。设置防跌倒药物标识,针对存在药物相关性跌倒强相关因素的患者,于住院患者床头或门诊患者的药盒上粘贴防跌倒标识,增加患者预防跌倒的意识。下面将介绍几种常见的易引起跌倒的药物服用注意事项。

（1）镇静催眠药。老年人应养成良好的睡眠习惯,如有睡眠障碍,首先应采取心理及行为干预,其次考虑药物治疗。药物应从小剂量开始服用,若效果不好,再缓慢加量,避免长时间、大剂量联合用药;安眠药起效快,指导服药之前应先排小便,要坐在床边服用,服药后立即卧床休息;睡前床边需备尿壶或坐便器,避免夜间如厕发生跌倒,避免未完全清醒时即下床活动。

（2）服用损害脑灌注的药物,如扩血管药、降压药、抗精神药及美多芭等可能导致体位性低血压等药物时,应指导患者改变体位时动作缓慢,尽量在床上排便,起床动作不宜过猛,不单独行走等。

（3）糖尿病患者服用降糖药或注射胰岛素后应关注有无冷汗、头晕、饥饿等不适症状,关注患者的进食情况,避免剧烈运动,一旦出现低血糖症状,应及时告知医生给予处理。

（4）长期使用利尿剂的患者易引起电解质紊乱,如高钾血症、低钾血症等均是引起跌倒的因素之一,故应密切监测电解质情况,准确记录出入量情况,注意有无多尿、少尿等异常情况发生,另外,利尿剂避免夜间服用,以免夜间频繁如厕,增加跌倒的风险。

（六）正确使用辅助器具

步行辅助器具是指辅助人体支撑体重、保持平衡和行走的器具。选用时应全面了解老年人的情况,评估其平衡能力、下肢承重能力、步态、上肢控制能力、认知能力、个人生活方式及爱好、所处环境的要求等因素,明确应用步行辅助器具的目的。

1. 拐杖

老年人应选择长度合适、底部面积较大的拐杖（图 2.14）,并将拐杖放在触手可及的位置。

（1）长度选择

站立位,两手自然下垂,保持立正姿势,肘关节 20°~30° 弯曲,手腕部皮肤横纹至地面的距离即为手杖的理想长度,或测量股骨大转子至地面的高度。直立有困难者应仰卧测量,参考公式:拐杖长度＝0.72×身高。

（2）单脚拐杖

支撑性一般,平衡性差,适用于平衡性较好、上肢有支撑力、手部有一定握力的老年人,特别适用于视力不好、需探知障碍物的老年人,可用于各种路面及长距离行走。

（3）三脚拐杖

支撑性较好,抓地稳,适用于使用单脚拐杖不安全者、平衡能力欠佳者,可用于不平整的路面。

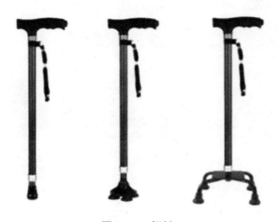

图 2.14　拐杖

（4）四脚拐杖

在平整路面支撑性、平衡性好，但在坑洼地面支撑性、平衡性差。偏瘫者使用四脚拐杖，能够增加行走的稳定性，但最好在室内使用，其不适合长距离行走。

2. 助行器

助行器需靠双臂或上身来操作，支撑点多，支撑面积大，支撑和稳定性强。适用于下肢功能中重度障碍者，支撑能力和迈步能力弱、平衡和协调能力较差者。使用时身体不可过分前倾或后倾。提起或推动助行器前行时，助行器不应距使用者太远；迈步时，腿不要太靠近助行器。轮式助行器前进的速度不可过快。要注意使用前检查助行器（图 2.15）的稳定性和安全性。

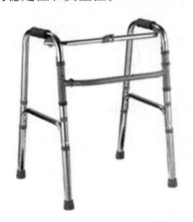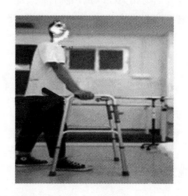

图 2.15　助行器

3. 轮椅

使用轮椅前须先将轮椅制动，坐好轮椅后扣上安全带，上下坡时，将身体尽量往后靠。具体如图 2.16 所示。

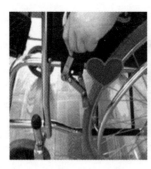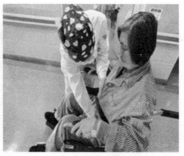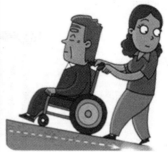

图 2.16　轮椅

（七）调整心态

不良的心理状态可能会导致老年人对环境危险因素的感知和反应能力下降。部分老年人因曾经跌倒或险些跌倒而对进行某种运动失去信心,因害怕再次跌倒而使活动减少,这不仅会增加跌倒的危险性,而且易形成恶性循环,照护人要耐心做好安慰、解释工作,在心理上给予疏导、支持和鼓励,帮助老年人建立自信心,保持积极、乐观、开朗的性格,摆脱跌倒的阴影,在学会自我保护的前提下,适当活动,减小生活依赖性。

参 考 文 献

[1] 史晓红,杨泽,宋岳涛,等.中国老年人跌倒风险评估专家共识(草案)[J].中国老年保健医学,2019,17(4):50,51,53.
[2] 佚名.预防老年人跌倒康复综合干预专家共识[J].老年医学与保健,2017,23(5):349-352.
[3] 佚名.老年人药物相关性跌倒预防管理专家共识[J].今日药学,2019,29(10):10.
[4] 宋岳涛.老年综合评估[M].北京:中国协和医科大学出版社,2019:352-363.

第三节　吞咽障碍风险

一、概述

（一）正常的吞咽过程

食物从口腔经咽、食管传送至胃。吞咽以快速、协调的模式进行。根据食物通过的部位,一般可分为口腔期、咽期、食管期,口腔期又分为口腔准备期和口腔推送期,具体如图 2.17 所示。

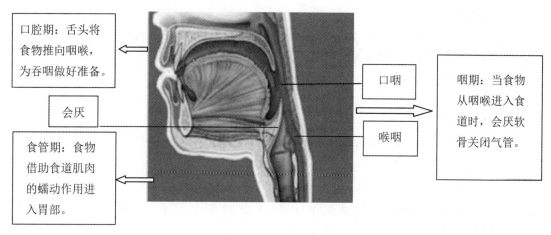

口腔期：舌头将食物推向咽喉，为吞咽做好准备。

会厌

食管期：食物借助食道肌肉的蠕动作用进入胃部。

口咽

喉咽

咽期：当食物从咽喉进入食道时，会厌软骨关闭气管。

图 2.17 吞咽过程

（二）吞咽障碍的概念和分类

1. 吞咽障碍的概念

吞咽障碍是指由于下颌、双唇、舌、软腭、咽喉、食管等器官结构和（或）功能受损，不能安全有效地把食物输送到胃内的过程。广义的吞咽障碍概念应包含认知、精神、心理等方面的问题引起的行为异常所导致的吞咽和进食问题，即摄食吞咽障碍。

据调查显示，美国独立生活的老年人中吞咽障碍的发病率为 13%～35%，住院机构老年人吞咽障碍的发病率为 44%～50%。在我国的发病率：一般社区为 13.9%、养护机构为 26.4%。

2. 吞咽障碍的分类

（1）功能性吞咽障碍是由中枢神经系统或周围神经系统损伤、肌病等引起的运动功能异常，是无器官解剖结构改变的吞咽障碍。

（2）器质性吞咽障碍是口、咽、喉、食管等解剖结构异常所引起的吞咽障碍。

（三）吞咽障碍的临床表现

进食速度慢、吞咽费力、喘鸣、咳嗽、哽噎、食物通过受阻、鼻腔反流等。

二、风险评估与识别

1. 生理因素

年龄是导致吞咽障碍的重要危险因素。随着年龄的增加，喉腔黏膜萎缩变薄，神经末梢感受器的反射功能渐渐迟钝，咽及食管的蠕动能力减弱，这些退行性变化容易导致老年人吞咽功能障碍。同时，参与吞咽的肌群和神经协调性变差、运动及感觉功能下降、牙齿的缺失等都可引起吞咽障碍。

2. 疾病因素

脑血管病、老年期痴呆、帕金森病、颅内肿瘤、糖尿病、慢性阻塞性肺气肿、慢性心功能不全、慢性胃炎,口腔、咽喉、食道肿物等均可导致吞咽功能障碍。

3. 药物因素

长期服用氨茶碱、精神类、抑酸类、镇静催眠类药物等。

4. 进食因素

(1) 进食体位不正确,如持续仰卧或平卧、床头抬高角度过低等。

(2) 进食方式不正确,如吃饭过急、一口饭量过大,进餐时注意力不集中,如看电视或与人聊天等。

(3) 食物选择不正确,如食物太滑、太稀、太硬、体积太大等。

5. 口腔状况

口腔卫生差、口腔中有舌苔使口咽含菌量增加,当咳嗽反射减弱时,排除异物能力差而引起吞咽障碍。

6. 自理能力

吞咽障碍与自理能力密切相关,自理能力越强的患者,吞咽障碍的发生率越低,增加活动可降低发生吞咽障碍的风险。

7. 其他因素

照护人相关知识缺乏,如强行喂水、喂饭等。

三、吞咽功能的评估

(一)反复唾液吞咽测试

被测试者采取坐位,卧床时采取放松体位。测试者将手指放在被测试者的喉结及舌骨处,让其尽量快速反复吞咽,观察 30 s 内喉结及舌骨随着吞咽运动越过手指,向前上方移动再复位的次数。高龄患者做 3 次即可。

(二)常用评估量表

1. 洼田饮水试验

患者端坐,喝下 30 mL 温开水,观察所需时间和呛咳情况,洼田饮水试验见第一章附表 1.11。

2. 标准吞咽功能评估(Standardized Swallowing Assessment,SSA)

SSA 是目前适合护理人员使用的敏感性和特异性均较好的评估工具,具体见表2.4。

表 2.4　标准吞咽功能评估

第 1 步　初步评价	评分
意识水平	1＝清醒 2＝嗜睡,可唤醒并作出言语应答 3＝呼唤有反应,但闭目不语 4＝仅对疼痛刺激有反应
头部和躯干控制	1＝能正常坐稳 2＝不能持久坐稳 3＝不能坐稳,只能维持头部平衡 4＝不能控制头部平衡
呼吸模式	1＝正常;2＝异常
唇闭合	1＝正常;2＝异常
软腭运动	1＝对称;2＝不对称;3＝减弱或消失
喉功能	1＝正常;2＝减弱;3＝缺乏
咽反射	1＝存在;2＝缺乏
合计	＿＿＿＿分
第 2 步　5 mL 饮水试验,重复 3 次	评分
口角流水	1＝无或 1 次;2≥1 次
有效喉运动	1＝有;2＝无
重复吞咽	1＝无或 1 次;2≥1 次
吞咽时喉功能	1＝正常;2＝减弱或声音嘶哑;3＝不能发音
合计	＿＿＿＿分
如果该步骤的 3 次吞咽中有 2 次正常或 3 次完全正常,则进行第 3 步	
第 3 步　60 mL 饮水试验	评分
能否全部饮完	1＝是;2＝否
吞咽中或吞咽后咳嗽	1＝无;2＝有
吞咽中或吞咽后喘鸣	1＝无;2＝有
吞咽时喉功能	1＝正常;2＝减弱或声音嘶哑;3＝不能发音
误咽是否存在	1＝无;2＝可能有;3＝有
合计	＿＿＿＿分

结果判定标准:该量表的最低分为 16 分,最高分为 41 分,分数越高,说明吞咽功能越差

注:1. 在辅助下控制体位,维持头部位置大于或等于 15 min。

2. 喉功能的评估包括:音质或音量的变化、发音控制、主动咳嗽或喉部清理、喉上抬能力等。

3. 如果患者不能正常吞咽 5 mL 水,即尝试 3 次中超过 1 次出现咳嗽或者气哽,或者吞咽后声音

嘶哑(即喉功能减弱),则不能进行第 2 步。不能进行第 2 步或在第 2 步中出现咳嗽或者气喂,或吞咽后声音嘶哑,即认为是不安全吞咽。

4. 有效喉运动主要观察患者的喉上提运动。

5. SSA 结果判断:根据患者饮水的情况推断是否存在误咽。阳性:患者饮水时呛咳或饮水后声音发生变化,推断存在误咽;阴性:患者饮水时无呛咳或饮水后声音无变化,则推断不存在误咽。患者SSA 筛查为阳性,提示可能存在误吸。如上述检查项目均无异常,则认为患者 SSA 筛查为阴性,不存在误吸。

3. 吞咽障碍程度分级

吞咽障碍程度分级又称才藤氏吞咽障碍 7 级评价法(表 2.5),是由日本学者才藤结合康复锻炼方法制定的,将症状与康复治疗的手段相结合,对临床指导价值较大。

表 2.5　才藤氏吞咽障碍 7 级评价法

分级	要点及说明
7 级正常范围	摄食咽下没有困难,没有康复训练的必要
6 级轻度问题	摄食时有必要改变食物形态,口腔残留食物少,不误咽
5 级口腔问题	吞咽时口腔有中度或重度障碍,咀嚼形态发生改变,吃饭时间延长,口腔内的残留食物增多,摄食吞咽时需他人提示,没有误咽,这种程度是吞咽训练的适应证
4 级机会误咽	用一般方法摄食吞咽有误咽,但经过调整姿势或进食一口量后可充分防止误咽,此时需要积极进行吞咽训练
3 级水的误咽	有水的误咽,使用误咽防止法也不能控制,改变食物形态有一定的效果,吃饭只能咽下食物,但摄取的能量不充分,可以尝试进行吞咽训练
2 级食物误咽	有误咽,改变食物形态没有效果,水和营养基本由静脉和鼻饲供给,这种情况随时可行间接训练,直接训练要在专门的设施下进行
1 级唾液误咽	唾液产生误咽,有必要进行持续静脉营养,不宜进行直接训练

四、风险干预与健康指导

(一) 经口进食患者的准备

1. 环境准备

保持环境安静,进食时应集中注意力,避免边说话边进食,以免导致患者误吸。

2. 餐前准备

协助患者洗手,有义齿的患者进食前应佩戴义齿;对于刚睡醒的患者,应给予适当的刺激,使其在良好的状态下进餐。

3. 食物选择

洼田饮水试验 3 级和 4 级患者应慎重选择食物。

（1）食物性状选择

吞咽障碍食品（Food for Dysphagia）是指通过加工，包括但不限于粉碎或添加增稠剂、凝固剂等食品调整剂后制成的符合吞咽障碍人群经口进食要求的特殊食品。

吞咽障碍食品分为6级（图2.18）：液体食物分为3个级别（即1级低稠型、2级中稠型、3级高稠型），固体食物分为3个级别（即4级细泥型、5级细馅型、6级软食型）。

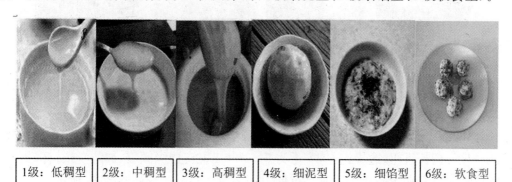

| 1级：低稠型 | 2级：中稠型 | 3级：高稠型 | 4级：细泥型 | 5级：细馅型 | 6级：软食型 |

图2.18　吞咽障碍食品

1级低稠型食品的特点：可以吸食，适用于轻度吞咽障碍患者。

2级中稠型食品的特点：既是吞咽障碍者首先尝试的黏稠度，也是吞咽造影检查和吞咽喉镜检查中的起始液体黏稠度。

3级高稠型食品的特点：适用于重度吞咽障碍患者。

4级细泥型食品的特点：有食团形成和食团保持能力，不需要撕咬或咀嚼即可咽下。适用于无咀嚼能力但有意识地将舌头推向上腭的患者。食物举例：各种肉类、蔬菜、粥等食物加入食品功能调整剂搅拌后的糊状食物或冻状食品。

5级细馅型食品的特点：此类食品在舌和上腭之间容易压碎，患者可以通过舌头运送食物。食物举例：三分粥、五分粥、各种软食及加入食品功能调整剂搅拌后的食品。

6级软食型食品的特点：此类食品在上下牙床间可以碾碎，适用于存在误吸或窒息风险且吞咽功能或咀嚼功能轻度下降的患者。食物举例：以软食食品作为主要食物，如全粥、软饭及加入食品功能调整剂搅拌后的硬度较高的食品。

（2）食物温度

食物温度应维持在37～42℃，冷食比热食更佳，冷食可促进舌头快速向后运动，每餐前可先予患者30～50 mL冷水饮用，然后进食。

（3）每口摄入量

每口摄入量为适合吞咽的一口进食量。其大小因人而异，我国一般为5～10 mL。可先从小口（2～4 mL）开始试验，酌情增加，控制好摄食入口量，一般不超过20 mL。

（4）不宜食用的食物

干噎或易松散的食物，如饼干；不宜咀嚼的食物，如大块肉类；黏性高的食物，如年糕；有骨、有刺的食物；汤汁较多的食物；大块食物，如馒头；块状或叶、茎较长的蔬菜，如芹菜等；其他如高脂食物、咖啡、碳酸饮料、辛辣食品以及温度较高的食物等。不宜食用的食物如图2.19所示。

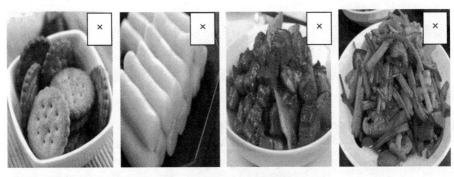

图 2.19　不宜食用的食物

4. 餐具选择

选择圆润、无尖角、光滑的安全舒适型餐具,避免使用刀、叉等不安全餐具,饮水禁用吸管。勺子:柄长且粗,边缘钝厚,容量为 5～10 mL;碗:边缘倾斜,加防滑垫;杯:推荐使用缺口杯饮水,有助于防止患者颈部过伸引起误吸。餐具选择如图 2.20 所示。

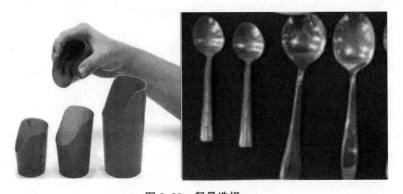

图 2.20　餐具选择

5. 进食体位

原则上是进食时能坐起来就不要躺着,能在餐桌边进食就不要在床上进食,进食体位如图 2.21 所示。

(1) 端坐位

自行进餐者,进食时宜保持坐位,双脚平稳接触地面,双膝关节屈曲 90°,躯干挺直,头稍前屈位。

(2) 床上坐位

抬高床头 30°～60°,头部略前屈,偏瘫侧肩部用枕头垫起。

6. 进餐过程

(1) 自行进餐

患者注意力集中,细嚼慢咽,前一口完全吞咽后再吃下一口。

(2) 协助进餐

如偏瘫者,照护者应位于患者健侧喂食。

7. 餐后

温开水漱口,整理用物。

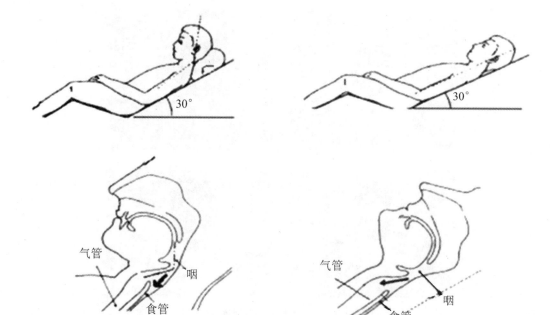

气管

咽

食管

(a) 正确位置

气管

食管

咽

(b) 错误位置

图 2.21　进食体位

（二）吞咽障碍的康复训练

1. 基础训练

（1）口腔周围肌肉训练

口唇闭锁训练、下颌开合训练、舌部运动训练，具体如图 2.22 所示。

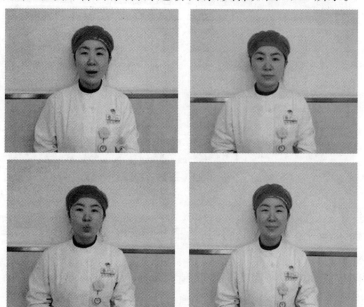

图 2.22　口腔周围肌肉训练

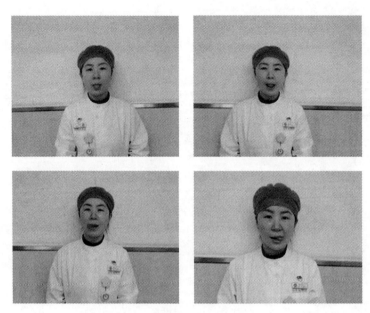

图 2.22　口腔周围肌肉训练(续)

（2）颈部放松

前后左右放松颈部，或颈部左右旋转、提肩沉肩，具体如图 2.23 所示。

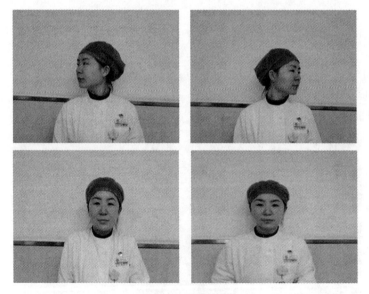

图 2.23　颈部放松

（3）寒冷刺激法

用冰冻的棉棒，轻轻刺激软腭、腭弓、舌根及咽后壁。

（4）流涎对策

颈部及面部皮肤用冰块按摩直至皮肤稍稍发红。

（5）咳嗽训练

强化咳嗽、促进喉部闭锁的效果。

（6）屏气吞咽

用鼻深吸一口气，然后完全屏住呼吸、空吞咽，吞咽后立即咳嗽。

2. 摄食训练

患者取坐位或30°仰卧位，头部前屈，偏瘫侧肩膀用枕头垫起。将患者的摄食一口量放入健侧舌后部或健侧颊部。调整合适的进食速度，前一口吞咽完成后再吃下一口，遵循"健侧喂入，小口慢喂"的原则。

3. 代偿训练

（1）侧方吞咽

分别向左、右侧转头，进行侧方吞咽。

（2）空吞咽和交替吞咽

每次进食吞咽后，反复做2次空吞咽，使食团全部咽下，然后再进食，吞咽后饮极少量的水（1～2 mL），然后询问患者有无不适。

（3）用力吞咽

将舌头用力向后移动，使食物通过咽腔。

（4）低头吞咽

颈部尽量保持前屈姿势进行吞咽，训练后询问患者有无不适。

五、噎食的急救

噎食的急救具体如下：

（1）准确判断哽噎，呼叫其他医护人员。

（2）立即停止进食，清除口咽部食物。催吐、叩击背部手法正确。

叩击背部：患者直立或取半坐位，低头45°，身体前倾，医护人员在其背部两肩胛骨之间（图2.24）以掌根部用力叩击5～6次。若患者牙关紧闭可用筷子或开口器等撬开口腔。

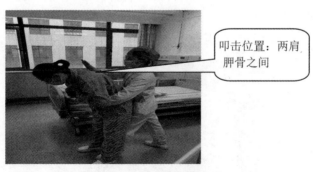

图2.24　叩击位置

（3）意识清醒患者。头部略低，嘴张开。医护人员站在患者身后，双臂围绕患者腰部，一条腿在前，插入患者两腿之间呈弓步，另一条腿在后伸直。以一手握拳，拳头的拇指侧顶住患者的上腹部（肚脐上方2横指），另一只手握住捏拳的手向上、向后猛烈挤压患者的上腹部，具体如图2.25所示。

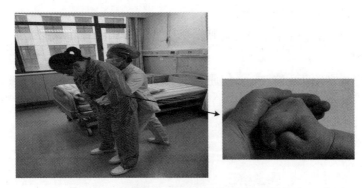

图 2.25　肚脐上方 2 横指位置及施救者握拳法

（4）意识清醒且肥胖者。用胸部推压法取代腹部推压法。患者头部略低，嘴张开。医护人员站在患者身后，两臂从患者的腋窝下伸出抱住前胸，一只手握拳放在胸骨中央（图 2.26），手掌侧对着胸骨侧，另一只手包住握拳的手，向后方推压，猛烈挤压患者的胸部 5～6 次。

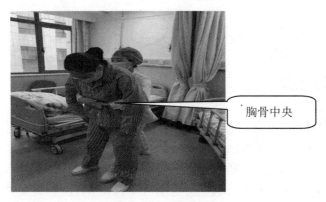

胸骨中央

图 2.26　胸骨中央

（5）意识不清。患者平躺在地板上，仰卧，头偏向一侧，充分打开气道。医护人员跨骑于患者髋部，或跪于患者一侧。一手掌根置于患者腹部肚脐和剑突之间，另一手掌跟置于其上，迅速有力地向内上方推压 5～6 次，具体如图 2.27 所示。

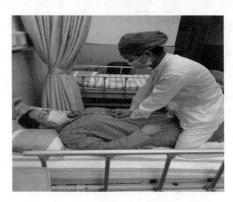

图 2.27　患者意识不清时的急救动作

第四节 误 吸 风 险

一、概述

误吸(图2.28)是指在进食(或非进食)时在吞咽过程中有数量不一的液体或固体食物进入声门以下,严重者可引起下呼吸道感染或气道阻塞,甚至导致窒息而死亡。鼻饲患者的误吸率高达5.7%,长期鼻饲患者吸入性肺炎发生率高达76%,误吸可导致急性呼吸窘迫综合征,致死率为40%~50%。

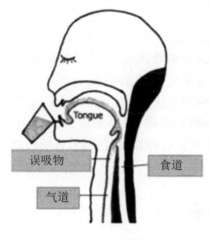

图 2.28　误吸

误吸是吞咽障碍最常见且需要优先处理的并发症。食物残渣、口腔分泌物吸至气管和肺,引起肺部反复感染,甚至会导致窒息而死亡,特别是在喂养依赖、龋齿、管饲、多种疾病并存以及吸烟等危险因素并存时更易出现。

对于疑似吞咽功能障碍但意识清楚、能够配合的患者,由医护人员对其进行洼田饮水试验评估。洼田饮水试验可预测是否会发生误吸,准确率为64.3%。

二、风险评估与识别

洼田饮水试验的评估时间约为2 min。患者取坐位,依次喝下1~3 mL水,如无问题,喝30 mL温开水。观察和记录:饮水时间、饮水状况(包括啜饮、含饮、水从嘴角流出)、有无呛咳。吞咽功能判定:正常,1级,5 s之内;可疑,2级,5 s以上;异常,3~5级。洼田饮水试验可预测是否发生误吸,该试验依据患者的主观感觉判断。

（一）评估规范

1. 评估对象

入住医院大于或等于 65 岁的患者。

2. 评估时机

入院、转入、病情变化、出院。

3. 动态评估

洼田饮食试验异常，每周评估 1 次。

（二）评估要点

（1）洼田饮水试验适用于意识清楚、能够配合的患者。

（2）洼田饮水试验虽然分级明确、详细，但由于是人为操作试验，每个人对评判标准的掌握不同，所以应由专人负责。分级准确有利于进行科学的饮食指导。

（3）在进行洼田饮水试验前检查患者口腔是否清洁，进行试验时不要告诉患者在做测试，这样患者易紧张而影响试验分级。

（4）测试者给患者喂水或让患者饮水时，饮水量要准确，饮水温度应为 40 ℃左右。在轻度吞咽困难时温水比冰水有更高的阳性率。

（5）根据患者平时的呛咳情况决定饮水方法，以免给患者造成不适的感觉。

（6）在鼻饲过程中发生呛咳、憋喘、呼吸加快、口唇发绀、口腔或鼻腔中有鼻饲液残留物、鼻饲后 2 h 吸痰发现痰液中有鼻饲液残留物，排除痰堵等呼吸系统的病情变化，考虑为误吸。

三、风险干预与健康指导

（一）风险干预

1. 改进喂养措施

确定患者最大耐受性的食品黏度，选择适当的食物，如流食，避免一次性摄入过多，避免鱼刺、骨头、年糕等食品。喂食前提供 30 min 的休息时间。

2. 使用喂食技巧，避免匆忙或强迫喂食

调整喂食频率，根据患者的耐受性提供不同大小（可切碎）的食物。将食物放到口中不同的位置，如果左面部无力，食物可以放在右侧。对于频繁发生呛咳的患者，可用汤匙将少量食物送至舌根处，让患者吞咽，待食物完全吞咽，张口确认无误后再将下一口食物放入口中。患者发生呛咳时宜暂停进餐，当呼吸完全平稳时再喂食物。若患者频繁呛咳且严重者应停止进食。保持环境安静，光线充分，避免患者分心，少食多餐。能够自己进食的患者可用多种方法鼓励他们自己进食，而不是帮助他们进食以减少进食时间，必要时应按照医嘱使用管饲。

3. 补偿技术（姿势和动作改变）

如吞咽的时候提示和鼓励吞下、闭嘴和头弯曲向前、下巴卷起、头部转动等，但如果

患者乏力、存在认知功能障碍、缺乏合作则会降低这种治疗策略的有效性,甚至有害。

4. 呼吸控制技术,声门上吞咽和超声门上吞咽

在这些技术中,患者可以在吞咽前屏住呼吸,吞咽后清理食道(咳嗽、清嗓子),但有可能会导致心律失常,因此只能在安全的患者中应用。呼吸控制训练的方法包括:① 双手往上抬,同时作深吸气,然后双手慢慢放下,同时吐气。② 双手往上抬,同时作深吸气,手抬到最高点时停止呼吸 3 s,再慢慢吐气。③ 双手往上抬,同时作深吸气,手抬到最高点时停止呼吸 3 s,慢慢放手同时喊"啊",保持匀速,尽量延长时间。④ 用吸管吹泡泡,尽量延长吹气时间,保持匀速,每次练习 10 min。

5. 体位管理

患者进食时尽量取坐位,或身体尽可能呈 90°,尽量保持直立体位或头前倾 15°,使靠背角度呈 90°,进食后让患者继续坐 30 min,不要立即躺下。

6. 吞咽康复技术

吞咽康复技术包括与吞咽功能相关的面部肌肉和舌肌的锻炼、食团的推动及清理功能训练(用力吞咽、门德尔松手法等)、生物反馈功能性电刺激等。

7. 减少镇静催眠药的使用

避免或减少口腔干燥药物的使用。

8. 患者及照护者教育

告知患者及照护者相关表现及症状、危险因素识别方法、简单评估及应对方法。应对方法包括体位管理、饮食配制、喂养技术、行为和环境因素管理、口腔护理、窒息的急救与管理等。

(二)健康指导

1. 呛咳、窒息简易急救

一旦患者在进食后、翻身或呕吐时出现剧烈咳嗽,要立即置患者于侧卧位或将其头偏向一侧,检查患者口腔内有无异物,如有要第一时间去除异物,可用手指抠除患者口腔内的异物,也可拍背数次或用海姆立克急救法。抢救时要呼叫医护人员。如患者出现喘鸣、呼吸困难、声音嘶哑、面色苍白继之变为青紫,就可能发生了窒息,要立即用海姆立克急救法去除气道异物,为医护人员的继续抢救赢得时机。

2. 进食环境准备

创造可使患者集中精力进食的安静环境,进食必须在患者清醒、不疲劳、无痛苦的情况下进行。

3. 进食时的体位

(1)仰卧位

一般让患者保持 30°仰卧位,头前倾,偏瘫侧肩可用枕头垫起,喂食者位于患者健侧,该体位可以减少食物向鼻腔逆流和误吸。

(2)侧卧位

通常采用健侧卧位,利用重力的作用,使食物主要集中在健侧口腔,减少食物在瘫痪侧的残留,使吞咽较顺利地完成。

（3）坐位

患者端坐于桌前,头颈稍前屈,躯干伸直,将患侧手放在桌子上,有利于进行吞咽动作。

4. 食物的选择

原则上先易后难,细烂食物最易吞咽,固体食物最难吞咽,糊状食物不易误吸,液体食物易误吸。进食顺序是先吃细烂食物,待吞咽功能明显改善后改为碎状食物,最后改为普通食物和液体食物。选择食物时要兼顾食物的色、香、味、热量和温度,选用安全食品,避免硬类食物。

5. 喂食方法和时间

喂食时速度不宜过快,应让患者充分咀嚼,咽下后空吞数次,使食物顺利通过咽部,检查口腔确认咽下后,再吃下一口食物,必要时轻咳几声,清清喉咙。禁止用吸管饮水,以免误入气管。应用杯子饮水且水要加满,如水不及半杯,患者就会将头向后仰饮水,增加了误吸的机会。

6. 进食后活动

要求餐后 30～60 min 才能平卧或搬动患者,尽量减少刺激,避免食物反流。夜间仰卧时胃内食物逆流亦会引起误吸,所以夜间睡眠时可将床头稍摇高,以减少误吸的发生。

参 考 文 献

[1] 中国吞咽障碍评估与治疗专家共识组. 中国吞咽障碍评估与治疗专家共识:2017 年版[J]. 中华物理医学与康复杂志,2017,39(12):12.

[2] 中国吞咽障碍膳食营养管理专家共识组. 吞咽障碍膳食营养管理中国专家共识:2019 年版[J]. 中华物理医学与康复杂志,2019,41(12):881-888.

[3] 中国康复医学会康复护理专业委员会. 吞咽障碍康复护理专家共识[J]. 护理学杂志,2021(15):36.

[4] 胡亦新,余小平. 中国老年医疗照护[M]. 北京:人民卫生出版社,2017:4.

[5] 唐李莹,陈炳,张垣,等. 吞咽康复训练对老年脑卒中吞咽功能障碍患者生活质量的影响[J]. 中国老年学杂志,2019,39(9):4.

[6] 张娟,刘璐,李萌,等. 肠内营养支持病人误吸的预防与管理最佳证据总结[J]. 2021,19(26):6.

[7] 周绍娟. 脑梗死后吞咽障碍患者康复护理的文献分析[J]. 护理实践与研究,2021,18(12):1802-1805.

[8] Roy N, Stemple J, Merrill R M, et al. Dysphagia in the elderly: preliminary evidence of prevalence, risk factors, and socioemotional effects[J]. Ann. Otol. Rhinol. Laryngol. ,2007,116(11):858-865.

[9] Clavé P, Rofes L, Carrión S, et al. Pathophysiology, relevance and natural history of oropharyngeal dysphagia among older people[J]. Nestle Nutr. Inst. Workshop Ser. ,2012,72:57-66.

[10] 李超,张梦清,窦祖林,等. 中国特定人群吞咽功能障碍的流行病学调查报告[J]. 中华物理医学与康复杂志,2017,39:7.

[11] Li C, Zhang M, Dou Z, et al. Prevalence of dysphagia in China: an epidemiology survey of 6102 participants[J]. Chin. J. Phys. Med. Rehabil. ,2018,61:504.

第三章　老年认知和心理功能评估

第一节　老年认知能力

一、概述

认知功能障碍(Cognitive Impairment)指与学习、记忆、语言、思维、执行、推理、计算和定向力等有关的大脑高级智能加工过程出现异常,从而引起严重的学习、记忆障碍,同时伴有失语、失用、失认、失行等改变的病理过程。临床上,认知功能障碍主要包括轻度认知损害和痴呆。

认知功能评估是发现认知功能障碍的第一步,通过简易智力状态(Mini-Cog)评估量表及简易精神状态评估(The Mini Mental State Examination,MMSE)量表、蒙特利尔认知评估(Montreal Cognitive Assessment,MoCA)量表中的项目进行细化、具体和统一评估标准,准确完成患者认知功能评估。

二、评估工具及风险等级

(一) Mini-Cog 评估量表

1. 评估工具:Mini-Cog 评估量表
Mini-Cog 评估量表见表 1.4。
2. 评估对象和时机
(1) 评估对象
排除无法沟通、有严重视听力障碍及已经诊断为认知功能障碍的患者。
(2) 动态评估
发生急性事件时。
3. 评估风险等级(Mini-Cog 评分)
满分 5 分。筛查包括 3 个无关联的物品名称的记忆力检查(短延迟回忆)和 CDT(图 3.1)。该检查约需要 3 min,不需要特殊设备,受被测试者教育程度和语言差异影响较小。

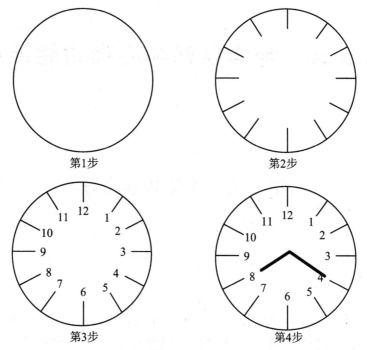

图 3.1　CDT

（1）评分

① 短延迟回忆

每个词语 1 分,共计 3 分。

② CDT

a. 数字:表盘及所有数字均呈现出来,并安放在正确的位置且顺序正确。b. 指针:指针必须呈现出来,并且按照要求指向正确的时间。有一处不正确给 0 分。正确标准:每一个数字均按顺序以及位置标注正确,并且指针位置能显示所要求的时间。

③ 将短延迟回忆和 CDT 的总分加起来就是 Mini-Cog 评估量表的分数。

（2）意义

① 短延迟回忆

0 分为痴呆筛查阳性,3 分为正常,1～2 分为可疑痴呆筛查阳性。

② CDT

短延迟回忆为 0 分,无论 CDT 为多少分,均为痴呆筛查阳性。

短延迟回忆为 1～2 分,则根据 CDT 得分判断,即 CDT 异常表明痴呆筛查阳性,CDT 正常表明认知功能正常。

③ 结果

a. 0～2 分:痴呆筛查阳性,需进行进一步评估(MMSE 量表或 MoCA 量表)。

b. 3～5 分:痴呆筛查阴性。

（3）温馨提示

① Mini-Cog 评估量表可以较全面地反映认知功能,整个评估耗时约 3 min,简短、耗

时少,较少受被测试者教育程度和年龄的影响。

② Mini-Cog 评估量表不适合视力受损患者或书写困难患者。

③ Mini-Cog 评估量表不适合检测疾病进展和区分严重程度。

④ 如筛查阳性则进一步使用 MMSE 量表或 MoCA 量表进行评估。

(二) MMSE 量表

1. 评估工具:MMSE 量表

MMSE 量表见表 3.1。

表 3.1　MMSE 量表

评估内容		错误	正确	得分
I 定向力 (10 分)	现在我要问您一些问题,多数都很简单,请您认真回答			
	星期几	0	1	
	几号	0	1	
	几月	0	1	
	什么季节	0	1	
	哪一年	0	1	
	省市	0	1	
	区县	0	1	
	街道或乡	0	1	
	什么地方	0	1	
	第几层楼	0	1	
II 记忆力 (3 分)	现在我告诉您 3 种东西的名称,我说完后请您重复 1 遍(回答出的词语正确即可,顺序不作要求)			
	皮球	0	1	
	国旗	0	1	
	树木	0	1	
III 注意力和 计算力 (5 分)	现在请您算一算,从 100 中减去 7,然后用所得的数继续算下去,请您将每减一个 7 后的答案告诉我,直到我说"停"为止(依次减 5 次,减对几次给几分,如果前面减错,不影响后面的评分)			
	100－7	0	1	
	－7	0	1	
	－7	0	1	
	－7	0	1	
	－7	0	1	

评估内容			错误	正确	得分
Ⅳ 回忆能力 （3分）	现在请您说出刚才我让您记住的是哪3种东西				
		皮球	0	1	
		国旗	0	1	
		树木	0	1	
Ⅴ 语言能力 （9分）	命名能力	请问这是什么			
		回答出"手表"	0	1	
		回答出"铅笔"	0	1	
	复述能力	请您跟我说如下一句话			
		"大家齐心协力拉紧绳"	0	1	
	3步命令	我给您1张纸，请您按我说的去做			
		右手拿起纸	0	1	
		将纸对折	0	1	
		将纸放在左腿上	0	1	
	阅读能力	请您念一念这句话，并按这句话的意思去做（如患者为文盲，该项评为0分）			
		"请闭上您的眼睛"	0	1	
	书写能力	请您写一个完整的句子，句子要有主语、谓语，能表达一定的意思（如患者为文盲，该项评为0分）			
			0	1	
	结构能力	请您照着这个样子把它画下来			
		（标准：2个封闭的五边形，中间相交处为四边形算正确）	0	1	
评定总分					
评定结果					
评估日期					
评估者签名					

注：总分范围为0～30分，认知功能障碍分界值与受教育程度有关，分界值以下为有认知功能障碍，分界值以上为正常。

认知功能障碍分界值：文盲组（未受学校教育）为17分；小学组（教育年限≤6年）为20分；中学或以上组（教育年限＞6年）为24分。

2. 评估对象和时机

（1）评估对象

排除无法沟通、有严重视听力障碍及已经诊断为认知功能障碍的患者。

（2）动态评估

发生急性事件时。

3. 评估注意事项

（1）评估环境安静、舒适，并尽可能保证以后的测试在相同的环境中进行。

（2）房间中不能有被测试者可看到的钟表、日历等，最好挂上"请勿打扰"的标志。

（3）在评估开始前进行 5 min 左右的交谈，话题是中性的，如天气、最近发生的事情等。注意：避免谈到被测试者的健康及对被测试者来说负性的、有压力的事情。

（4）使用统一的指导语，避免超过规定内容的暗示。

（5）同一个被测试者重复评测，时间应大于或等于 3 个月。

4. 评估风险等级（MMSE 评分）

MMSE 量表重点从定向力、记忆力、注意力和计算力、回忆能力等方面进行认知功能评估，总分范围为 0～30 分，认知功能障碍分界值与受教育程度有关，分界值以下为有认知功能缺陷，分界值以上为正常。整个评估耗时 10 min 左右，此评估国内外应用最广泛，非专科医生也很容易操作。

（1）评分细则

① 定向力（最高分：10 分）

首先询问被测试者日期，回答阴历、阳历均可，可有 1 天误差，之后再有针对性地询问其他部分，如"您能告诉我现在是什么季节吗？"等。每答对 1 题得 1 分。

请依次提问："您能告诉我，我们在什么省市吗？"（区县？街道？什么地方？第几层楼？）提问要明确，若被测试者非本地人，可以问他或她熟悉的城市，每答对 1 题得 1 分。

② 记忆力（最高分：3 分）

告诉被测试者您将问几个问题来检查他或她的记忆力，然后清楚、缓慢地说出 3 种相互无关的东西的名称（如皮球、国旗、树木等，大约 1 s 说 1 个）。说完 3 个名称之后（3 种东西都说完后再重复，每种东西之间停留 1 s）要求被测试者重复它们。被测试者的得分取决于他们首次重复的答案（答对 1 个得 1 分，最多得 3 分）。如果他或她没能完全记住，那么你可以重复，但重复的次数不能超过 5 次。如果重复 5 次后他或她仍未记住 3 个名称，那么对于回忆能力的检查就没有意义了（请跳过"回忆力"部分的检查）。

③ 注意力和计算力（最高分：5 分）

要求被测试者从 100 开始减 7，之后再减 7，一直减 5 次（即 93、86、79、72、65）。每答对 1 个得 1 分，如果前面减错了，但下一个答案是对的，也得 1 分（请严格按照提示语说，不要重复得数或提示减 7）。

④ 回忆能力（最高分：3 分）

如果被测试者完全记住了 3 个名称，那么现在让他或她再重复 1 遍，顺序不作要求。每正确重复 1 个得 1 分，最高 3 分。

⑤ 语言能力（最高分：9 分）

a. 命名能力(0～2分):从测试盒中拿出手表给被测试者看,要求他或她说出这是什么,之后拿出铅笔问他或她同样的问题。避免被测试者在测试前就接触到测试物品,如果回答"表"或"笔"均不得分。

b. 复述能力(0～1分):要求被测试者注意你说的话并重复1次,注意只允许重复1次。只有正确、咬字清楚才计1分。

c. 3步命令(0～3分):给被测试者1张空白的纸,要求对方按你的命令去做,注意不要重复或示范。连续说出3个动作指令,然后看被测试者能不能连贯完成。对于偏瘫者,可以用健侧手完成动作,只有他或她按正确顺序做出动作才算正确,对折时只要折叠后能得到2个相同的形状就给分,每个正确动作计1分。

d. 阅读能力(0～1分):拿出1张写着"请闭上您的眼睛"的卡片给被测试者看,要求被测试者读出这句话并按要求去做。只有他或她确实闭上了眼睛才能得分。

e. 书写能力(0～1分):给被测试者1张白纸,让他或她自发写出一句完整的话。句子必须有主语、动词,并有意义。注意不能给予任何提示,语法和标点错误可以忽略。

f. 结构能力(0～1分):1张白纸上画有交叉的2个五边形,要求被测试者照样画出来。评分标准:五边形需画出5个清楚的角和5条边,2个五边形交叉处为菱形。即画出2个封闭的五边形,中间相交处为四边形算正确,线条的抖动和图形的旋转可以忽略。

(2) 意义

① 及时发现认知功能障碍人群,早期发现认知功能障碍的征象。

② 确定导致每个临床症状的原因属于哪个模块,有针对性地进行早期干预,如记忆力下降,可以针对记忆力进行专项认知训练。

③ 结果

a. 结果判定:

分数为27～30分:正常;

分数<27分:认知功能障碍。

b. 痴呆划分标准:

文盲≤17分;

小学程度≤20分;

中学及以上程度≤23分。

c. 痴呆严重程度分级:

轻度 MMSE 为21～24分;

中度 MMSE 为11～20分;

重度 MMSE 为0～10分。

(3) 评估注意事项

① MMSE量表可按其严重程度进行分级,指导治疗和判断预后,MMSE量表可用于痴呆的筛查(A级推荐)。

② MMSE量表对于监测早期痴呆、额颞叶痴呆、路易体痴呆的敏感度不高,在鉴别轻度认知功能障碍(Mild Cognitive Impairment,MCI)与阿尔茨海默病(Alzheimer's Disease,AD)或正常人时并不敏感。

③ 易发生"天花板效应",即评分过高,无法很好地反映受教育程度高的人群的认知功能,缺乏执行功能方面的检测项,并且受年龄、种族和教育程度的影响。

④ 认知范畴不全面,缺乏对执行功能的评估,存在记忆名词数量少、学习次数多、延迟回忆时间短等在认知领域检测项目中的缺陷。

⑤ MMSE 量表更多针对计算力和语言功能,而额叶执行功能和右侧大脑半球功能障碍不敏感与 MCI 筛查不敏感相关。

⑥ 认知功能障碍很可能会导致跌倒、走失等危险,严重地影响患者的独立性和生活质量,致残率高、用药依从性差。

⑦ 认知功能障碍的手术预后差,这与住院时间延长、围手术期死亡风险增加及术后功能下降等因素相关;认知功能障碍会导致药物使用评估结果不可靠,导致医疗费用增加。

⑧ 应明确认知损害特征,帮助患者判断认知功能障碍和痴呆的类型及原因。

⑨ 通过定期评估,评价干预效果及转归。

⑩ 痴呆患者常存在突出的延迟记忆(5 min 后回忆)障碍;抑郁患者常表现为瞬间记忆障碍、幻听;谵妄常发生在痴呆、抑郁的基础上,突出表现为注意力不集中、幻视。

⑪ MMSE 量表以总分为分析指标,不能将单项分值视为相应的认知功能表现。

(三) MoCA 量表

1. 评估工具:MoCA 量表

该量表(表 3.2)目前已被翻译成多种语言,我国流行的版本有北京版、北京-广州版等。

表 3.2　MoCA 量表

姓名:	性别:	出生日期:	教育水平:	检查日期:
视空间与执行功能				得分(分)

交替连线测试(1 分)　　　　复制立方体(1 分)　　画钟表(11 点 10 分)(3 分)

_/5

轮廓[　]　指针[　]　数字[　]

命名

续表

狮子图 [　]	犀牛图 [　]	骆驼图 [　]		__/3

记忆	读出下列词语,然后由被测试者重复;上述过程重复2次,5 min后回忆词语		面孔	天鹅绒	教堂	菊花	红色	不计分
		第一次						
		第二次						

注意	读出下列数字,请被测试者重复(每秒1个)	顺背[　]	21854	__/2
		倒背[　]	742	

读出下列数字,每当数字出现1时,被测试者敲1次桌面,错误数≥2时不给分	[　]521394118062151945111141905112	__/1

100 连续减7	[　]93	[　]86	[　]79	[　]72	[　]65	__/3
4～5个正确为3分,2～3个正确为1分,1个正确为1分,全部错误为0分						

语言	重复:我只知道今天张亮是来帮过忙的人[　]		__/2
	狗在房间的时候,猫总是躲在沙发下面[　]		
	流畅性:在1 min内尽可能多地说出动物的名字[　]_____(N≥11名称)		__/1

抽象	词语相似性:香蕉—橘子=水果　[　]火车—自行车　[　]手表—尺子	__/2

延迟回忆	回忆时不能提醒	面孔 [　]	天鹅绒 [　]	教堂 [　]	菊花 [　]	红色 [　]	仅根据非提示记忆得分	__/5
	分类提示							
	多选提示							

定向	日期[　] 月份[　] 年份[　] 星期几[　] 地点[　] 城市[　]	__/6
总分		__/30

2. 评估对象和时机

（1）评估对象

排除无法沟通、有严重视听力障碍及已经诊断为认知功能障碍的患者。

（2）动态评估

发生急性事件时。

3. 评估注意事项

（1）评估环境安静、舒适,并尽可能保证以后的测试在相同的环境中进行。

（2）房间中不能有被测试者可看到的钟表、日历等,最好挂上"请勿打扰"的标志。

（3）在评估开始前进行5 min左右的交谈,话题是中性的,如天气、最近发生的事情等。注意:避免谈到被测试者的健康及对被测试者来说负性的、有压力的事情。

（4）使用统一的指导语,避免超过规定内容的暗示。

（5）同一个被测试者重复评测,时间应大于或等于 3 个月。

4. 评估风险等级(MoCA 评分)

MoCA 量表评估整体认知情况,测试内容更为全面、合理并具有针对性,整体评估耗时 10 min,总分为 30 分,认知功能障碍分界值与受教育程度有关,分界值以下为有认知功能障碍,分界值以上为正常。

（1）评分细则

① 视空间与执行功能

a. 交替连线测试

指导语:我们有时会用"1、2、3"或者汉语的"甲、乙、丙"来表示顺序。请您按照从数字到汉字且数字逐渐升高的顺序画一条线。从这里开始(指向数字 1),从 1 连向甲,再连向 2,并一直连下去,到这里结束(指向汉字戊)。

评分:当被测试者完全按照"1、甲、2、乙、3、丙、4、丁、5、戊"的顺序进行连线且没有任何交叉线时给 1 分。当被测试者出现任何错误而没有立刻自我纠正时,给 0 分。

b. 复制立方体

指导语:(测试者指着立方体)请您照着这幅图在下面的空白处再画 1 遍,并尽可能精确。

评分:完全符合下列标准时,给 1 分:图形为三维结构,所有的线都画上,无多余的线,相对的边基本平行,长度基本一致(长方体或棱柱体也算正确)。上述标准中,只要违反其中任何 1 条,即为 0 分。

c. 画钟表

指导语:请您在此处画 1 个钟表,填上所有的数字并指示出 11 点 10 分。

评分:符合下列 3 个标准时,分别给 1 分。轮廓(1 分):表面必须是个圆,允许有轻微的缺陷(如圆没有闭合)。数字(1 分):所有的数字必须完整且无多余的数字;数字顺序必须正确且在所属的象限内;可以是罗马数字;数字可以放在圆圈之外。指针(1 分):必须有 2 根指针且一起指向正确的时间;时针必须明显短于分针;指针的中心交点必须在表内且接近钟表的中心。上述各项目的标准中,如果违反其中任何 1 条,则该项目不给分。

② 命名

指导语:自左向右指着图片问被测试者:"请您告诉我这个动物的名字。"

评分:每答对 1 个给 1 分。正确回答是:狮子;犀牛;骆驼或单峰骆驼。

③ 记忆

指导语:测试者以每秒 1 个词的速度读出 5 个词,并向被测试者说明:"这是一个记忆力测验。在下面的时间里我会给您读几个词,您要注意听,一定要记住。当我读完后,把您记住的词告诉我。回答时想到哪个就说哪个,不必按照我读的顺序回答。"把被测试者回答正确的词在第一次的空栏中标出。当被测试者回答出所有的词,或者再也回忆不起来时,把这 5 个词再读 1 遍,并向被测试者说明:"我把这些词再读 1 遍,努力记住并把您记住的词告诉我,包括您在第一次已经说过的词。"把被测试者回答正确的词在第二次的空栏中标出。

第二次回答结束后，告诉被测试者一会儿还要让他回忆这些词："在检查结束后，我会让您把这些词再回忆1次。"

评分：这2次回忆不记分。

④ 注意

a. 数字顺背

指导语：下面我说一些数字（按照每秒1个数字的速度读出这5个数字），您仔细听，当我说完时您就跟着背出来。

b. 数字倒背

指导语：下面我再说一些数字（按照每秒1个数字的速度读出这5个数字），您仔细听，但是当我说完时您必须按照原数倒着背出来。

评分：复述准确，每一个数列分别给1分（注：倒背的正确回答是2、4、7）。

c. 警觉性

指导语：测试者以每秒1个数字的速度读出数字串，并向被测试者说明："下面我要读出一系列数字，请注意听。每当我读到1的时候，您就拍一下手。当我读其他数字时不要拍手。"

评分：如果完全正确或只有1次错误则给1分，否则不给分（错误是指当读1的时候没有拍手，或读其他数字时拍手）。

d. 100 连续减7

指导语：现在请您做一道计算题，从100中减去一个7，然后从得到的数中再减去一个7，一直往下减，直到我让您停下为止。如果需要，可以再向被测试者讲1遍。

评分：本条目总分3分。全部错误为0分，1个正确为1分，2～3个正确为2分，4～5个正确为3分。从100开始计算正确的减数，每一个减数都单独评定，也就是说，如果被测试者减错了1次，而从这一个减数开始后续的减7都正确，则后续的正确减数要给分。例如，如果被测试者的回答是93、85、78、71、64，85是错误的，而其他的结果都正确，因此给3分。

⑤ 语言

a. 重复

指导语：现在我要对您说一句话，我说完后请您把我说的话尽可能完整地重复出来（暂停一会儿）：我只知道今天张亮是来帮过忙的人。被测试者复述完毕后，测试者说："现在我再说另一句话，我说完后请您再次复述（暂停一会儿）：狗在房间的时候，猫总是躲在沙发下面。"

评分：复述正确，每句话分别给1分。复述必须准确。注意：复述时出现的省略（如省略了"只""总是"）以及颠倒、替换（如"我只知道今天张亮……"说成"我只知道张亮今天……"或"房间"说成"房子"等）。

b. 流畅性

指导语：请您尽可能快、尽可能多地说出您所知道的动物的名称。时间是1 min，请您想一想，准备好了吗？开始。（1 min后停止）

评分：如果被测试者 1 min 内说出的动物名称≥11 个则计 1 分。同时在检查表的背面或两边记下被测试者的回答内容。龙、凤凰、麒麟等动物也算正确。

⑥ 抽象

让被测试者解释每一对词语在什么方面类似，或者说它们有什么共性。指导语："请您说说橘子和香蕉在什么方面类似？"如果被测试者回答的是一种具体的特征（如都有皮或都能吃等），那么只能再提示一次："请再换一种说法，它们在什么方面类似？"如果被测试者仍未给出准确的回答（水果），则说："您说的没错，也可以说它们都是水果。"但不要给出其他任何解释或说明。在练习结束后，说："您再说说火车和自行车在什么方面类似？"当被测试者回答完毕后，再进行下一组词："您再说说手表和尺子在什么方面类似？"不要给出其他任何解释或说明。

评分：只对后 2 组词的回答进行评分。回答正确，每组词分别给 1 分。

只有下列回答被视为正确：火车和自行车：运输工具；交通工具；旅行用的。手表和尺子：测量仪器；测量用的。

下列回答不能给分：火车和自行车：都有轮子。手表和尺子：都有数字。

⑦ 延迟回忆

指导语：刚才我给您读了几个词让您记住，请您再尽量回忆一下，告诉我这些词都是什么？对于未经提示而回忆正确的词，在下面的空栏中打钩（√）。

评分：在未经提示下自由回忆正确的词，每词给 1 分，共 5 分。

可选项目：在延迟自由回忆之后，对于未能回忆起来的词，通过语义分类线索鼓励被测试者尽可能地回忆。经分类提示或多选提示回忆正确者，在相应的空栏中打钩（√）。先进行分类提示，如果仍不能回忆起来，再进行多选提示。例如："鼻子、面孔、手掌中哪一个是刚才记过的？"各词的分类提示和（或）多选提示如下：面孔：身体的一部分，鼻子、面孔、手掌；天鹅绒：一种纺织品棉布，的确良、天鹅绒；教堂：一座建筑教堂，学校、教堂、医院；菊花：一种花，玫瑰、菊花、牡丹；红色：一种颜色，红色、蓝色、绿色。

⑧ 定向

指导语：告诉我今天是什么日期。如果被测试者回答不完整，则可以分别提示被测试者："告诉我现在是哪年、哪月、哪日、星期几。"然后再问："告诉我这是什么地方，它在哪个城市？"

评分：每正确回答 1 项给 1 分。被测试者必须回答精确的日期和地点（如医院、诊所、办公室的名称）。日期上多一天或少一天都算错误，不给分。

（2）意义

① MoCA 量表对各种原因（如血管因素、脑炎、帕金森病、轻度 AD）导致的 MCI 都较敏感，敏感度明显高于 MMSE 量表。

② 能及时发现 MCI 患者，做到早发现、早诊断、早干预，将认知功能训练应用到痴呆前阶段。

③ 有效延缓认知功能障碍疾病的发展，从而提高患者的生活质量，达到延长生存寿命的目的。

（3）结果

总分：把右侧栏目中各项得分相加即为总分，满分为 30 分。量表设计者的英文原版应用结果表明，如果受教育年限≤12 年则加 1 分，最高分为 30 分，≥26 分属于正常。

（4）注意事项

① MoCA 量表的分值受到教育程度、文化背景、测试者使用 MoCA 量表的技巧和经验、检测的环境及被测试者的情绪及精神状态等的影响。

② MoCA 量表只能作为 MCI 和 AD 诊断的筛查工具，对痴呆的病因诊断方面作用有限，MoCA 用于痴呆疗效的评定尚有待于进一步评价。

③ MoCA 量表的不足之处主要体现在，相较于 MMSE 量表，题目变得复杂而带来地板效应。地板效应又称低限效应，当要求被测试者完成的任务过于困难，所有不同水平的自变量都获得很差的结果，并且没有什么差别的情况时，我们就说试验中出现了低限效应。出现低限效应意味着试验失去了它的意义。

④ 在检测认知功能障碍的最早期阶段，MoCA 量表可能比 MMSE 量表更合适。能够客观反映早期轻微的认知功能障碍，及时准确地判断 MCI 患者。

⑤ MoCA 量表也可用于帕金森病患者的痴呆评估。

⑥ MoCA 量表的改良版本：蒙特利尔认知评估基础（Montreal Cognitive Assessment-Basic, MoCA-B）量表，用于筛检文盲和低教育程度人群时特异性较高。

⑦ 医护人员可以选择合适的工具来评估患者的认知能力，更早发现异常的认知变化，实现更早的干预，并改善患者的预后。

⑧ 当被测试者需要重复测试时，应至少间隔 3 个月评定 1 次，或者更换其他量表进行评测。

三、干预措施

目前全世界缺乏能够减缓认知能力下降速度的药物，对于认知功能障碍，提倡及早筛查发现、及时综合干预，以预防认知功能进一步下降、提高认知水平、改善精神行为症状、提高日常基本功能、降低病死率、管理认知功能障碍后的其他功能缺损为目的。

认知干预是指采用非药物干预手段对认知功能进行直接或间接治疗。因为干预方法、靶向治疗人群和治疗目的各不相同，可划分为认知刺激、认知康复、认知训练。

1. 非特异性干预（早期、重点）

（1）评估风险因子、管理可控因素

如控制血压、血糖、血脂等心血管危险因素。

（2）调节生活方式

多参加体育锻炼，增加日照，多进行社交活动，合理膳食。

2. 认知刺激（Cognitive Stimulation）

（1）对象

主要为轻中度痴呆患者。

（2）目标

改善患者的整体认知功能或社会功能。

（3）形式

团队活动或讨论。

（4）手段

采用非特异性的认知干预手段，如手工制作、主题讨论和数字迷宫任务等。

① 解决问题能力障碍训练方法：提出一些问题、难题，问患者如何解决。

② 参加动脑学习，如读书看报、下棋交流、看电视等。

③ 音乐疗法：通过空气震荡刺激耳部听觉系统以及直接通过人体骨骼传导刺激大脑，配合药物治疗能改善患者的精神状态和生活质量。

性情急躁的病人宜听节奏慢、易让人思考的乐曲，这可以调整心绪，克服急躁情绪，如一些古典交响乐曲中的慢板部分。

悲观、消极的病人宜多听宏伟、粗犷和令人振奋的乐曲，这些乐曲对缺乏自信的病人是有帮助的。乐曲中充满坚定、无坚不摧的力量，会随着飞溢的旋律振奋所有"软弱"的灵魂。久而久之，会使病人树立起信心，振奋起精神，认真地考虑和对待自己的人生道路。

记忆力衰退的病人最好常听熟悉的音乐。熟悉的音乐往往与过去难忘的生活片段紧密缠绕在一起。想起难忘的生活，就会情不自禁地哼起那些歌，也同样会回忆起难忘的生活。记忆力衰退的病人常听熟悉的音乐有恢复记忆的效用。

④ 工娱治疗是通过工作、劳动、娱乐和文体活动，缓解精神症状，促使疾病康复，防止精神衰退，提高适应外界环境能力的治疗方法。工娱治疗是对恢复期或慢性期病人的一种辅助治疗。

音乐治疗，由于音乐的节奏、旋律、音调、音色不同，以此达到抑制兴奋、调节身心、镇痛、降低血压的作用。

卡拉 OK 音乐治疗，除了有上述音乐治疗的作用外，还能使病人主动参与，对情绪消沉、紧张、不安和孤独的病人有效，如果年龄和身体条件不允许进行舞蹈治疗时，适用本治疗。

舞蹈治疗，对情绪消沉、紧张、不安和孤独的病人有效，如果年龄和身体条件允许，可采用本治疗，以活跃情绪、改善接触、增加活动、增进生活乐趣。

阅读书刊画报、欣赏电影电视，可使病人轻松愉快、活跃情绪、丰富知识，有益于减轻对外界现实的疏远及陌生感。

竞技性娱疗，包括棋类、牌类活动等，如象棋、军棋、跳棋、扑克牌等。

体操类运动，如早操、工间操等。

球类运动，如乒乓球、羽毛球、排球、篮球等。

集体游戏，如拔河比赛、跳绳比赛等集体活动。

3. 认知康复(Cognitive Rehabilitation)

（1）对象

因认知功能障碍而导致日常生活活动能力或社会功能受损的患者。

（2）目标

维持和改善患者在日常生活中的独立性和关键个体功能。

（3）形式

通过医生和照护者协作，采用个体化干预手段或策略。

（4）手段

需结合患者的日常生活，如进食、服药和洗漱等。

认知康复有多种方法，其中失认症训练方法具体如下：

（1）身体构象失认训练

治疗时指导患者触摸自己身体的各个部位，令其说出所触部位的名称。单侧空间忽略训练方法：感觉患肢的存在，教患者利用视觉关注患侧的环境和物品。左右辨认训练方法：治疗中时不时改变摆放于患者两侧的物品，对两侧的物品进行识别。

（2）形状失认训练方法

将相似的物品成对地置于患者面前，令其对它们进行辨认，并描述它们的用途。

（3）触觉失认训练方法

鼓励患者自己决定从衣袋或抽屉中取出某一物品，然后闭眼取出，直到将所有物品取出为止。

（4）失用症训练方法

结构性失用：指导患者观察集合图形，描述区别；意念运动性失用：用简单的指令指导患者模仿各种躯体姿势和肢体运动；运动性失用：治疗师与患者一起讨论某项活动的方法步骤，治疗师进行示范，令患者模仿完成。

（5）解决问题能力障碍训练方法

提出一些问题、难题，问患者如何解决。

4. 认知训练（Cognitive Training）

（1）对象

痴呆前阶段患者和痴呆风险人群，只要个体有意愿就可以开展认知训练。

（2）目标

提升认知功能、增加认知储备。

（3）形式

纸笔式或计算机化的训练形式。

（4）手段

可以针对记忆力、注意力和执行加工过程等一个或多个认知领域开展训练，根据被训练者的认知水平选择训练难度，根据训练表现动态调整训练难度，以实现适应性的训练效果。

温馨提示：

（1）认知训练的实施要优先考虑综合性的训练方案以及个体差异，包括加工速度、语言、记忆、视空间功能和执行功能等在内的多认知领域的综合性，认知训练能够有效提升整体认知功能，设计认知训练方案时，可基于大数据和人工智能算法优势，对训练方案进行个体化调整。

（2）基于健康老年人的研究显示，每次训练时间不短于 30 min，每周训练 3 次，总训练时长在 20 h 以上，可以取得更为明显的训练效果。一对一的训练效果较好，居家训练应该增强家属协助，或采用基于互联网的认知训练和效果监控。可灵活运用训练策略，原则是个体化、循序渐进，在难度设置、训练时长上进行差异化设置，以争取患者的配合。

（3）建议采用涵盖多认知领域的综合性认知训练（A 级推荐）；认知训练可以与生活方式干预、有氧锻炼和神经调控技术等其他非药物治疗相结合（A 级推荐）；认知训练方案应个体化，给予适合的训练强度和充足的训练量，以保证训练效果（A 级推荐）。

5. 记忆力训练

（1）通过陪患者一起看老照片、回忆往事、鼓励讲述自己的故事等方式，帮助患者维持远期记忆。

（2）引导患者将图片、词组或者实物进行归类和回忆，提高患者的逻辑推理能力。

采取记数字，询问日期，重述电话号码，回忆之前出示的钢笔、眼镜、钥匙等物品名称等方法，提高患者的瞬间记忆能力。

（3）出示数种日常用品，如钢笔、眼镜、钥匙等，5 min 后让患者回忆之前所出示的物品名称，或引导患者记忆一段信息，按一定的时间间隔复述信息，反复进行并逐渐延长间隔时间，训练其延迟记忆能力。

（4）朗读法：反复朗诵需要记住的信息，随后，大脑回忆并朗诵出一致的信息。

（5）提示法：用活动信息的第一个字母或首个词句来帮助患者回忆。

（6）叙述法：将需要记住的信息融合到一个故事里，当患者在讲述故事情节时，记忆信息被不断地叙述出来，提示患者从事已安排好的工作。

（7）印象法：在患者的大脑中产生一个影像帮助记忆。

（8）辅助法：让患者利用写日记、填写表格记录活动安排等形式辅助记忆。

6. 定向力训练

将定向力训练融入日常生活中，选择患者感兴趣的时间、地点、人物等常识性记忆进行训练和强化，可以获得事半功倍的效果，如提问法、背诵法等。

7. 语言交流能力训练

（1）提倡以患者能够接受的方式与之进行交谈和互动，帮助其维持口语和交流能力，在过程中注重鼓励与表扬，遵循从易到难的原则。

（2）可利用图卡命名和看图说话等方式锻炼表达能力。

（3）通过抄写、听写、看图写字、写日记等方式锻炼书写能力。

（4）通过朗读和歌唱激活患者大脑的相应功能。

8. 视空间与执行能力训练

（1）参考相关量表，结合与生活技能相关的条目进行针对性训练，如穿衣、如厕、洗浴、识别钱币、接打电话、开关电视，也可以训练更复杂的项目，如使用洗衣机、去银行取钱等。

（2）如患者在训练中出现错误，应用鼓励的方式正确示教，不强迫患者选择和回忆。

9. 计算能力训练

根据患者的病情选择难易程度，循序渐进，以简单算数运算为佳。

10. 注意力训练

选择易保持注意力集中的作业活动。做患者感兴趣的某些活动使其集中注意力。对于有注意力分散障碍的患者,在开始训练时,应在安静或独立的环境中完成某项活动,然后逐步恢复到在正常的环境中进行活动。

11. 计算机化训练形式

在认知训练系统里,根据患者评估细则,针对缺陷项目设计系统、有针对性的训练菜单,对不同的认知域进行训练,可以通过互联网平台实现医院-家庭联合监控、门诊-居家相结合的一体化管理,结合患者的诊断结果和认知功能评定结果制定认知功能训练方案,结合信息化平台进行线上指导及追踪,实现门诊训练与居家训练的有效衔接。

四、效果评估与监测

针对认知训练的疗效评估包括以下 3 个方面:

(1) 针对患者日常性认知训练的疗效监测,可以与患者的定期认知功能评价相结合。

日常性认知训练的疗效监测:

① 整体认知功能量表:MMSE 量表、MoCA 量表等。

② 成套认知评估量表:记忆任务采用听觉记忆词表进行测试,执行功能采用连线测试、Stroop 任务等。

③ 推荐每 6～12 个月对患者进行一次全面的认知评估,可以选择具有良好信效度的基于互联网的认知测评工具进行疗效监测。

(2) 针对认知训练临床研究的疗效评估,应注重对近迁移性、远迁移性和时效性进行评估。

认知训练临床研究的疗效评估:

① 近迁移:训练的疗效能否迁移到没有训练过的同认知域任务,如工作记忆训练能够显著提高患者的工作记忆能力。

② 远迁移:训练的疗效能否迁移到没有训练过的不同认知域任务和与日常生活相关的任务,如通过工作记忆训练提高阅读速度、教学和计算能力。

③ 训练疗效的维持时间。

④ 推荐以阳性对照作为研究的对照组。

⑤ 建议纳入可以反映神经可塑性改变的生物标记物作为疗效监测指标,如功能磁共振和电生理指标等。

(3) 认知训练的动态监测:持续、高效的认知训练是保障认知训练效果的关键。

① 训练监测:建立任务清单和奖赏机制等,使患者愿意坚持训练。

② 基于互联网的计算机化认知训练可以定时提醒患者进行训练,并监测训练任务完成情况,同时也可以协调照护者、社区医疗、专科医护人员。

五、药物干预

1. 对症治疗和神经保护性治疗

对有明显精神、神经症状,如抑郁、焦虑、睡眠障碍的患者可根据病情进行对症治疗。此外,针对认知功能障碍的病因和发病机制,可应用不同的神经细胞保护剂,如脑循环改善剂、能量代谢激活剂、神经递质和神经生长因子保护剂、Ca^{2+}拮抗剂、谷氨酸盐受体拮抗剂、抗氧化剂、胶质细胞调节剂和非甾体类抗炎剂等均被广泛应用于由不同疾病引起的认知功能障碍的治疗。

2. 恢复和维持神经递质的正常水平

多种认知功能障碍与神经递质异常有关,如多巴胺能神经元损伤在帕金森病(Parkinson's Disease,PD)的发病中占重要地位,各种针对提高多巴胺能神经元功能的策略相继产生,包括药物补充多巴胺前体;各种细胞移植以替代多巴胺能神经元;利用基因治疗法植入促进多巴胺合成的酶基因,以促进纹状体内多巴胺的生成或植入神经营养因子基因,并阻止多巴胺能神经元死亡或刺激受损的黑质纹状体系统的再生和功能恢复。此外,鉴于 AD 患者胆碱能神经元退化,利用胆碱酯酶抑制剂阻断神经细胞突触间隙乙酰胆碱的降解,以提高神经系统乙酰胆碱的含量是目前临床治疗 AD 的唯一有效途径。

参 考 文 献

[1] 吴越,赵进法,杨宏宇,等. 老年人快速认知筛查量表在社区人群应用的效度研究[J]. 中华行为医学与脑科学杂志,2019,28(9):6.

[2] Ranjit E,Sapra A,Bhandari P,et al. Cognitive assessment of geriatric patients in primary care settings [J]. Cureus,2020,12:10443.

[3] 中国痴呆与认知障碍指南写作组,中国医师协会神经内科医师分会认知障碍疾病专业委员会. 2018 中国痴呆与认知障碍诊治指南(三):痴呆的认知和功能评估[J]. 中华医学杂志,2018(15):1125-1129.

[4] 中国痴呆与认知障碍指南写作组,中国医师协会神经内科医师分会认知障碍疾病专业委员会. 2018 中国痴呆与认知障碍诊治指南(五):轻度认知障碍的诊断与治疗[J]. 中华医学杂志,2018,98(17):8.

[5] Gray,William,Keith,et al. Cognitive assessment tools in Asia:a systematic review[J]. International Psychogeriatrics,2016,28(2):189-210.

[6] Tsoi K,Chan J,Hirai H,et al. Cognitive tests to detect dementia:a systematic review and meta-analysis [J]. JAMA intern. Med. ,2015(9):175.

[7] 邵文丽,赵羚,吴凡,等. 蒙特利尔认知评估量表在老年神经认知障碍中的诊断价值[J]. 中国老年学杂志,2021,41(16):4.

[8] 王华. MMSE 与 MoCA 在认知障碍评估筛查中的价值[J]. 中国保健营养,2018,28(31):276.

[9] 陈一萌,王海云. 轻度认知功能障碍患者评估量表的研究进展[J]. 国际麻醉学与复苏杂志,2017,38(6):4.

第二节　老年焦虑、抑郁

一、概述

老年人由于中枢神经系统发生变化,如脑细胞减少、脑组织萎缩、容积缩小、脑血流量降低,因此会带来一系列心理变化,如记忆力下降、感知觉减退、思维能力下降、认知功能降低等。做好老年人的心理评估,对维护和促进老年人健康是必不可少的,借助心理评估,可以有的放矢地对老年人进行心理健康指导,矫正不良的行为,预防精神疾病和身心性疾病。心理评估有别于躯体评估,需要一定的方法和技巧,对护士的要求较高。评估的对象既可以是患者,也可以是健康人。在分析结果时应全面考虑身体、心理和社会3个方面因素的相互影响,综合各方面的信息,并结合个体的具体情况,从而作出正确的诊断。

二、老年焦虑、抑郁的评估与识别

(一) 心理评估方法

1. 会谈法

会谈法是心理评估最基本的方法,是获得被评估者合作和信任的前提,也是其他评估方法的基础。通过与老年人面对面交流,可了解老年人的心理行为特点、存在的心理问题和产生的原因。会谈分为正式会谈和非正式会谈,前者是指在事先通知对方的情况下,按照事先设计好的谈话提纲进行有目的、有计划的交谈;后者是指在日常生活或工作中两人间的自然交谈。

2. 观察法

观察法是指通过对老年人的行为表现,如对动作、姿态、语言、表情、睡眠等进行观察,洞察他们心理活动的一种方法。可以在自然条件下进行观察,也可在特殊的实验环境、条件中观察。前者真实自然,可观察到的行为范围较广,但需较多的时间与被评估者接触,同时观察者需要有敏锐的洞察力。而后者是按照预先的设计,按既定的程序进行,每一个体都接受同样的刺激,所以观察到的结果具有较强的可比性和科学性。但由于观察者所处的实验条件、实验环境、实验过程可能会受人为因素影响,且被评估者又意识到是在接受实验,可能会干扰实验结果的客观性。

3. 调查法

调查法是指按照调查者的意愿,用事先设计好的调查表搜集与老年人心理动态有关的资料的一种方法。调查的内容可以非常广泛,被评估者可涉及老年人及其家属、子女、朋友和保姆等。调查法具有操作简便易行、信息量大等特点,但调查结果的可靠性受被评估者主观因素的影响。

4. 心理测量法

心理测量法是心理评估常用的标准化手段之一,所得到的结果比较客观、科学。评定量表是心理测量常用的方法,即用一套量表来测量某种心理品质。按测试项目编排方式可将量表分为二择一量表、数字等级量表、描述评定量表、李克特(Likert)评定量表、检核量表、语义量表和视觉类似物量表 7 种。

(二) 常用老年焦虑、抑郁评估量表及评估要点

1. 抑郁

抑郁是个体失去某种其重视或追求的东西时产生的情绪反应。老年人离退休、子女离家、长辈患病、丧偶等都可能与抑郁情绪的产生有关。

常用的老年人抑郁评估量表如下。

(1) 患者健康问卷

患者健康问卷(Patient Health Questionnaire,PHQ)包含 PHQ-2、PHQ-9(表 3.3)两个版本,基于 DSM-Ⅳ编制,评估最近 2 周的情况。英国国家卫生与临床技术优化研究所(NICE)推荐在共病老年人及高风险人群中使用 PHQ-9。PHQ-9 是老年抑郁筛查的有效工具,已证实具有很好的信效度,Cronbach's α(克隆巴赫系数)为 0.82。

表 3.3　PHQ-9 抑郁筛查量表

序号	条目	没有	有几天	一半以上时间	几乎每天
1	做事时提不起劲或没有兴趣	0	1	2	3
2	感到心情低落、沮丧或绝望	0	1	2	3
3	入睡困难、睡不安稳或睡眠过多	0	1	2	3
4	感觉疲倦或没有活力	0	1	2	3
5	食欲不振或吃太多	0	1	2	3
6	觉得自己很糟或觉得自己很失败,让自己或家人失望	0	1	2	3
7	对事物专注有困难,如阅读报纸或看电视时不能集中注意力	0	1	2	3
8	动作或说话速度缓慢到别人已经觉察,或正好相反,烦躁或坐立不安,动来动去的情况更胜于平常	0	1	2	3
9	有不如死掉或用某种方式伤害自己的念头	0	1	2	3

注:1. PHQ-9 有 9 个条目代表抑郁症状,0~4 分为没有抑郁症,1~4 分为可疑,5~9 分为轻度,10~14 分为中度,15~19 分为中重度,20~27 分为重度(注意自我调节)。

2. 核心条目为 1、4、9,任何一条得分>1 分(即选择 2、3),则需要关注;条目 1、4 代表抑郁的核心症状;条目 9 代表有自伤意念。

（2）抑郁自评量表

抑郁自评量表（Self-rating Depression Scale，SDS）（表 3.4）由美国杜克大学医学院的学者于 1965 年编制，适用于筛查发现抑郁症的患者，也可用于流行病学调查，使用简便，应用广泛。SDS 可以直观地反映情绪感受，也可用于治疗效果的评估监测，是老年综合评估中的通用量表。其 Cronbach's α 为 0.91。

表 3.4　抑郁自评量表（SDS）

评定项目	没有或很少有	有时有	常有	几乎一直有	工作人员评分
1. 我觉得闷闷不乐，情绪低沉	□	□	□	□	
2. 我觉得一天中早晨最好	□	□	□	□	
3. 我经常哭或觉得想哭	□	□	□	□	
4. 我晚上睡不好	□	□	□	□	
5. 我吃得跟往常一样多	□	□	□	□	
6. 我与异性密切接触时和以往一样愉快	□	□	□	□	
7. 我发觉我的体重在下降	□	□	□	□	
8. 我有便秘的苦恼	□	□	□	□	
9. 我的心跳比往常快	□	□	□	□	
10. 我无缘无故地感到疲乏	□	□	□	□	
11. 我的头脑跟平时一样清楚	□	□	□	□	
12. 我觉得经常做的事情现在做起来并没有困难	□	□	□	□	
13. 我觉得不安而平静不下来	□	□	□	□	
14. 我对将来抱有希望	□	□	□	□	
15. 我比往常容易生气或激动	□	□	□	□	
16. 我觉得做决定是容易的	□	□	□	□	
17. 我觉得自己是个有用的人，有人需要我	□	□	□	□	
18. 我的生活过得很有意思	□	□	□	□	
19. 我认为如果我死了，别人会生活得好些	□	□	□	□	
20. 以前感兴趣的事我现在仍然感兴趣	□	□	□	□	

注：1. 表中有 20 个评定项目，请受试者仔细阅读每一个，把意思弄明白，每一个评定项目后有 4 个方格，分别表示：没有或很少有、有时有、常有、几乎一直有。然后根据你最近 1 周的实际情况在适当的方格里面画"√"。

2. 评分办法：评定主要采用 1～4 制计分。按 1、2、3、4 分计；反向计分题按 4、3、2、1 计分。反向计分题号：2、5、6、11、12、14、16、17、18、20。

3. 主要统计指标为总分，把 20 个评定项目的得分相加为粗分，把粗分乘以 1.25，四舍五入取整数，即得标准分。总粗分的正常上限为 41 分，标准总分为 53 分。抑郁严重程度＝各评定项目累计分/80。结果：53 分以下为无抑郁；53～62 分为轻微至轻度抑郁；63～72 分为中度抑郁；70 分以上为重度抑郁。

（3）老年抑郁量表

老年抑郁量表（Geriatric Depression Scale，GDS）由布林克（Brink）等人于1982年创制，是专用于老年人的抑郁筛查量表。老年抑郁量表包含 GDS-30、GDS-15、GDS-5 等多个版本，目前美国老年医学会推荐使用 GDS-15（表3.5）。GDS-15 以 15 个条目代表了老年抑郁的核心，包含以下症状：情绪低落，活动减少，易激惹，退缩、痛苦，对过去、现在与将来消极评价。每个条目都是一个问题，要求受试者以"是"或"否"作答。GDS-15 是专为老年人创制并在老年人中标准化了的抑郁量表，在对老年人的临床评定上比其他抑郁量表有更高的符合率，在年纪较大的老年人中这种优势更加明显。其 Cronbach's α 为 0.793。

表 3.5　老年抑郁量表（GDS-15）

询问受试者过去 1 周的情况

序号	条目	评分（分）	得分
1	您对您的生活基本上满意吗	是＝0；否＝1	
2	您是否常感到厌烦	是＝1；否＝0	
3	您是否常感到无论做什么都没有用	是＝1；否＝0	
4	您是否比较喜欢待在家里而较不喜欢外出及不喜欢做新的事	是＝1；否＝0	
5	您是否感到您现在的生活没有价值	是＝1；否＝0	
6	您是否减少很多活动和嗜好	是＝1；否＝0	
7	您是否觉得您的生活很空虚	是＝1；否＝0	
8	您是否大部分时间精神都很好	是＝0；否＝1	
9	您是否害怕将有不幸的事情发生在您身上	是＝1；否＝0	
10	您是否大部分时间都感到快乐	是＝0；否＝1	
11	您是否觉得您比大多数人有较多记忆的问题	是＝1；否＝0	
12	您是否觉得现在还能活着是很好的事情	是＝0；否＝1	
13	您是否觉得精力充沛	是＝0；否＝1	
14	您是否觉得您现在的情况没有希望	是＝1；否＝0	
15	您是否觉得大部分的人都比您幸福	是＝1；否＝0	

评价标准：1～4分，不考虑抑郁；5～9分，可能有抑郁症；≥10分，抑郁症

注：每个提示抑郁的回答得1分。条目2、3、4、5、6、7、9、11、14、15回答"否"，其他条目回答"是"提示有抑郁症的可能。

（4）流调中心用抑郁量表

流调中心用抑郁量表（Center for Epidemiologic Studies Depression Scale，CESD）（表3.6）由美国国立精神卫生研究所西罗德夫（Sirodff）编制于1977年，原名为流行学研究中心抑郁量表。此表较广泛地应用于流行学调查，用于筛查有抑郁症状的对象，以便进一步检查确诊。也有人将其用作临床检查，评定抑郁症状的严重程度。与其他抑郁自

评量表相比,CESD 更着重于个体的情绪体验,较少涉及抑郁时的躯体症状。此量表有20 个题目,用于评定过去 1 周的情况,着重于个人情绪体验,在一定程度上避免了共病老年人过多躯体症状的影响,其 Cronbach's α 为 0.78。

表 3.6　流调中心用抑郁量表(CESD)

最近 1 周里:

1 有时或无 (少于 1 天)	2 有时 (1～2 天)	3 经常或一半时间 (3～4 天)	4 多半时间或连续 (5～7 天)			
1. 我因一些小事而烦忧				1	2	3	4
2. 我不想吃东西,胃口不好				1	2	3	4
3. 即便家人和朋友帮助我,我仍旧没法挣脱心中愁闷				1	2	3	4
4. 我感觉自己不如多半人好				1	2	3	4
5. 我在做事时没法集中注意力				1	2	3	4
6. 我感觉情绪低沉				1	2	3	4
7. 我感觉做任何事都很费劲				1	2	3	4
8. 我感觉前程没有希望				1	2	3	4
9. 我感觉我的生活是失败的				1	2	3	4
10. 我感到惧怕				1	2	3	4
11. 我的睡眠质量不好				1	2	3	4
12. 我感觉不快乐				1	2	3	4
13. 我比往常说话少				1	2	3	4
14. 我感觉孤独				1	2	3	4
15. 我感觉人们对我不太友善				1	2	3	4
16. 我感觉生活没有意思				1	2	3	4
17. 我曾鸣咽				1	2	3	4
18. 我感觉忧虑				1	2	3	4
19. 我感觉人们不喜欢我				1	2	3	4
20. 我感觉没法继续我的生活				1	2	3	4

注:1. 以过去 1 周来计算。

2. 每项不足 1 天的为 0 分;有 1～2 天的为 1 分;有 3～4 天的为 2 分;有 5～7 天的为 3 分。

3. 将 20 项得分相加:<15 分为无抑郁症状;0～15 分为可能有抑郁症状;20 分以上为一定有抑郁症状。

(5) Beck 抑郁自评问卷

Beck 抑郁自评问卷(Beck Depression Inventory,BDI)(表 3.7)又名 Beck 抑郁自评量表(Beck Depression Rating Scale),由美国著名心理学家贝克(Beck)编制,是美国最早的抑郁自评量表之一,该量表经国内量表协作组(郑洪波等人)于 1987 年试用并在国内推广,是老年抑郁筛查的有效工具,其 Cronbach's α 为 0.94。

BDI 的各项症状分别为：① 抑郁；② 悲观；③ 失败感；④ 满意感缺失；⑤ 自罪感；⑥ 自我失望感；⑦ 消极倾向；⑧ 社交退缩；⑨ 犹豫不决；⑩ 自我形象改变；⑪ 工作困难；⑫ 疲乏感；⑬ 食欲丧失。

表 3.7　Beck 抑郁自评问卷（BDI）

序号	项目
1	0. 我不感到忧郁 1. 我感到忧郁或沮丧 2. 我整天忧郁，无法摆脱 3. 我十分忧郁，已经忍受不住
2	0. 我对未来并不悲观失望 1. 我感到前途不太乐观 2. 我感到我对前途不抱希望 3. 我感到今后毫无希望，不可能有所好转
3	0. 我并无失败的感觉 1. 我觉得和大多数人相比我是失败的 2. 回顾我的一生，我觉得那是一连串的失败 3. 我觉得我是个彻底失败的人
4	0. 我并不觉得有什么不满意 1. 我觉得我不能像平时那样享受生活 2. 任何事情都不能使我感到满意一些 3. 我对所有的事情都不满意
5	0. 我没有特殊的内疚感 1. 我有时感到内疚或觉得自己没价值 2. 我感到非常内疚 3. 我觉得自己非常坏，一文不值
6	0. 我没有对自己感到失望 1. 我对自己感到失望 2. 我讨厌自己 3. 我憎恨自己
7	0. 我没有要伤害自己的想法 1. 我感觉还是死掉比较好 2. 我考虑过自杀 3. 如果有机会，我还是会杀了自己
8	0. 我没失去和他人交往的兴趣 1. 和平时相比，我和他人交往的兴趣有所减退 2. 我已失去大部分和人交往的兴趣，我对他们没有感情 3. 我对他人全无兴趣，也完全不理睬别人

序号	项目
9	0. 我能像平时一样作出决断 1. 我尝试避免做决定 2. 对我而言,作出决断十分困难 3. 我无法作出任何决断
10	0. 我觉得我的形象一点也不比过去糟 1. 我担心我看起来老了,不吸引人了 2. 我觉得我的外表肯定变了,变得不具吸引力 3. 我感到我的形象丑陋且讨人厌
11	0. 我能像平时那样工作 1. 我做事时,要花额外的努力才能开始 2. 我必须努力强迫自己才能干事 3. 我完全不能做事情
12	0. 和以往相比,我并不容易疲倦 1. 我比过去容易觉得疲乏 2. 我做任何事都感到疲乏 3. 我太易疲乏了,不能干任何事
13	0. 我的胃口不比过去差 1. 我的胃口没有过去那么好 2. 现在我的胃口比过去差多了 3. 我一点食欲都没有

注:1. 各项均为 0～3 分 4 级评分。0 分为无症状,1 分为轻度,2 分为中度,3 分为严重。具体每一项(问题)均有 4 个短句,让被试者选择最符合他当时心情或情况的选项。

2. BDI 只有单项分和总分两项统计指标。贝克提出,可以用总分来区分抑郁症状的有无及其严重程度:0～4 分为(基本)无抑郁症状,5～7 分为轻度抑郁,8～15 分为中度抑郁,16 分以上为重度抑郁。

(6) 不同抑郁筛查量表的应用特点

PHQ-9 除了包含抑郁核心症状外,还评估了社会功能受损情况,当重点关注患者的社会功能和生活质量影响时,建议选择应用 PHQ-9。SDS 和 GDS-15 均是老年综合评估中的通用量表,SDS 条目详细,社区及老年科医生可用其评价和监测抑郁治疗效果。GDS-15 相较于其他量表,以"是"或"否"作为回答,老年人更容易理解。在大规模流行病学调查中,建议老年医护人员使用。CESD、BDI 目前国内使用较少,仍需进一步评估。

2. 焦虑

焦虑是指一种缺乏明显客观原因的内心不安或无根据的恐惧。老年人由于退休、丧偶、患慢性病等而对自己未来的生活担忧,因此常有焦虑情绪产生。

常用的焦虑评估量表有如下两种:

（1）焦虑自评量表

焦虑自评量表(Self-rating Anxiety Scale,SAS)(表 3.8)集心理学、精神病学、多元统计学、人工智能、人工神经网络、光电技术、计算机网络技术于一体,能准确迅速地反映伴有焦虑倾向的被试者的主观感受,为临床心理咨询、诊断、治疗及病理心理机制的研究提供科学依据。本量表应用范围颇广,适用于各种职业、文化阶层及年龄段的正常人或各类精神病患者,包括青少年患者、老年患者和神经症患者。

表 3.8　焦虑自评量表(SAS)

评定项目	很少有	有时有	大部分时间有	绝大多数时间有
1. 我感到比往常更加神经过敏和焦虑	1	2	3	4
2. 我无缘无故地感到担心	1	2	3	4
3. 我容易心烦意乱或感到恐慌	1	2	3	4
4. 我感到我的身体好像被分成几块,支离破碎	1	2	3	4
5. 我感到事事都很顺利,不会有倒霉的事情发生	4	3	2	1
6. 我的四肢抖动和震颤	1	2	3	4
7. 我因头痛、颈痛和背痛而烦恼	1	2	3	4
8. 我感到无力而且容易疲劳	1	2	3	4
9. 我感到很平静,能安静地坐下来	4	3	2	1
10. 我感到我的心跳较快	1	2	3	4
11. 我因阵阵眩晕而不舒服	1	2	3	4
12. 我有阵阵要昏厥的感觉	1	2	3	4
13. 我呼吸时进气和出气都不费力	4	3	2	1
14. 我的手指和脚趾感到麻木和刺痛	1	2	3	4
15. 我因胃痛和消化不良而苦恼	1	2	3	4
16. 我必须时常排尿	1	2	3	4
17. 我的手总是温暖而干燥	4	3	2	1
18. 我觉得脸发烧发红	1	2	3	4
19. 我容易入睡,晚上休息很好	4	3	2	1
20. 我做噩梦	1	2	3	4

注:1. SAS 共有 20 个项目,主要评定依据为项目所定义的症状出现的频度,分为 4 级:很少有、有时有、大部分时间有、绝大多数时间有。另外,本量表有正向评分和反向评分,正向评分题依次评为 1、2、3、4 分,反向评分题依次评分为 4、3、2、1 分。此量表适用于有焦虑症的患者,和 SDS 一样,由于操作简便,因此应用广泛。

2. SAS 的主要统计指标为总分。在由自评者评定结束后,将 20 个项目的各个得分相加,再乘以 1.25 后取整数部分,即可得到标准分。

3. 标准分 50 分为正常;50～59 分为轻度焦虑,60～69 分为中度焦虑,70 分以上为重度焦虑。

（2）汉密尔顿焦虑量表

汉密尔顿焦虑量表（Hamilton Anxiety Scale，HAMA）（表 3.9）是汉密尔顿（Hamilton）于 1959 年编制的，用于描述被试者焦虑症状的严重程度和变化情况，可为临床心理学诊断、治疗及病理心理机制的研究提供科学依据。HAMA 是精神科临床应用较为广泛的评定量表之一。

HAMA 是一种较为经典的医用焦虑量表，主要用于评定神经症及其他患者焦虑症状的严重程度，适用于各种职业、文化阶层及年龄段的正常人或各类精神病患者，包括青少年患者、老年患者和神经症患者，但不太适宜估计各种精神病患者发病时的焦虑状态。HAMA 是一个使用较为广泛且用于评定焦虑严重程度的他评量表。

项目和评定标准：HAMA 的 14 个项目采用 0～4 分的 5 级评分法，各级的标准为：0 分为无症状；1 分为轻度；2 分为中等（有一定的症状，但不影响生活与活动）；3 分为重度（症状重，需要处理或已影响生活活动）；4 分为极重（症状极重，严重影响其生活）。

表 3.9　汉密尔顿焦虑量表（HAMA）

项目	主要表现	0 无症状	1 轻度	2 中等	3 重度	4 极重
1. 焦虑心境	担心、担忧，感到有最坏的事情将要发生，容易被激怒	□	□	□	□	□
2. 紧张	有紧张感、易疲劳、不能放松、情绪反应大、易哭、颤抖、感到不安	□	□	□	□	□
3. 害怕	害怕黑暗、陌生人、一人独处、动物、乘车或旅行及人多的场合	□	□	□	□	□
4. 失眠	难以入睡、易醒、睡得不深、多梦、梦魇、夜惊、醒后感到疲倦	□	□	□	□	□
5. 认知功能	记忆、注意障碍，注意力不集中、记忆力差	□	□	□	□	□
6. 抑郁心境	对以往的爱好丧失兴趣、忧郁、早醒、昼重夜轻	□	□	□	□	□
7. 肌肉系统症状	肌肉酸痛、活动不灵活、肌肉抽动、肢体抽动、牙齿打战、声音发抖	□	□	□	□	□
8. 感觉系统症状	视力模糊、发冷发热、软弱无力、浑身刺痛	□	□	□	□	□
9. 心血管系统症状	心动过速、心悸、胸痛、有血管跳动感、有昏倒感、心搏脱漏	□	□	□	□	□
10. 呼吸系统症状	胸闷、有窒息感、叹息、呼吸困难	□	□	□	□	□

续表

项目	主要表现	0 无症状	1 轻度	2 中等	3 重度	4 极重
11. 胃肠道症状	吞咽困难、嗳气、消化不良（进食后腹痛、胃部有烧灼痛、腹胀、恶心、胃部有饱感）、有肠动感、肠鸣、腹泻、体重减轻、便秘	□	□	□	□	□
12. 生殖泌尿系统症状	尿意频数高、尿急、停经、性冷淡、过早射精、不能勃起、阳痿	□	□	□	□	□
13. 自主神经系统症状	口干、潮红、苍白、易出汗、起"鸡皮疙瘩"、紧张性头痛、毛发竖起	□	□	□	□	□
14. 会谈时行为表现	一般表现：紧张、不能松弛、忐忑不安、咬手指、紧紧握拳、摸弄手帕、面肌抽动、不宁顿足、手发抖、皱眉、表情僵硬、肌张力高、叹息样呼吸、面色苍白； 生理表现：吞咽、打呃、安静时心率快、呼吸快（每分钟 20 次以上）、腱反射亢进、震颤、瞳孔放大、眼睑跳动、易出汗、眼球突出	□	□	□	□	□

注：1. 采用自评和他评相结合的方式，按量表内容对被试者进行检查后评分。做一次评定需 10～15 min。

2. 评定的时间范围：一般评定当时或前 1 周的情况。可于治疗后 2～6 周再次评定，用以比较治疗前后的症状和病情的变化。

3. 除第 14 项需结合观察外，其他所有项目都根据被试者的口头叙述进行评分，同时特别强调被试者的主观体验，这也是 HAMA 编制者的医疗观点。因为被试者往往在有生病的主观感觉时才来就诊并接受治疗，故此可作为判断病情的标准。

4. 统计指标和结果分析如下：

（1）总分。焦虑症状是焦虑症患者的突出表现，此表能较好地反映病情的严重程度。

（2）因子分。HAMA 仅分为躯体性和精神性两大类因子结构。躯体性焦虑：由表中第 7 项、第 8 项、第 9 项、第 10 项、第 11 项、第 12 项、第 13 项组成。精神性焦虑：由其余 7 项组成。

（3）通过因子分析，不仅可以具体反映被试者的精神病理学特点，也可以反映靶症状群的治疗结果。按照全国量表协作组提供的资料，总分＞29 分表示可能有严重焦虑；＞21 分表示肯定有明显焦虑；＞14 分表示肯定有焦虑；＞7 分表示可能有焦虑；＜6 分表示没有焦虑。

三、老年焦虑、抑郁干预与健康教育

（一）老年焦虑的症状

1. 怎样发现老年人患有焦虑

（1）没有确定原因的提心吊胆和惶恐不安，对未来莫名地担心、过分警觉，对外界刺激敏感，注意力难以集中，身体紧张，不能放松下来。

（2）出汗、眩晕、呼吸急促、心跳过快、身体发冷或发热、手脚冰凉、胃部难受、便秘或腹泻、尿频、喉咙有阻塞感等，这些症状可以单独出现或同时出现。

2. 区别正常焦虑与病态焦虑

应注重掌握以下两点：

（1）焦虑的持续时间长短及程度深浅。正常焦虑持续时间短，几分钟或几小时，程度较浅；病态焦虑持续时间长，可以几周、几个月甚至数年迁延难愈，程度较重。

（2）焦虑产生及消失的条件。焦虑原因解除或因其他活动影响，正常焦虑可减轻、消除，病态焦虑不会减轻或在减轻后复发，难以消除。正常焦虑经治疗者分析和解释，原因比较清楚；病态焦虑常找不到真正的原因。

（二）老年焦虑的干预

1. 安全风险干预

焦虑障碍，相对精神分裂症、抑郁症来说安全风险较低。但焦虑症患者合并抑郁症状非常常见，甚至共病抑郁症。因此，应注意评估患者是否存在自杀的想法、企图或行为，如果查及明确的自杀风险，应及时联系家属、告知其监护人，并尽快去精神卫生医疗机构就诊。

2. 生活方式干预

（1）改善生活方式

减轻精神压力；减少酒、咖啡因的摄入；戒烟；不滥用镇静催眠药；规律运动。

（2）自我调节方法

① 良好的睡眠习惯，如作息规律、夜间避免吸烟、避免在就寝时饮酒、避免长时间使用发光设备（如智能手机、笔记本及电视）。

② 有氧运动对焦虑具有一定疗效，有利于缓解焦虑的有氧运动是指运动强度中等、运动量适中、运动心率不过快[低于(200−年龄)×85％]、运动后微出汗和感觉舒适的运动项目，如快走、慢跑、骑车、游泳等。

③ 保持乐观的心态，及时调节自己，不要让消极的情绪诱发焦虑症状出现。

④ 幻想和憧憬未来是舒缓紧张和焦虑的好方法，如幻想自己躺在阳光普照的沙滩上，凉爽的海风徐徐吹拂。

⑤ 向人倾诉，寻求社会支持。

⑥ 拓宽兴趣，转移情绪。

⑦ 宽以待人和知足常乐。

3. 药物干预焦虑症不仅造成躯体和精神痛苦，还严重损害个体的社会功能

为改善症状，提高治愈率，对于已经诊断为焦虑症而进行治疗的患者，应遵医嘱使用药物治疗，老年焦虑症患者常用药物包括两大类：苯二氮䓬类药物和非苯二氮䓬类药物。苯二氮䓬类药物具有抗焦虑作用强、起效快、能改善睡眠等特点，一般治疗时间不超过3周，如阿普唑仑、艾司唑仑等；非苯二氮䓬类药物包括：思诺思、佐匹克隆等，其不良反应少，但是该药的作用比较弱，起效比较慢。使用药物治疗需要注意提高患者的治疗依从性，需要告诫患者：① 每天按时用药；② 某些药物可能几周后才会起效，如非苯二氮䓬类药物；③ 症状改善后需要继续服药；④ 不要自行停药；⑤ 关注药物引起的副作用。

(三) 老年抑郁症的特点

老年抑郁症的发生率不但很高，而且常常对老年人的影响非常大，好多人认为抑郁症是年轻人的疾病，对其认识不足，易造成误诊。老年抑郁症多表现为：不爱外出、听不清楚、不爱说话或互动、喜欢待在家中、进食少、懒散。

(四) 老年抑郁的干预措施

1. 睡眠护理

睡眠障碍是老年抑郁症较常见的症状之一，老年人应保证合理的休息和睡眠时间。应鼓励老年人白天参加娱乐活动并进行适当的体育锻炼，尽量减少白天的睡眠时间（限制在 1 h 内）；晚上不看紧张刺激的电视节目或书籍，不剧烈活动；避免使用咖啡因、香烟、酒精等物质；入睡前用热水泡脚或洗热水澡，必要时遵医嘱给予安眠药；营造舒适安静的入睡环境，保证老年人睡眠充足。

2. 饮食护理

抑郁常导致老年人食欲减退，有的老年人因厌食或自责而拒食，易出现营养不良的情况，故应加强营养。多食高蛋白、富含维生素的食品，少食多餐，注意选择老年人喜爱的食物，烹调食物应尽量符合老年人的口味，以增进食欲，必要时可进行鼻饲或静脉营养。70 岁以上老年人的食物金字塔如图 3.2 所示。

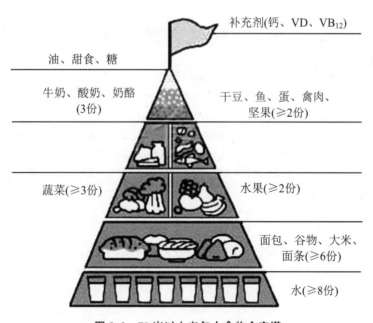

图 3.2　70 岁以上老年人食物金字塔

3. 用药护理

因抗抑郁治疗用药时间长,有些药物有不良反应,老年人往往对治疗信心不足或抗拒治疗。护士要耐心地说服、督促老年人遵医嘱服药,并密切观察药物疗效和可能出现的不良反应。

4. 安全护理

提供安全的环境,严防自杀。凡能成为老年人自伤的工具都应严加管理:妥善保管药物,避免老年人一次性大量吞服造成急性药物中毒;对有强烈自杀意图的老年人要有专人 24 h 看护,必要时给予约束。

5. 心理护理

进行心理疏导,帮助老年人正确认识和对待生活中的不良事件,认识其生存价值,乐观对待生老病死及生活中的负面事件,改变消极被动的生活方式。设法阻断老年人的一些负面思考,通过帮助老年人回顾其优点、长处及成就来增加其正向看法,以积极乐观的心态克服消极悲观的情绪,改变老年人的消极状态,重拾生活的信心。

6. 健康指导

向老年人及其家属介绍抑郁症的相关知识,说明坚持服药和定期门诊复查的重要性,指导家属帮助老年人管理药物并监督其按时服药。鼓励子女与老年人同住,提倡精神赡养,不仅要在生活上给予照顾,同时要在精神上给予关心。指导家庭给予老年人更多的关心照顾,老年人要学会倾诉,而子女要耐心倾听父母的唠叨,经常与父母聊天,主动慰问老年人。鼓励老年人按照自己的志趣培养爱好,参加一定限度的文娱、体育、劳动等社会活动,丰富自己的日常生活。

参 考 文 献

[1] 化前珍. 老年护理学[M]. 北京:人民卫生出版社,2012.

[2] 中华医学会,中华医学会杂志社,中华医学会全科医学分会,等. 广泛性焦虑障碍基层诊疗指南:实践版·2021[J]. 中华全科医师杂志,2021,12(20):7.

[3] Gregory F. Clinical practice. Generalized anxiety disorder[J]. N. Engl. J. Med. ,2004,35(7):675-682.

[4] 陆林. 沈渔邨精神病学[M]. 6 版. 北京:人民卫生出版社,2018:430-433.

[5] 吴文源. 焦虑障碍防治指南[M]. 北京:人民卫生出版社,2010:115-150.

[6] Chagas M H N, Tumas V, Loureiro S R, et al. Validity of a Brazilian version of the Zung self-rating depression scale for screening of depression in patients with Parkinson's disease[J]. Parkinsonism & Related Disorders,2010(1):16.

[7] 唐丹. 简版老年抑郁量表(GDS-15)在中国老年人中的使用[J]. 中国临床心理学杂志,2013,21(3):4.

[8] 王宗文,李宁,李永朝. 老年抑郁症评定量表的评价及其应用[J]. 精神医学杂志,2010,23(2):3.

[9] 王振,苑成梅,黄佳,等. 贝克抑郁量表第 2 版中文版在抑郁症患者中的信效度[J]. 中国精神卫生杂志,2011,25(6):5.

第三节　老 年 谵 妄

一、概述

(一) 谵妄的定义

谵妄是一种以急性起病和广泛性注意力障碍并反复波动为特征的意识障碍,伴有认知水平的改变或感知障碍,是一种导致患者接收、处理、存储和回忆信息能力受损的综合征。

谵妄是老年患者最为常见的一种急性精神障碍,起病急且病情发展迅速,容易被误认为患者不合作、情绪不稳定等而被忽视。谵妄会增加并发症和死亡风险,导致患者住院时间延长,医疗费用增加。

(二) 谵妄的病因及影响因素

老年谵妄的病因尚不明确,可能与高龄合并脑器质性病变和脑功能下降有关。常见的诱因包括:① 药物中毒,如利尿药、强心药、抗帕金森综合征药、抗精神病药、抗抑郁药和镇静催眠药等具有抗胆碱能活动的药物,都容易导致老年谵妄。② 躯体因素,如肺部感染、泌尿道感染、恶性肿瘤、脱水、严重便秘、疼痛、长时间手术、制动等。③ 心理应激和创伤。④ 环境因素,如环境嘈杂、过强的灯光、睡眠剥夺等。

(三) 谵妄的临床表现

老年人发生谵妄时,不一定都有非常明显的意识障碍,其起病急,多存在"昼轻夜重"的现象。

1. 认知功能障碍

知觉障碍,丰富的错觉和幻觉,尤其是幻视,常为恐怖性内容;思维障碍、言语功能障碍,理解逻辑推理和抽象思维能力下降,部分可能存在短暂的被害妄想;记忆障碍,以即刻遗忘和近事遗忘最为突出。

2. 注意力障碍

注意力难以唤起,表情茫然,表现为注意力保持、分配、转移障碍。

3. 睡眠觉醒周期障碍

白天昏昏欲睡,夜间失眠,出现"日落现象"。

4. 情绪障碍

早期常会出现轻度焦虑、抑郁、易激惹和恐惧,严重者则表现为淡漠,症状不稳定有波动。

5. 行为障碍

多数出现躁动,当有恐怖性幻觉时,可出现攻击或逃避行为,也可表现为少语、迟钝,甚至亚木僵状态。

二、谵妄评估与识别

(一) 谵妄评定方法

谵妄评定方法(The Confusion Assessment Method,CAM)根据 DSM-Ⅲ-R 谵妄的诊断标准建立,用于老年谵妄的临床辅助诊断,具有比较好的信效度,其研究成果被广泛应用。北京回龙观医院李娟、邹义壮等人根据我国临床的实际情况和特点,对 CAM 原有的项目建立等级评定,并设立详细的评分定义,成为适合临床使用的老年谵妄评定工具。

(1) 急性起病

(判断从前驱期到疾病发展期的时间)病人的精神状况有急性变化的证据吗?

A. 不存在

B. 轻度:3 天至 1 周

C. 中度:1 天至 3 天

D. 严重:1 天之内

(2) 注意障碍

(请患者按顺序说出 1~21 的所有单数)患者的注意力难以集中吗? 例如,容易注意力涣散或难以交流吗?

A. 不存在

B. 轻度:1~2 个错误

C. 中度:3~4 个错误

D. 严重:5 个或 5 个以上错误

(3) 思维混乱

患者的思维是凌乱或不连贯的吗? 例如,谈话主题散漫或不中肯,思维不清晰或不合逻辑,或从一个话题突然转到另一个话题。

A. 不存在

B. 轻度:偶尔短暂的言语模糊或不可理解,但尚能顺利交谈

C. 中度:经常短暂的言语不可理解,对交谈有明显的影响

D. 严重:大多数时间的言语不可理解,难以进行有效的交谈

(4) 意识水平的改变

总体上看,您如何评估该患者的意识水平?

A. 不存在:机敏(正常)

B. 轻度:警觉(对环境刺激高度警惕、过度敏感)

C. 中度:嗜睡(瞌睡,但易于唤醒)或昏睡(难以唤醒)

D. 重度：昏迷（不能唤醒）

（5）定向障碍

在会面的任何时间患者存在定向障碍吗？例如，他认为自己是在其他地方而不是在医院，使用错的床位，或错误地判断一天的时间或错误地判断以 MMSE 为基础的有关时间或空间定向。

A. 不存在

B. 轻度：偶尔短暂地存在时间或地点的定向错误（接近正确），但可自行纠正

C. 中度：经常存在时间或地点定向的错误，但自我定向好

D. 严重：时间、地点及自我定向均差

（6）记忆力减退（以回忆 MMSE 中的 3 个词为主）

在面谈时患者有表现出记忆方面的问题吗？例如，不能回忆医院里发生的事情或难以回忆指令（包括回忆 MMSE 中的 3 个词）。

A. 不存在

B. 轻度：有 1 个词不能回忆或回忆错误

C. 中度：有 2 个词不能回忆或回忆错误

D. 严重：有 3 个词不能回忆或回忆错误

（7）知觉障碍

患者有知觉障碍的证据吗？例如，幻觉、错觉或对事物的曲解（如当某一东西未移动，而患者认为它在移动）。

A. 不存在

B. 轻度：只存在幻听

C. 中度：存在幻视，有或没有幻听

D. 严重：存在幻触、幻嗅或幻味，有或没有幻听

（8）精神运动性兴奋

面谈时，患者的行为活动不正常吗？例如，坐立不安、轻敲手指或突然变换位置。

A. 不存在

B. 轻度：偶有坐立不安、焦虑、轻敲手指及抖动

C. 中度：反复无目的地走动，激越明显

D. 严重：行为杂乱无章，需要约束

（9）精神运动性迟缓

面谈时，患者有运动行为水平的异常减少吗？例如，常懒散、缓慢地进入某一空间，停留在某一位置时间过长或移动很慢。

A. 不存在

B. 轻度：偶尔比先前的活动、行为及动作缓慢

C. 中度：经常保持一种姿势

D. 严重：木僵状态

（10）波动性

患者的精神状况（注意力、思维、定向、记忆力）在面谈前或面谈中有波动吗？

A. 不存在

B. 轻度:一天中偶尔波动

C. 中度:症状在夜间加重

D. 严重:症状在一天中剧烈波动

(11) 睡眠觉醒周期的改变

(患者日间过度睡眠而夜间失眠)患者有睡眠觉醒周期紊乱的证据吗？例如,日间过度睡眠而夜间失眠。

A. 不存在

B. 轻度:日间偶有瞌睡,且夜间时睡时醒

C. 中度:日间经常瞌睡,且夜间时睡时醒或不能入睡

D. 严重:日间经常昏睡而影响交谈,且夜间不能入睡

温馨提示:各项目按 1 分(不存在)~4 分(严重)计分,总分为 11~44 分。≤19 分为没有谵妄;20~22 分为可疑谵妄;>22 分为有谵妄。

(二) CAM 是一种筛查谵妄的标准化工具

在此基础上,主要研究者、美国叶史瓦(Yeshiva)大学老化研究中心井上耶教授及其同事开发出一种针对谵妄严重程度的新评分系统 CAM-S。该量表包括 4 条目及 10 条目 2 个版本。在这里列出 4 条目版本,具体见表 3.10。

表 3.10　CAM-S 量表

特征	现象	阳性标准
1. 急性发病和病情波动性变化	① 与患者基础水平相比,是否有证据表明其存在精神状态的急性变化;② 在 1 天中,患者的(异常)行为是否存在波动性	①或②任一问题答为"是"
2. 注意力不集中	患者的注意力是否难以集中,如注意力容易被分散或不能跟上正在谈话的话题	是
3. 思维混乱	患者的思维是否混乱或者不连贯,如谈话主题分散或与谈话内容无关,思维不清晰或不合逻辑,或毫无征兆地从一个话题突然转到另一个话题	是
4. 意识水平的改变	患者当前的意识水平是否存在异常,如过度警觉(对环境刺激过度敏感,易惊吓)、嗜睡(瞌睡,易叫醒)或昏睡(不易叫醒)	是

注:第 1 项和第 2 项为"是",同时第 3 项或第 4 项为阳性即可诊断为谵妄。

（三）记忆谵妄评定量表（Memorial Delirium Assessment Scale，MDAS）

该表主要用于评定急性认知功能障碍以及谵妄症状的严重程度。每一条目根据症状的严重程度进行逐级评分：0分为不存在，1分为轻度，2分为中度，3分为重度，共0～27分。具体见表3.11。

表3.11　MDAS

序号	测试内容	程度				单项分值（分）
		不存在（0分）	轻度（1分）	中度（2分）	重度（3分）	
1	意识障碍					
2	定向障碍					
3	短时记忆损害					
4	数字记忆广度障碍					
5	注意障碍					
6	思维混乱					
7	知觉障碍					
8	妄想					
9	精神运动性兴奋或抑制	□兴奋型		□抑制型	□混合型	
10	睡眠觉醒周期紊乱					
	分值合计					

注：条目9"精神运动性兴奋或抑制"主要用于判定精神运动类型，即兴奋型、抑制型或混合型，其评分不计入MDAS总分。需参考MMSE定向力、记忆力相关条目和本表数字记忆广度障碍的评估结果，并结合访谈过程中对患者意识、注意力、言语思维、精神行为以及睡眠等方面的观察来评估谵妄症状的严重程度，一般5～10 min可以完成。

三、谵妄的干预

1. 去除诱因，积极治疗原发疾病，支持治疗

如抗感染、纠正缺氧及电解质紊乱等。保证营养、维生素、水分的供给，维持电解质及酸碱平衡，改善脑循环及脑的能量供给，正确评估疼痛并及时镇痛，及时发现并纠正诱因，对快速缓解谵妄和改善远期预后至关重要。老年人应尽可能减少多重用药，如抗胆碱能药物，应予停药或减量。

2. 药物治疗

控制精神症状，可根据临床表现给予药物治疗，主要使用传统抗精神病药物（以氟哌啶醇为代表)和新型非典型抗精神病药物(如奥氮平、喹硫平等)。应避免使用对意识、呼吸有影响的苯二氮䓬类和苯巴比妥类药物,对已联用弱安定剂或苯巴比妥类药物的患者,则必须缓慢减量,避免反跳。该类药物常见的副作用有嗜睡、头晕、体重增加、便秘、心率增快、体位性低血压和肝酶异常等,建议患者保持高蛋白、高维生素、低脂高纤维饮食,多饮水,多食富含 B 族维生素的食物,保持大便通畅。医护人员应观察患者的心率、血压变化,定时复查肝酶。同时关注患者的心理变化,予以相应的心理护理。

3. 非药物性治疗

非药物性治疗须由经过训练的志愿者及跨学科的老年医疗团队合作提供老年住院患者生活项目干预方案(Hospital Elder Life Program,HELP),包括帮助患者进食、早期活动、定向训练、非药物改善睡眠周期和认知功能(非药物疗法主要包括认知行为治疗、运动疗法、正念冥想及中医针灸治疗等方法)、改善视听等措施。应鼓励家人陪护,提供熟悉的环境,保证足够的日间和夜间照明,使患者转移最小化(如尽可能在房间内进行检查等),减少过分的环境刺激,反复帮助患者对工作人员、周围环境和处境进行定向,提供有效的感官辅助用具(如助听器、眼镜),尽可能避免打断老年人的睡眠。同时还须加强看护;有效使用床栏,必要时在征得家属同意后予以保护性约束措施等。

四、谵妄的健康指导

(1) 告知谵妄的原因、诱发因素及预防措施。

(2) 反复向患者进行时间或地点的定向,提供时钟、挂历和提示板,钟表和日期尽可能使用大号数字。在房间或经常活动的区域张贴简单易懂的标识,配合简单的图形,尽可能不用专业语言。标识牌的颜色、字体、材质应统一,小标识牌至少高 16 cm,大标识牌至少高 40 mm,使坐轮椅的患者和行走的患者都能看到。

(3) 保持房间的安静和明亮,家具易制动、易清洁,病床高度可调节、配有双侧安全护栏,病床与家具之间留有足够的空间,桌、椅、床头柜等家具不能有轮子,座椅有软垫、防滑、易清洁,色彩与环境对比明显,有缓冲垫和腰部支撑,坐上可以使双脚放在前缘。座椅高宜为 460～485 mm,深宜为 457.2～508 mm。应在楼梯坡道两侧安装扶手,且要有醒目的警示条或对比色,扶手高度应适当并在扶手结束前 100 mm 处设有标志。

(4) 可以通过睡眠日记或相关健康睡眠 App 记录睡眠情况,帮助患者制定睡眠方案;入睡前喝热牛奶,提供舒缓的音乐,避免夜间护理打扰患者睡眠。

(5) 指导患者家属做好日常生活护理,保持患者大便通畅,保证患者营养,保证患者日常使用的辅具功能完好。

(6) 鼓励患者家属多陪伴患者,做到良好沟通,给予患者心理上的安慰和精神支持,也可向患者展示患者家庭的照片等;避免频繁更换陪护者或房间。

(7) 专人看护,防止患者跌倒坠床、受到外伤及其他意外伤害。照护重点应放在改善患者的行为紊乱上,不能为了护理方便而采用常规约束,以免加重患者焦虑。

(8) 告知家属患者谵妄发生时勿强行纠正其言行,避免让患者同时做多件事情。

(9) 教会患者家属预防误吸、跌倒坠床及走失的措施。

参 考 文 献

［1］　林果为，王吉耀，葛均波.实用内科学［M］.15 版.北京：人民卫生出版社，2017.

［2］　郑松柏，朱汉民，马永兴，等.老年医学概论［M］.上海：复旦大学出版社，2010.

［3］　吴宇洁，石中永，王美娟，等.记忆谵妄评定量表中文版测评老年术后患者的效度和信度［J］.中国心理
　　　卫生杂志，2014，28（12）：5.

第四章　老年生理储备能力评估

第一节　营 养 不 良

2006 年,欧洲临床营养与代谢学会大会(ESPEN)在其指南中将营养不良定义为:由能量、蛋白质及其他营养素不足或过多引起的,可以检测到组织或身体组成(体型、体态及成分)变化、功能下降及不良临床结局的一种营养状态。定义至少包括营养不良和营养风险,前者强调 BMI 或低体重,后者强调现存或潜在的营养和代谢状况影响疾病或手术不良临床结局的风险,如存在摄入量减少、短时间体重下降、肥胖、代谢紊乱及精神心理问题等导致不良临床结局的风险。

一、老年营养不良的危害

老年患者的营养状态直接影响老年患者的躯体功能、疾病发生和预后。老年营养不良与老年肌少、衰弱、免疫功能减退密切相关,免疫功能减退可引起感染风险增加、疾病预后差。住院老年患者发生营养不良危害更多,如术后并发症和死亡率增高、住院时间延长、生活质量降低、肌力丧失、功能衰退、耐力低下、易发生跌倒和骨折,增加经济负担等。

二、老年营养不良的原因

有多种因素可引起老年患者营养状态的变化。急性病伴有恶心、呕吐或腹泻;慢性病,如糖尿病、肝或肾功能不全、消化道慢性病等引起进食减少;伴有吞咽困难或进食减少的神经疾病,如帕金森病、痴呆等;增加代谢率的疾病,如甲亢、慢性感染(如结核或真菌等);心理疾病,如焦虑、谵妄等;滥用药物或酗酒。老年患者的各种慢性病是引起老年营养不良的主要原因,任何消化道疾病都能直接引起营养不良,呼吸系统疾病如 COPD[①](慢性阻塞性肺疾病)过度通气、呼吸商增加等可引起分解代谢增加,神经系统疾病如焦虑、抑郁、痴呆、帕金森病等可引起摄入不足和能量消耗增加,内分泌疾病如甲亢、糖尿

---

① COPD 的英文全称为 Chronic Obstructive Pulmonary Disease。

病等可引起能量消耗增加,肾脏疾病可引起蛋白丢失增加,慢性炎症状态可引起合成代谢减少。老年患者往往多种疾病共存(简称共病),共病会大大增加营养不良的风险。

三、老年营养不良早期识别(老年营养不良筛查)

老年营养不良早期识别就是发现潜在营养不良风险。NRS-2002(NRS 全称为 Nutritional Risk Screening,意为营养风险筛查)或 MNA 筛查能早期识别潜在的营养不良,NRS-2002 强调疾病状态,适合住院老年疾病患者,MNA 更加注重老年功能状态,尤其是精神心理状态、活动能力,更适合相对健康的老年人流行病学调查。筛查量表关键是能在早期识别潜在营养不良(营养不良风险),便于临床早期进行营养干预。

2003 年欧洲肠外肠内营养学会基于 128 项随机对照研究的系统评价结果,发表了营养评估工具 NRS-2002,其内容包括:营养状态受损评分(BMI、近 3 个月的体重变化、近 1 周的饮食变化)、疾病的严重程度评分、年龄评分(年龄≥70 岁总分增加 1 分)。NRS-2002 的评分范围为 0~7 分,评分≥3 分为存在营养不良风险,应该进行合理的营养干预或治疗;评分<3 分为没有营养不良风险,但应于 1 周后进行复筛。NRS-2002 强调疾病状态,被欧洲推荐为住院患者营养风险评估的首选工具。

表 4.1　住院患者营养风险复查 NRS-2002 评估表

一、疾病状态	
疾病状态	分数(分)
骨盆骨折或者慢性病患者并有以下疾病:肝硬化、慢性阻塞性肺疾病、长期血液透析、糖尿病、肿瘤	1
腹部重大手术、中风、重症肺炎、血液系统肿瘤	2
颅脑损伤、骨髓抑制、加护病患急性生理与慢性健康评分>10 分	3
合计	
二、营养状态	
营养状况指标(单选)	分数(分)
正常营养状态	0
3 个月内体重减轻>5%或最近 1 个星期进食量(与需要量相比)减少 20%~50%	1
2 个月内体重减轻>5%、BMI 为 18.5~20.5 kg/m² 或最近 1 个星期进食量(与需要量相比)减少 20%~50%	2
1 个月内体重减轻>5%(或 3 个月内体重减轻>15%)、BMI<18.5 kg/m²(或血清蛋白<35 g/L)或最近 1 个星期进食量(与需要量相比)减少 70%~100%	3
合计	
三、年龄	
年龄	分数(分)
≥70 岁	

续表

四、营养风险筛查评估结果
营养风险筛查总分：
总分≥3分：患者有营养不良的风险，需营养支持治疗。
总分<3分：若患者将接受重大手术，则每周重新评估其营养状况

MNA 是由古戈兹(Guigoz)等人在 1996 年为完善老年人营养评价而创立和发展的一种新型人体营养状况评定方法。由 4 个部分共 18 项指标组成：

(1) 人体测量指标：体重、身高、上臂围(MAC)、小腿围(CC)、体重下降等。

(2) 整体评估：有 6 项与生活方式、医疗及活动能力相关的指标。

(3) 饮食评估：有 6 项与进餐数、食物、水分及饮食方式相关的指标。

(4) 主观评估：包括自我评估与他人评估。

18 项指标总分为 30 分。MNA 的结果判断：总分≥24 分提示营养状况良好；17 分≤总分<24 分提示存在发生营养不良的危险；总分<17 分提示营养不良。

巴龙(Barone)等人研究发现，MNA 更适合评估 65 岁以上老年患者的营养状况，尤其是严重营养不良的老年患者。MNA 除了标准筛选参数(BMI、体重减轻、减少摄入量、疾病)，注重精神心理因素、活动能力。因此，除了营养不良，还考虑了现有的营养不良的风险。如果 BMI 无法获得，则可以用小腿围来代替。

MNA 见表 4.2。

表 4.2　MNA

营养筛检	分数(分)
1. 既往 3 个月内是否由于食欲下降、消化问题、咀嚼或吞咽困难而摄食减少 0＝食量严重减少 1＝食量中度减少 2＝食量没有改变	
2. 近 3 个月内体重下降情况 0＝大于 3 kg 1＝不知道 2＝1～3 kg 3＝无体重下降	
3. 活动能力 0＝卧床或能够坐轮椅 1＝能不依赖床或椅子，但不能外出(如患者能够依赖辅助工具或人行走，但无法自由走动) 2＝能独立外出	
4. 既往 3 个月内有无重大心理变化或急性疾病 0＝有 2＝无	

营养筛检	分数(分)
5. 精神心理问题(根据医生诊断) 0＝严重痴呆或抑郁 1＝轻度痴呆 2＝无问题	
6. BMI(kg/m²):体重(kg)/身高(m)² 0＝BMI<19 1＝19<BMI≤21 2＝21<BMI≤23 3＝BMI≥23 如果无法获得 BMI 分值,可采用小腿围(CC)计算:0＝CC≤31 cm;3＝CC≥31 cm	
筛检分数(小计满分 14 分):≥12 分表示正常(无营养不良危险性),无需以下评价 　　　　　　　　　　<12 分提示可能营养不良,请继续以下评价	

一般评估	分数(分)
7. 独立生活(无护理或不住院) 0＝否 1＝是	
8. 每日应用处方药超过 3 种 0＝是 1＝否	
9. 褥疮或皮肤溃疡 0＝是 1＝否	
10. 每日可以吃几餐完整的餐食 0＝1 餐 1＝2 餐 2＝3 餐	
11. 蛋白质摄入情况 (1) 每日至少吃 1 份(1 份＝250 mL)奶制品 A. 是　B. 否 (2) 每周吃 2 次或 2 次以上豆类或蛋类 A. 是　B. 否 (3) 每日吃肉、鱼或家禽 A. 是　B. 否 0＝0 或 1 个"是" 0.5＝2 个"是" 1＝3 个"是"	

一般评估	分数(分)
12. 每日食用 2 份或 2 份以上蔬菜或水果(蔬菜 1 份＝1 盘生的＝1/2 盘熟的；水果 1 份＝1 盘生的＝1 杯果汁) 0＝否 1＝是	
13. 每日饮水量,如水、果汁、咖啡、茶、奶等(一杯≈240 mL) 0＝小于 3 杯 0.5＝3～5 杯 1＝大于 5 杯	
14. 进食能力 0＝无法独立进食 1＝独立进食稍有困难 2＝完全独立进食	
15. 自我评定营养状况 0＝营养不良 1＝不能确定 2＝营养良好	
16. 与同龄人相比,您如何评价自己的健康状况 0＝不太好 0.5＝不知道 1＝好 2＝较好	
17. 上臂围(cm) 0＝小于 21 0.5＝21～22 1＝大于或等于 22	
18. 小腿围(cm) 0＝小于 31 1＝大于或等于 31	

营养筛检分数(小计满分 14 分):

一般评估分数(小计满分 16 分):

MNA 总分(量表总分 30 分):

MNA 分级标准:

总分≥24 分表示营养状况良好

17 分≤总分＜24 分表示存在营养不良的危险

总分＜17 分明确为营养不良

为进一步简化 MNA,鲁宾斯坦(Rubenstein)等人于 2001 年将 MNA 中的 18 项指标与结果进行相关分析,选出 6 项相关性较强的指标:① BMI;② 近期体重下降;③ 急性疾病或应激;④ 卧床与否;⑤ 痴呆或抑郁;⑥ 食欲下降或进食困难,组成更为简便的 MNA-SF,即 MNA 的前 6 项。总分为 14 分,分值≥12 分为正常,<12 分为可能存在营养不良。也有学者认为 MNA-SF 已经有较好的敏感度和特异度,可以作为一个独立的营养评估工具,并且将 MNA-SF 结果界定为 3 级以对应 MNA 的 3 级评定标准,12~14 分为营养良好,8~11 分为有营养不良的风险,0~7 分为营养不良。MNA-SF 见第一章附表 1.3。

四、老年营养不良评估

(1) 营养不良的主要评估指标是 BMI<18.5 kg/m² 或近 3 个月体重减轻>5%。

(2) 如果有水肿、腹水等情况,不能单用 BMI 评估,要结合血清白蛋白、血清前白蛋白、淋巴细胞总数、肱三头肌皮褶厚度、上臂肌围等评估,即身体组成评估(Body Composition Assessment,BCA)。

(3) 长期卧床,无法进行体重测定,可测定肱三头肌皮褶厚度、上臂肌围、白蛋白等。

(4) 血浆白蛋白浓度是老年营养不良预后的重要评估指标:血浆白蛋白浓度与老年营养不良预后相关,血浆白蛋白浓度低则预后差。如营养风险量化评分系统(NRS),NRS=1.519×血浆白蛋白+0.417×目前或既往体重,NRS 可精准反映营养不良预后,NRS<83.5 提示预后差。老年营养风险指数(Geriatric Nutritional Risk Index,GNRI)可针对住院老年患者,预测发病率及死亡率,GNRI=1.489×白蛋白(g/L)+41.7×体重或理想体重,小于 82 为高危;82~91 为中危;92 以上为低危。

五、营养不良干预

老年患者营养不良干预应积极寻找原因和诱因,完善临床营养指标检查,有针对性地进行干预。

(1) 急性疾病处理,尤其应积极处理导致进食减少、伴有恶心或腹泻的急性疾病,保持内环境稳定。

(2) 慢性病管理,重点关注慢性感染(结核、真菌等)、帕金森病、内分泌代谢疾病(如血糖、甲状腺素、电解质等是否在正常水平)、慢性阻塞性肺病及恶性肿瘤等管理。

(3) 老年多重用药调整,避免酗酒:很多药物可引起胃肠黏膜损伤、肝功能损害等不良反应,易出现食欲下降、恶心或排便异常,酗酒也是营养不良的重要因素。

(4) 保持患者心理健康,减少焦虑、抑郁、睡眠障碍等心理情绪问题,早期识别并处理老年急性综合征谵妄。

(5) 有吞咽困难患者,应寻找原因并积极干预,如脑卒中、神经变性疾病等,同时减少误吸、反流风险,必要时需置管肠内营养。

(6) 改善老年患者的消化吸收功能,必要时应用消化酶制剂。

（7）结合 ESPEN 于 2018 年发布的《2018 年 ESPEN 老年患者临床营养和液体管理新指南》，我国有学者对其进行了解读，具体干预与健康指导见表 4.3。

表 4.3　老年患者临床营养和液体管理具体干预及健康指导

基本风险分类	具体风险分类	具体干预及健康指导
基本问题与一般原则	老年人每日所需能量及营养	每日能量摄入量为 30 kcal/kg、蛋白质摄入量≥1 g/kg；采用肠内营养（Enteral Nutrition，EN）时需添加纤维
	老年人营养护理组织	所有老年人应定期行营养不良筛查，并给予干预措施
	老年人营养护理实施	应个性化、全面管理，多模式、多学科团队干预，营造舒适的用餐环境
针对营养不良或有营养不良风险的老年人推荐	支持性干预	予以营养教育，必要时上门送餐、进餐时予以援助，并对其照护者提供营养教育
	营养咨询	由合格的营养师长期提供个性化的营养咨询
	膳食强化	提供强化食品、额外的点心及丰富的改良食物
	口服营养补充剂（Oral Nutritional Supplement，ONS）	提供 ONS，每日能量≥400 kcal，蛋白质≥30 g，持续 1 个月或 1 个月以上，定期评估
	肠内营养和肠外营养（Parenteral Nutrition，PN）	必要时予以 EN、PN 并定期评估其风险获益；前 3 天应逐渐加量
	运动干预	推荐在摄入充足的能量及蛋白质的基础上积极锻炼
针对患有特定疾病的老年人推荐	骨折和骨科手术后	提供多学科、多维度、个体化的营养干预，及时给予 ONS
	患谵妄或存在谵妄风险	常规行脱水及营养不良筛查，必要时行补水和营养管理
	患抑郁症	常规行营养不良筛查
	患压疮或存在压疮风险	给予营养干预
	患糖尿病	营养管理参照同类型无糖尿病患者的指南，避免限制饮食，定期筛查营养不良
识别、治疗和预防老年人脱水和血容量不足的推荐	老年人每日所需水分	老年女性摄入水分≥1.6 L/天，男性≥2 L/天
	低摄入脱水风险	所有老年人均应行脱水常规筛查
	识别低摄入脱水	应使用直接测量的血清渗透压确定低摄入脱水
	治疗低摄入脱水	经口摄入不足时静脉输液
	预防低摄入脱水	机构应实施多元策略，监测和报告脱水风险，予以量化饮水管理
	识别血容量不足	由失血过多引起：使用卧立位脉搏变化及姿势性眩晕评估；由呕吐或腹泻引起：使用临床症状评估
	治疗血容量不足	根据严重程度选择多种途径补充等渗液

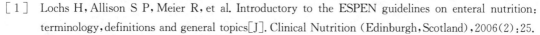

参 考 文 献

［1］　Lochs H，Allison S P，Meier R，et al. Introductory to the ESPEN guidelines on enteral nutrition：terminology，definitions and general topics［J］. Clinical Nutrition（Edinburgh，Scotland），2006（2）：25.

［2］　柴培培，张毓辉，万泉，等. 我国老年营养不良的疾病经济负担研究［J］. 中国卫生经济，2016，35（3）：4.

［3］　Aziz N，Teng N，Zaman M K. Geriatric nutrition risk index is comparable to the mini nutritional assessment for assessing nutritional status in elderly hospitalized patients［J］. Clinical Nutrition ESPEN，2019，29：29.

［4］　Wawrzenczyk A，Anaszewicz M，Wawrzenczyk A，et al. Clinical significance of nutritional status in patients with chronic heart failure：a systematic review［J］. Heart Failure Reviews，2019，24（5）：671-700.

［5］　Arnaud B F，Malvy D，Jeandel C，et al. Use of oral supplements in malnourished elderly patients living in the community：a pharmaco-economic study［J］. Clinical Nutrition（Edinburgh，Scotland），2004，23（5）：1096-1103.

［6］　Kondrup J，Rasmussen H H，Hamberg O，et al. Nutritional risk screening（NRS 2002）：a new method based on an analysis of controlled clinical trials［J］. Clinical Nutrition，2003，22（3）：321-336.

［7］　Guigoz Y，Vellas B，Garry P J. Assessing the nutritional status of the elderly：the mini nutritional assessment as part of the geriatric evaluation［J］. Nutrition Reviews，1996，54（1）：59.

［8］　Barone L，Milosavlievic M，Gazibarich B. Assessing the older person：is the MNA a more appropriate nutritional assessment tool than the SGA？［J］. The Journal of Nutrition，Health & Aging，2003，7（1）：13-17.

［9］　Vellas L. Identifying the elderly at risk for malnutrition. The mini nutritional assessment［J］. Clinics in Geriatric Medicine，2002，18（4）：737-757.

［10］　Rubenstein L Z，Harker J O，Salva Y，et al. Screening for undernutrition in geriatric practice：developing the short-form mini-nutritional assessment（MNA-SF）［J］. The Journals of Gerontology Series A，Biological Sciences and Medical Sciences，2001，56（6）：366-372.

［11］　Persson M O，Brismar K E，Katzarski K S，et al. Nutritional status using mini nutritional assessment and subjective global assessment predict mortality in geriatric patients［J］. Journal of the American Geriatrics Society，2002，50（12）：1996-2002.

［12］　乔闰娟，董碧蓉. 关于《2018 年 ESPEN 老年患者临床营养和液体管理新指南》的解读［J］. 现代临床医学，2021，47（2）：5.

第二节 肌 少 症

一、概述

原发性肌少症(Sarcopenia)最初由美国塔夫茨大学欧文·罗森伯格(Irwin Rosenberg)教授在 1989 年提出,2010 年 EWGSOP 发表了肌少症共识。其后,国际肌少症工作组、中华医学会骨质疏松和骨矿盐疾病分会分别发表了肌少症专家共识。2016 年,肌少症被列入国际疾病分类编码(International Classification of Disease,Tenth Revision,Clinical Modification,ICD-10-CM)。2018 年初,EWGSOP2 总结了近 10 年来肌少症的最新研究成果,更新了肌少症的定义:一种进行性、广泛性,与跌倒、骨折、身体残疾和死亡等不良后果发生可能性增加有关的骨骼肌疾病。其主要表现为低肌肉力量,骨骼肌质量和数量下降,躯体活动能力下降;强调低肌肉力量作为肌少症的一个关键特征;并提出了肌少症的诊断流程:发现、评估、确诊、严重程度分级。

二、肌少症诊断

老年人是肌少症的高发人群,在老年人中普遍开展肌少症筛查是国际与国内的共识。

由于诊断标准、所用的检测设备、计算方式和截点不统一及人群之间种族、年龄、性别和生活环境等差异的存在,报道的肌少症患病率存在较大差别,但多数研究证实肌少症患病率会随着年龄增加。

肌少症目前尚没有统一的诊断标准。EWGSOP2 更新的共识主要强调以下内容:① 强调低肌力是肌少症的关键特征,肌肉数量和质量降低是其诊断依据,身体机能不佳是严重肌少症的标志;② 更新了临床诊断程序,以筛查发现肌少症病例、明确诊断和评估严重程度;③ 提供了用于肌少症诊断的明确指标。

EWGSOP2 使用低肌力作为肌少症评价的首要参数,肌力是目前衡量肌肉功能的最可靠指标。当发现肌力低下时可能存在肌少症;当发现肌肉数量或质量低下时可诊断肌少症;当肌力低下、肌肉数量或质量低下及身体机能低下均存在时,则诊断为严重的肌少症。

简言之,EWGSOP2 肌少症诊评价参数包括:① 肌力低下;② 肌量或肌质低下;③ 体能低下。EWGSOP2 肌少症诊断标准:符合标准① 可能是肌少症;符合标准①,并证实满足标准②,可以确诊为肌少症;①②③均满足,诊断为严重的肌少症。

三、肌少症的识别

评估肌肉数量的技术并不都适用于临床,随着未来检查设备和方法的发展,该参数有望成为重要指标。身体机能作为肌少症后果的衡量指标,目前建议用身体机能评价肌少症的严重程度。为了推广使用该定义,EWGSOP2检索了用于肌肉特征和表现的评估方法和工具,提出了升级版的诊疗流程,用于肌少症病例的发现、诊断和严重程度评估。

(一)测量及评估量表

在临床工作中,肌少症的发现可能始于患者的症状或体征(如跌倒、感觉虚弱、行走缓慢、从椅子上站起来有困难、体重减轻、肌肉萎缩),此时建议行进一步检查。

目前用于肌少症诊断的检测方法和工具有很多(表4.4),不同的方法具有不同的优缺点,不同方法的选择取决于患者的状况(如残疾、活动能力)、不同的医疗场所(如社区、诊所、医院或研究中心)可获得的医疗资源、不同的检测目的(如监测进展、康复和恢复)。EWGSOP2推荐使用SARC-F(简易五项评分)问卷(表4.5),该问卷从患者自我报告的征象中获取肌少症的特征,基于其在力量、行走能力、从椅子上站起来及爬楼梯能力受限的感知和跌倒的体验作出评分,可用于社区和其他临床场所肌少症风险的筛查。鉴于SARC-F问卷由患者自我填写,其结果受患者对不良结果看法的影响,临床医生更倾向于使用包含更多检测数据的检查工具,如用Ishii筛查工具测量患者的握力和小腿周径等,根据得分评估肌少症的概率。

表4.4　肌少症诊断的检测方法和工具

测量目的	临床应用	科研应用
病例筛查	SARC-F问卷	SARC-F问卷
	Ishii筛查工具	
肌力测量	握力	
	椅立测试	椅立测试(坐立5次)
肌量和肌质评估	DXA评估四肢骨骼肌总量	DXA评估四肢骨骼肌总量
	BIA评估全身骨骼肌总量或四肢骨骼肌总量	MRI全身骨骼肌总量或四肢骨骼肌总量评估
	CT或MRI腰椎横截面积	活检、CT、MRI或MRS大腿中部或全身肌肉质量评估
体能测试	步速	步速
	SPPB	SPPB
	TUG	TUG
	400 m步行	400 m步行

注:表中的DAX(Dual-energy X-ray Absorptiometry)指双能X线吸收;BIA(Bioelectrical Impedance Analysis)指生物电阻抗分析;CT(Computed Tomography)指电子计算机断层扫描;MRI(Magnetic Resonance Imaging)指磁共振成像;MRS(Magnetic Resonance Spectroscopy)指磁共振波谱。

表 4.5 SARC-F 问卷

条目	问题	得分(分)
力量	您举起和携带 5 kg 重物有多少困难	0=无困难 1=轻度困难 2=非常困难、无法完成
辅助步行	您穿过 1 个房间有多困难	0=无困难 1=轻度困难 2=非常困难、需要协助、无法完成
椅子起立	您从椅子或床上转移有多困难	0=无困难 1=轻度困难 2=非常困难、没有协助无法完成
上楼梯	您上 10 阶楼梯有多困难	0=无困难 1=轻度困难 2=非常困难、无法完成
跌倒	过去 1 年中您跌倒了多少次	0=没有 1=1～3 次 2=≥4 次

(二) 肌少症筛查方法的诊断界值

诊断界值的选定取决于检查技术和可用于研究的参考人群数据。EWGSOP 最初的共识并未提出具体的诊断界值。由于缺乏研究的一致性,关于诊断界值的争论阻碍了该领域的研究和发展,EWGSOP2 提出了不同检查参数的诊断界值以增加肌少症研究的一致性(表 4.6)。

表 4.6 EWGSOP2 肌少症诊断界值

诊断方式	男性临界值	女性临界值
握力	<27 kg	<16 kg
椅立测试	5 次时间>12 s	
ASMM	<20 kg	<15 kg
ASMM/身高^2	<7 kg/m^2	<6 kg/m^2
步速	≤0.8 m/s	
SPPB	≤8 分	
TUG	≥20 s	
400 m 步行	未完成或完成时间≥6 min	

注:常用的一种步速测定方法称为 4 m 平常行走速度测试,用秒表或电子计时器测量。表中 ASMM(Appendicular Skeletal Muscle Mass)指四肢骨骼肌总量。

（三）诊断流程

EWGSOP2 检索了用于肌肉特征和表现的评估方法和工具，提出了升级版的诊疗流程，用于肌少症病例的发现、诊断和严重程度评估。具体流程是：病例发现、评估、确认、严重程度评价。

1. 病例发现（Find）

EWGSOP2 建议采用 SARC-F 问卷调查以发现肌少症患者。

2. 评估（Assess）

EWGSOP2 建议使用握力和椅立测试以确定低肌力。

3. 确认（Confirm）

EWGSOP2 推荐临床常规使用 DXA 和 BIA 评估肌肉，以确定肌肉数量或质量的降低。使用 DXA、MRI 或 CT 研究具有高风险不良后果的个体患者。

4. 严重程度评价（Severity）

EWGSOP2 建议使用体能评价（SPPB 量表、TUG 测试和 400 m 步行测试）评估肌少症的严重程度。

（四）测量方法及参数

1. 肌力

（1）握力测定经济、简便，推荐在医院、专门的诊疗场所和社区保健场所使用。握力与身体其他部位的力量相关，可以替代更复杂的手臂和腿部肌力测定。握力低则强烈预示预后差，如住院时间长、功能活动受限、与健康相关的生活质量低下等。握力计自动显示读数，每次测量前，根据受试者的手掌大小调节握力计宽度，并进行校准，保证误差在 0.1 kg 内。测量方法：受试者取笔直站立位，肩膀处于中立位，双臂在两侧，肘部完全伸展；或取坐位，屈膝屈髋 90°，双足自然置于地面，肩内收处于中立位，上臂与胸部平贴，前臂处于中立位，屈肘 90°。受试者被指示开始时，每只手最大限度地用力挤压握力计手柄，时间为 3 s。左手和右手各测量 2 次，每次测量之间休息 1 min，选择最大握力表示肌肉力量。

（2）椅立测试可以评估下肢肌力。受试者在不使用手臂帮助的情况下，记录从站起到坐下 5 次所需的时间。适用于双下肢有一定行走能力的人群。测试时使用有靠背无扶手的椅子（高 45～48 cm）、秒表、纸和笔。测试环境应保持宽敞、安静、安全。测试时受试者应穿着宽松，衣裤长度合适，鞋子大小合适、防滑。测试前应向受试者解释操作目的，询问其是否需要排便。测试开始时，受试者坐在椅子前 2/3 处，确保双脚着地，背部不靠在椅背上，双臂交叉于胸前。听到"开始"口令后，用最快的速度完成 5 次站起和坐下动作。测试者从受试者站起时开始计时，在第 5 次站起后坐下时结束计时。注意：测试过程中受试者的双手不能离开胸前；每次站起时，膝关节要完全伸直；每次坐下时，背部不要接触椅背；在测试过程中，测试者可以使用言语鼓励受试者，但不可与受试者交谈，以免影响其速度；如受试者无法在不使用上肢支持的情况下完成 5 次起坐，则终止测试。

2. 肌量

测量肌量的方法有很多种,其结果可根据身高或 BMI 调整。测量肌量需测定全身骨骼肌总量(Skeletal Muscle Mass,SMM)、四肢骨骼肌总量(Appendicular Skeletal Muscle Mass,ASMM),或特定肌群、身体某个部位的肌肉横截面积。MRI 和 CT 被认为是无创性评估肌量的标准,但这些设备昂贵、移动性差,而且需要专业的使用人员,并不常用于初级保健。此外,其还缺乏低肌量的测量界值。

DXA 的使用更为广泛,目前被一些临床医生和研究人员用于肌量测量(全身瘦组织量或四肢骨骼肌量测定),但不同品牌的设备获得的结果并不一致。肌量与身体大小有关,体型越大通常肌量越多,故量化肌量时,需要通过身高的平方、体重或 BMI 调整 SMM 或 ASMM 的绝对水平,究竟使用哪种调整方法及该方法是否适用于所有人,目前尚无定论。DXA 的优点是,当使用相同的设备和诊断界值时,在几分钟内即可出具可重复测定的 ASMM 评估结果。缺点是,DXA 设备是非便携式的,不能在社区中使用。同时,DXA 的测量也可能受患者机体含水量状态的影响。

生物电阻抗分析(Bioelectrical Impedance Analysis,BIA)可评估 ASMM。该设备可根据全身的导电性得出肌量的估计值,而不是直接测量肌量,BIA 通常用于特定人群中以 DXA 测定的肌量作为参考进行转换。BIA 设备便宜、使用广泛、携带方便。由于 BIA 设备的品牌和参考人群不同,所估计的肌量也有所差别。建议使用原始测量数据以及交叉验证 Sergi 方程作为标准。BIA 的预测模型与其所获得的参考数据来源人群最为相关,Sergi 方程是基于欧洲老年人口提出的。临床要考虑到参考人群与患者之间的年龄、种族及其他相关因素的差异,患者的机体含水量状态也会影响 BIA 的测量。在便携性方面,基于 BIA 的肌量测定可能比 DXA 更可取,但需要更多的研究来验证特定人群的预测方程。可以使用身高的平方、体重或 BMI 调整 SMM 或 ASMM 结果。小腿周径(界值<31 cm)也可以预测老年人的身体机能和生存状态,在无其他肌量测定方法时,可以将小腿周径作为老年人肌量的参考指标。

3. 体能

体能是与运动相关、可测量的全身功能。体能是一个多维概念,不仅涉及肌肉,还涉及中枢和外周神经功能,包括平衡。测定方法包括步速测定、SPPB 量表、TUG 测试等方法。患者存在认知功能障碍、步态障碍或平衡障碍时不能测定。

(1) 步速测定

步速测定快速、安全、可靠,已广泛应用于临床;可预测与肌少症相关的不良后果,如残疾、认知功能障碍、器具辅助需求、跌倒和死亡;常用的一种步速测定方法为 4 m 平常行走速度测试,用秒表或电子计时器测量;为简单起见,EWGSOP2 推荐单一的界值≤0.8 m/s 作为严重的肌少症指征。

(2) TUG 测试

TUG 测试是一种快速定量评定功能性步行能力的方法,1991 年由皮迪萨德尔(Podisadle)、理查森(Richardson)、马蒂亚斯(Mathias)等人在起立行走测试(Get-up-and-Go Test)的基础上加以改进而成。TUG 测试的评定方法:准备一把有扶手的椅子和一个秒表(没有秒表时可用普通带有秒针的手表)。评定时受试者穿平常用鞋,坐在有扶手的靠背椅上(椅子座高约 46 cm,扶手高约 20 cm),身体背靠椅背,双手平放扶手。如果使用助行器(如手杖、助行架),则将助行器握在手中。要求受试者从高度约为 46 cm 的座椅上起立,向前直线行走 3 m,然后转身走回座椅,转身坐下,计算总时间(以秒为单位)。正式测试前,允许受试者练习 1~2 次,以确保受试者理解整个测试过程。

（3）SPPB 量表

SPPB 量表是包含步速、平衡测试和椅立测试在内的一个复合量表,总分为 12 分,得分≤8 分时代表体能低下。使用 SPPB 量表进行测试需要至少 10 min,其更多用于科研。

（4）400 m 步行测试

此测试可评估受试者步行的能力和耐力,要求受试者尽可能快地完成 20 圈步行,每圈 20 m,测试期间允许休息 2 次。

上述体能测试(步速测定、TUG 测定、SPPB 量表、400 m 步行测试)可在大多数临床场所应用,使用方便,并能够预测与肌少症相关的后果。几种方法各有特点,EWGSOP2 推荐使用步速评估体能;SPPB 量表也可以预测结果,但更多用于科研;400 m 步行测试同样可以预测死亡的发生,但需要大于 20 m 长度的通道;TUG 测试也可以预测死亡的发生。

（五）其他测定方法、工具

腰 3 椎体水平 CT 图像、大腿中部肌肉测量、CT 腰肌测量、肌质测量、肌酸稀释试验、超声评估、特定的生物标志物、SarQoL 问卷等测量方法和工具的有效性、可靠性和准确性需进一步研究评估。测量工具自身的成本效益、标准化和可重复性等差异,是不同场所和不同人群的选择依据。

四、风险干预

近年来,学界已经提出若干药理学和非药理学干预措施来防止和减少与年龄相关的骨骼肌减少。相关证据表明,肌少症是一个可逆的失能原因,并可从干预中受益。在治疗肌少症时,应改善骨骼肌强度或骨骼肌力量,而不是增加骨骼肌含量。然而,干预措施在改善老年人功能、预防失能和减少与年龄有关的骨骼肌减少方面的效果和能力仍存在争议。目前,阻力强度训练是唯一影响肌少症肌肉方面的治疗方法,没有药物可以阻止身体机能的下降和肌少症的发生。

（一）康复训练

运动疗法是预防和治疗肌少症的有效手段,可不同程度地引起骨骼肌质量和力量的改变以及平衡能力的改善。近几年来,国内学者在肌少症运动疗法的基础和临床研究上取得了重要进展,并达成了专家共识。

1. 有氧训练

每周进行规律的有氧训练对肌少症患者具有增加肌肉质量、改善肌肉功能等积极作用。

（1）作用机制

有氧训练能改善线粒体功能，增加线粒体数量，改善整个机体的代谢调节，降低氧化应激水平，减轻慢性炎症，减少身体脂肪比例，极大地降低代谢性疾病的危险因素，提高老年人心肺功能与活动功能，改善耐力，维持最佳的运动能力。

（2）训练方法

有氧运动的特点是强度低、可以持续较长时间，其实质就是反复多次的中小强度运动，如行走、慢跑、骑自行车、爬山、爬楼梯、游泳、跳舞、打太极拳及一些小球类活动项目等，训练者可以根据自身情况和兴趣来选择。本章以步行运动为例介绍运动方法。

（3）步行运动方法

指导患者每周进行 3～5 次步行运动（表 4.7），教会患者采取正确的步行姿势以获得更好的运动效果。运动前患者首先进行约 5 min 热身，包括关节活动、肌肉牵伸等。运动强度从 40％储备心率（Heart Rate Reserve，HRR）或自主感觉劳累分级（Rating Perceived Exertion，RPE）表（表 4.8）10 分开始逐步递增。若患者不能维持，可返回上一级别的运动强度。

表 4.7　步行运动方法

运动阶段	步行心率	RPE（分）	运动时间
第 1 个月	35％～45％HRR	10～11	上午、下午各 10 min
第 2 个月	45％～55％HRR	11～12	上午、下午各 10～15 min
第 3 个月	55％～65％HRR	12～13	上午、下午各 10～15 min
第 4～6 个月	65％～70％HRR	13～14	上午、下午各 15 min

温馨提示：运动目标心率计算方法：以 60％HRR 为例，运动时目标心率＝静息心率＋HRR×0.6。HRR 计算方法：最大运动心率（Maximal Exercise Heart Rate，HRmax）＝220－年龄（岁），HRR＝HRmax－HR。

表 4.8　自主感觉劳累分级（RPE）表

计分（分）	自我理解的用力程度
6	
7	非常轻
8	
9	很轻
10	
11	轻
12	
13	有点用力
14	

续表

计分(分)	自我理解的用力程度
15	用力
16	
17	很用力
18	
19	非常用力
20	

2. 抗阻训练

抗阻训练促进骨骼肌生长的结果来源于肌纤维蛋白的增加,这种增加通常发生在运动后 1 h 并能持续 24～48 h。除此之外,抗阻训练还能够诱导同化激素,如生长素、胰岛素样生长因子和睾酮水平改变,并抑制肌肉生长抑制素的生成,这些因素的改变对肌肉功能有着重要的影响。因此,抗阻训练是增强老年人肌肉力量和质量的最佳方式,可以有效预防肌肉衰减引起的身体功能下降、残疾,进而提高生活质量。

(1)渐进性抗阻训练

渐进性抗阻训练指在训练过程中不断增加阻力负荷,使肌肉产生连续适应性刺激,进而提高力量的方法,近几年得到了广泛运用。美国运动医学学会(American College Sports Medicine,ACSM)的运动处方指南指出,老年人在进行运动训练的过程中需要遵循循序渐进的原则,在低强度训练的基础上逐渐增加频率和时间更有益于健康。

① 作用机制

抗阻训练通过对线粒体介导的细胞凋亡等多条信号通路的影响,起到减缓肌肉衰减、有效改善肌肉质量和力量、改善身体活动能力和功能、提高生活质量的作用。

② 训练方法

做以抗阻运动为基础的运动,如坐位抬腿、静力靠墙蹲、举哑铃、拉弹力带等,每天进行 40～60 min 中高强度运动,如快走、慢跑。其间进行 20～30 min 抗阻训练,每周训练 2 天或 2 天以上,肌少症患者需要更多的运动量。

③ 抗阻训练方法

抗阻运动简单易学,抗阻工具也可采用装有水的容器,通过增添容器中水的重量增加抗阻训练的阻力,抗阻强度逐步递增,具体可依据 RPE 评分(表 4.9),后期也可根据需要或患者的兴趣选择哑铃、沙袋、弹力带等抗阻工具。

运动方法为负重侧平举、直立负重交替弯举、直立负重单臂颈后臂屈伸、负重仰卧推举和静蹲,分别锻炼三角肌、肱二头肌、肱三头肌、胸大肌和股四头肌等与日常生活密切相关的肌群。

三角肌:负重侧平举。动作说明:动作起始时,直立,双手握紧重物,膝盖稍微弯曲。向身体两侧提高双臂,直至上臂与地面平行。在整个锻炼过程中,保持肘部弯曲。

肱二头肌:直立负重交替弯举。动作说明:上体保持正直,两手各持一重物放于体侧,掌心向前,一侧屈臂将重物举起,前臂与上臂尽量靠拢,稍停然后慢慢放下重物至手臂完全伸直,再换另一侧,两手臂交替进行。注意不要借助腰部力量完成动作,重物放下时不要向后摆动。

肱三头肌:直立负重单臂颈后臂屈伸。动作说明:上体保持正直,用任意一只手抓住重物,屈臂尽可能降低重物放于头后。而后以肘关节为轴,举起小臂高于头,肘部指向一边,两侧交替进行。注意整个过程保持肘部的位置固定。

胸大肌:负重仰卧推举。动作说明:仰卧于长凳上,双手持重物,肩胛骨并拢,腰部弯曲,双脚着地保持稳定。开始时,拳眼相对,重物处于同一直线上。向上推举重物,并将重物稍稍并拢,动作完成后呼气,平稳地回到起始姿势,吸气。在做训练时,注意观察重物的运动轨迹,应平稳地推举重物,肘部向两侧伸展,手臂应在同一垂直平面上运动,将重物稍稍并拢可以扩大胸肌的活动范围,增强整个训练的效果。不要把手臂完全伸直,以免肱三头肌受到过大的压力。

股四头肌等下肢肌群:静蹲。动作说明:取站立位,上身躯干挺直,背靠墙,匀速下蹲至膝关节角度合适,小腿长轴与地面垂直,维持动作若干秒,再恢复直立位,多次重复。根据自己的实际情况增加下蹲深度,即增加负荷。

指导患者进行上肢运动,1组动作重复8次左右(每组用时约10 s),下肢运动1组动作重复3次左右(每次用时约10 s),5组为1个循环,每组之间休息30 s。一次训练重复4~6个循环,整个抗阻训练时间为6~10 min,指导患者逐渐增加循环的次数,延长抗阻训练的时间。

温馨提示:抗阻运动前的准备环节应缓慢实施,可不予阻力。需告知患者抗阻运动过程中的注意事项,即用力阶段呼气,放松阶段吸气,避免Valsalva动作(深吸气后屏气,再用力做呼气动作)。

(2) 快速抗阻力量训练

① 作用机制

由于衰老骨骼肌Ⅱ型肌纤维萎缩,快速抗阻力量训练对于维持Ⅱ型肌纤维和骨骼肌的整体功能水平很重要。老年人在进行快速抗阻训练时可获得较多的Ⅱ型肌纤维,其快速抗阻力量可得到显著提高,因此,在为老年人设计运动方案时应适当考虑一些快速抗阻力量训练。

② 训练方法

快速抗阻力量训练是老年人提高快速抗阻力量的有效手段,在每次进行力量练习时,以尽可能快的速度进行向心收缩。然后以较慢的速度(2 s左右)进行离心收缩。老年人快速抗阻力量训练需要涉及多关节和单关节的力量训练,用轻到中等负荷的重量。训练时阻力为30%~60%(最大阻力),快速重复6~10次,每个练习做1~3组。

3. 柔韧性训练

柔韧性训练的目的是根据个性化训练目标来发展大肌群或韧带群的关节活动度(Range of Motion,ROM)。ROM在柔韧性练习后会立即增加,并且在每周进行至少2~3次,坚持3~4周的规律拉伸之后关节ROM也会长期增长,特别是与抗阻力训练结合进行时,柔韧性训练可提高韧带的稳定性和平衡性。规律的柔韧性训练可能会减少运动者的肌肉韧带损伤,预防腰痛,缓解肌肉酸痛。

（1）柔韧性训练的方式

柔韧性训练应针对机体主要的肌肉肌腱单元，包括颈部、肩部、躯干、腰部、肘部、腕部、髋部、大腿前后、膝和踝关节。静力性拉伸、动力性拉伸以及本体感觉神经肌肉促进（Proprioceptive Neuromuscular Facilitation，PNF）法都可提高关节的 ROM。弹振或跳跃式拉伸是利用肢体运动所产生的势能而进行的拉伸。动力性或慢动作拉伸是指通过反复多次重复动作，使身体从一个体位逐步过渡到另一个体位，同时逐步增加动作范围和 ROM。静力性拉伸是指缓慢地拉伸肌肉或韧带到某一位置后静止不动，保持一段时间。静力拉伸包括主动静力拉伸和被动静力拉伸。主动静力拉伸是利用主动肌的力量使身体保持某一拉伸姿势，这种拉伸最常见的就是瑜伽。被动静力拉伸是指在同伴或设备（如弹力带或芭蕾扶杆）的帮助下，抬高肢体或身体其他部位到某一指定的位置。PNF 有多种方法，但常用的是在肌肉或肌腱群等收缩后，对此肌肉或肌腱群再进行拉伸（即收缩放松）。

（2）老年人柔韧性训练

频率：每周 2 次。

强度：拉伸至身体感觉到拉紧或轻微不适。

时间：保持拉伸 30～60 s。

类型：建议对所有主要肌肉肌腱单元进行一系列的柔韧性训练。

模式：建议每个柔韧性训练都重复 2～4 次。肌肉温度升高时进行柔韧性训练的效果最好，通过主动热身或热敷等被动方法都可以提高肌肉温度。

方式：任何保持或提高柔韧性的体力活动，通过缓慢的动作均可拉伸身体的各大肌群。静力性拉伸优于快速弹振式拉伸。

4. 平衡训练

平衡训练可以有效提高老年肌少症患者的平衡能力。坚持每周 2～3 次的平衡训练，对于减少、预防跌倒有效。训练建议包括：① 通过逐渐增加动作难度来减少其支撑力，如双腿站立、半前后站立、前后站立、单腿站立。② 使人体重心发生变化的动力性运动，如前后脚交替走路或蹬自行车。③ 肌群压力姿势练习，如脚跟、足尖站立。④ 减少感觉输入，如闭眼站立。⑤ 太极。训练应量力而行，必要时应有医护人员在一旁监督。

5. 运动训练的原则

（1）运动训练应该有一个推荐的体力活动水平的训练计划，依据运动强度、运动持续时间、运动频率循序渐进地达到所建议的体力活动水平。

（2）可以利用娱乐活动和闲暇活动、步行或骑车上下班、职业活动、家务、家庭和社区活动等进行有氧运动训练。

（3）尽可能早地开始抗阻训练，以获得理想的抗阻训练效果。为老年人设计抗阻训练计划时，还应该适当涉及快速抗阻力量训练项目。

（4）注意给予平衡和柔韧性训练。积极进行柔韧性训练和平衡训练可以有效促进老年肌少症患者的骨骼肌功能和平衡能力，是老年人整体健康状态所不能缺少的，对老年人的活动能力具有非常重要的作用。训练需循序渐进，长期坚持，量力而行，避免运动不当引起的损伤。

（二）营养

对于营养不良的老年人,蛋白质摄入减少是通过抗阻训练等干预治疗提高骨骼肌含量和骨骼肌力量的一个障碍。此外,大多数研究人员都认为蛋白质摄入量一天内应均匀地分布,以确保更长时间的合成代谢反应。

（三）药物

目前,雌激素、替勃龙、睾酮等药物治疗方法对于增加骨骼肌含量和骨骼肌力量的有效性还存在争议和不确定性,目前不能被列为治疗肌少症的推荐药物。

五、健康指导

（一）提高认识,早期识别

增强公众对肌少症的科学认识,早期识别肌少症的危险因素（如增龄、营养摄入不足、少动、制动、卧床、多重用药、慢性病等）,及时筛查风险人群。提高对肌少症不良结局的认识,早期预防、识别、干预风险因素,有利于保证老年人的健康和生活质量。

（二）运动

坚持运动对于肌量和肌力的保持、延缓衰老有显著的作用。研究表明,有氧运动和抗阻运动能不同程度地增加肌肉质量。抗阻力训练是唯一影响肌少症进展的治疗方法,应通过加强肌肉锻炼和增加肌肉量达到预防的目的。需要注意的是,老年人运动训练的量和强度都应有所限制,运动过程中应避免因运动不当而增加老年人受伤、诱发心脑血管疾病的危险,因此运动前的全面评估非常重要。

为了确保运动时的安全性,应注意以下问题:

（1）对于身体素质很差、功能受限或有慢性病而影响完成体力活动的老年人,在刚开始参加体力活动时,强度要低,运动持续时间不应太长。

（2）在运动计划的早期阶段,对于体弱的老年人,肌肉力量或耐力活动应该在有氧运动之前进行。患有肌少症、身体衰弱的老年人,需要在他们参与有氧训练之前,增加肌肉力量。

（3）如果老年人患有慢性病,无法达到推荐的最小运动量,也应尽可能地做些可以耐受的体力活动而避免静坐少动状态。

（4）在运动结束时应做一些适当的整理运动,尤其对于患心血管疾病的老年人。整理运动应包括适当的柔韧性运动等。

（三）饮食

注意营养均衡,避免长期吃素。保证每天从鱼、肉、蛋和豆制品中摄入的优质蛋白质达到每千克体重 1.2～1.5 g;每天喝 250～500 mL 牛奶,牛奶中含有优质蛋白质和易被人体吸收的钙,是预防肌少症最理想的食物。还需要从食物中获取多种维生素,保证机体的需要量。此外,脂肪酸、维生素 D、抗氧化营养素、口服营养补充剂等营养物质的摄入既是治疗的措施,也是重要的预防方式。也可将中国老年人平衡膳食宝塔(2010 年)作为老年人群营养膳食指导的参考(图 4.1)。

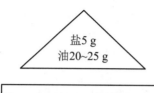

盐5 g
油20~25 g

奶类及奶制品300 g
大豆类及坚果30~50 g

畜肉类50 g
鱼虾、禽类50~100 g
蛋类25~50 g

蔬菜类400~500 g
水果类200~400 g

谷类、薯类及杂豆类200~350 g
水1200 mL

图 4.1　中国老年人平衡膳食宝塔(2010 年)

(四) 药物

激素类药物是重要的干预骨骼肌衰老的药物之一,睾酮、生长激素可促进肌肉合成,使肌肉力量明显提高,短期内改善肌少症的效果较明显,但因其不良反应的危害也较大,目前未在临床推广应用。

参 考 文 献

[1] 美国运动医学学会. ACSM 运动测试与运动处方指南[M]. 9 版. 王正珍,译. 北京:北京体育大学出版社,2017.

[2] 于宝海,吴文娟. 2018 欧洲肌少症共识解读[J]. 河北医科大学学报,2019,40(4):8.

[3] 郑洁姣,高文. 老年病康复指南[M]. 北京:人民卫生出版社,2020.

[4] 刘晓红,康琳. 协和老年医学[M]. 北京:人民卫生出版社,2016.

[5] Fillit H M,Rockwood K,Young J. Brocklehurst 老年医学与老年学:下册[M]. 8 版. 白小涓、李小鹰,译. 北京:科学出版社,2020.

[6] 蒲虹杉,董碧蓉. 老年肌少症与衰弱和营养[J]. 中国临床保健杂志,2021,24(5):5.

第三节　衰　　弱

一、概述

衰弱是老年人由于多个生理系统功能储备减弱,导致机体易损性增加,维持内环境稳定能力下降及抗应激能力减退的一种非特异性状态,这种状态增加了老年人发生跌倒、失能、谵妄甚至死亡等不良结局的风险。由于目前国内外关于衰弱的定义尚无统一标准,且评估工具较多,因此关于衰弱发生率的报道存在一定差异,但总的趋势是患病率随年龄增长而增加,且医疗机构中老年人衰弱患病率高于社区老年人。据研究显示,住院患者中,65 岁以上老年人衰弱发生率达 49%,85 岁以上老年人衰弱发生率高达 79.3%。老年衰弱给家庭和社会带来了沉重的医疗照护负担,但如能早期识别衰弱并给予相应的处理,衰弱前期可被逆转至健康状态,一些衰弱状态也可被逆转至衰弱前期,因此,合理有效的筛查和评估工具对于识别衰弱进而制定有效科学的防治措施至关重要。

二、衰弱的筛查和评估方法

《老年患者衰弱评估与干预中国专家共识》指出:应对所有 70 岁及以上人群或最近 1 年内非刻意节食情况下出现体重下降(≥5%)的人群进行衰弱的筛查和评估。

(一) SOF 指数

SOF 指数是 2007 年恩斯鲁德(Ensrud)等人在老年女性骨质疏松性骨折研究中提出的一种简洁的混合性测量衰弱的筛查工具,包括 2 个生物模型条目和 1 个功能条目。

1. 评分方法

SOF 指数共有 3 个问题:① 过去 1 年内体重下降>5%。② 自我感觉精力水平下降(问题"您觉得自己精力充沛吗?"的否定回答)。③ 在不使用手臂的情况下,无法坐在椅子上连续站起来 5 次。受试者符合任意 2 个或者 2 个以上条目的为衰弱,符合 1 个条目的为衰弱前期,不符合以上任何条目的为无衰弱。

2. 温馨提示

SOF 指数简单有效且操作性强,适用于老年人群的衰弱筛查和临床评估,但是急性患者往往无法完成 5 次椅立测试,因此,SOF 指数可能不适用于因急性疾病住院的患者。

(二) Fried 衰弱表型

衰弱身体表型(Physical Frailty Phenotype,PFP)是弗里德(Fried)等人于 2001 年在

美国老年人心血管健康研究中基于衰弱循环理论模型提出的,是一种结合主观自我报告和客观测量的混合性测量工具。

1. 评分方法

Fried 衰弱表型确定了 5 条评估标准(表 4.9):① 不明原因的体重下降。② 自我感觉疲乏。③ 体力活动下降。④ 行走速度下降。⑤ 握力下降。受试者符合 3 项及以上可诊断为衰弱,1～2 项为衰弱前期,0 项为无衰弱。

表 4.9　Fried 衰弱表型评估标准

序号	检测项目	男性	女性
1	体重下降	过去 1 年内不明原因的体重下降 4.5 kg 或 >5% 体重	
2	疲乏	CESD 的任一问题得分 2～3 分 过去 1 周内以下现象发生超过 3 天 (1) 我感到做任何事都很费力 (2) 我不能向前行走	
3	体力活动(MLTA)	<1609 kJ(383 kcal) (约散步 2.5 h)	<1134 kJ(270 kcal) (约散步 2 h)
4	行走时间(4.6 m)	身高≤173 cm:≥7 s 身高>173 cm:≥6 s	身高≤159 cm:≥7 s 身高>159 cm:≥6 s
5	握力(kg)	BMI≤24:握力≤29 24.1≤BMI≤28:握力≤30 BMI>28:握力≤32 (BMI 单位为 kg/m²)	BMI≤23:握力≤17 23.1≤BMI≤26:握力≤17.3 26.1≤BMI≤29:握力≤18 BMI>29:握力≤21

注:MLTA(Minda Leisure Time Activity Questionnaire)为明达休闲时间活动问卷;CESD 为流调中心用抑郁量表。

2. 温馨提示

Fried 衰弱表型把衰弱作为临床事件的前驱状态,可独立预测 3 年内跌倒、行走能力下降、日常生活活动能力受损情况、住院率及死亡,便于采取措施预防不良事件。但该研究排除了帕金森病、卒中史、认知功能异常及抑郁患者,且在临床使用时部分变量不易测量,在该标准中也未包含其他重要系统功能障碍的变量。本评估方法目前在临床和研究中应用最多,适用于医院和养老机构,在临床研究中也常应用。

(三) FRAIL 量表

FRAIL 量表是 2008 年国际营养、健康和老龄化协会提出的自我报告式量表,多用于临床环境下老年患者的衰弱筛查。

1. 评分方法

FRAIL(表 4.10)是由该量表 5 个条目的英文首字母组成的,包括:① 疲劳感(Fatigue)。

(Fatigue)。② 阻力感(Resistance):爬 1 层楼梯感到困难。③ 自由活动下降(Ambulation):不能持续走完 100 m。④ 多种疾病共存(Illness):≥5 种慢性病。⑤ 体重减轻(Loss of Weight):1 年或更短时间内体重下降>5%。FRAIL 量表判断衰弱的方法与 Fried 衰弱表型评估方法标准相同。

表 4.10　FRAIL 量表

序号	条目	询问方式
1	疲劳感	过去 4 周内大部分时间或者所有时间感到疲乏
2	阻力感	在不用任何辅助工具以及不用他人帮助的情况下,中途不休息爬 1 层楼梯有困难
3	自由活动下降	在不用任何辅助工具以及不用他人帮助的情况下,走完 100 m 较困难
4	多种疾病共存	有 5 种以上如下疾病:高血压、糖尿病、冠心病、脑卒中、恶性肿瘤(皮肤微小肿瘤除外)、充血性心力衰竭、哮喘、关节炎、慢性肺病、肾脏疾病等
5	体重减轻	1 年或者更短时间内出现体重下降>5%

2. 温馨提示

FRAIL 量表中不包括复杂的客观测量指标,应用简便快速,专业或非专业人员均可以通过自我报告、电话或邮件等方式进行衰弱评估,有助于早期识别出衰弱的老年人。但是 FRAIL 量表不能区分衰弱与共患病,且目前关于 FRAIL 量表测量性能的研究不多,其效度及诊断性能还需在老年人中进行验证。

(四) 临床衰弱量表

临床衰弱量表(Clinical Frailty Scale,CFS)是 2005 年罗克伍德(Rockwood)团队从加拿大全民健康与老龄化调查中开发的等级评定量表,采用了简单的临床参数,纳入了认知损害和功能情况。

1. 评分标准

CFS 从临床上的主观判断将患者的情况分为非常健康、健康、维持健康、脆弱易损伤、轻度衰弱、中度衰弱、严重衰弱、非常严重的衰弱及终末期 9 个等级(表 4.11),等级越高,衰弱程度越严重。

表 4.11　临床衰弱量表(CFS)

序号	衰弱等级	具体测量
1	非常健康	身体强壮,积极活跃,精力充沛,充满活力,定期进行体育锻炼,处于所在年龄最健康的状态
2	健康	无明显的疾病症状,但不如等级 1 健康,经常进行体育锻炼

续表

序号	衰弱等级	具体测量
3	维持健康	存在可控制的健康缺陷,除常规行走外,无定期的体育锻炼
4	脆弱易损伤	日常生活不需他人帮助,但身体的某些症状会限制日常活动,常见的主诉为白天行动缓慢和感觉疲乏
5	轻度衰弱	明显的动作缓慢,工具性日常生活活动(如去银行、乘坐公交车、做家务、用药等)需要帮助
6	中度衰弱	所有的室外活动均需要帮助,在室内上下楼梯、洗澡需要帮助,穿衣也需要(一定程度的)辅助
7	严重衰弱	个人生活完全不能自理,但身体状态较稳定,一段时间内(<6个月)不会有死亡危险
8	非常严重的衰弱	生活完全不能自理,接近生命终点,已不能从任何疾病中恢复
9	终末期	接近生命终点,生存期<6个月的垂危患者

2. 温馨提示

CFS是针对住院老年人建立的评估衰弱的量表,该量表包含疾病负担、基础性日常生活活动能力和工具性日常生活活动能力,需由有经验、经过培训的临床医生判断。该量表不涉及客观的测量,简单易行,比较适合繁忙的临床情景。已有研究证实,该量表在急诊工作中用于衰弱评估优于其他量表。

(五) 衰弱指数

衰弱指数(Frailty Index,FI)是罗克伍德等人于 2002 年在加拿大健康与老龄化研究中基于累积缺陷理论发展而来的,也称缺陷累积评估方法,涵盖了症状、体征、功能损害、实验室检查和社会资源等领域的多项健康缺陷,既包含自我报告式缺陷(如自评健康、听力、视力等),又包含客观测量的缺陷(如握力、BMI 等),衰弱指数即缺陷数占所有评估缺陷总数的比例。

1. 评分标准

FI 目前变量的数量无统一标准,但至少应纳入 30 条健康缺陷才能保证其对不良健康结局的预测价值,在实际应用中,通常为 30~70 个。如老年人综合评估(CGA)包含约 60 项潜在的健康缺陷。在此情况下,无任何健康缺陷老年人的衰弱指数评分为 $0/60=0$。同理,假设患者有 24 项健康缺陷,其衰弱指数评分则为 $24/60=0.4$。通常认为,FI≥0.25 表示该老年人衰弱;FI<0.12 表示无衰弱;0.12≤FI<0.25 表示为衰弱前期。

FI 中健康缺陷的选取应该遵循以下原则:① 健康缺陷是后天产生的,与个体的健康状况相关。② 健康缺陷的发生率与年龄相关。③各个健康缺陷不能过于常见,在年龄较轻者中不可过早饱和。④ 健康缺陷所涉及的内容应包含多个方面,如失能、疾病、认知功能、心理和社会等。⑤ 对同一个体进行多次衰弱测量时需要使用健康缺陷相同的 FI,但对不同研究中的衰弱情况进行比较时则不要求 FI 的健康缺陷完全相同。

2. 温馨提示

FI 将多种复杂健康信息整合成单一指标,突破了单一变量描述功能状态的局限性,在反映健康功能状态及变化、健康服务需求、公共卫生管理和干预等方面具有重要的应用价值。FI 能很好地评估老年人的衰弱程度,预测临床预后,在临床研究、社区应用较为广泛,但评估项目多、耗时较长,因而可能难以直接用作初次衰弱筛查工具,而更适用于 CGA 后的衰弱风险评估、干预措施的效果评价或流行病学中大规模的人群调查。

三、衰弱的干预

《老年患者衰弱评估与干预中国专家共识》(下文简称《共识》)指出:衰弱的预防和治疗尚处于初步探索阶段,特异性干预衰弱的临床试验较少,但其早期干预十分重要,中度衰弱的老年人对干预反应良好,而重度衰弱患者的干预效果不佳。根据衰弱病因和病理、生理变化,结合现有证据,《共识》提出以下治疗衰弱的方法。

(一) 运动锻炼

运动锻炼是提高老年人生活质量和功能最有效的方法。抗阻运动与有氧耐力运动是预防及治疗衰弱状态的有效措施。在老年衰弱人群中,即使是最衰弱的老年人也可以从任何可耐受的体力活动中获益。衰弱老年人运动量的细化、风险评估、运动限制和保护,以及主动运动和被动运动的选择可参考运动康复的原则,即老年人运动具有安全性、科学性、有效性、个体化等特点。其中,安全性是基石,科学性和有效性是核心,个体化是关键。运动锻炼要在合理的风险评估和安全保护的前提下进行,应根据患者的个人兴趣、训练条件和目的选择合适的运动强度、频率、方式和运动时间。重度衰弱患者可选用被动运动的方式进行康复。

(二) 营养干预

营养干预能改善营养不良的衰弱老年人的体重下降问题,降低病死率,但在非营养不良的衰弱人群中尚缺乏足够的证据支撑。

1. 补充能量或蛋白质

补充蛋白质特别是富含亮氨酸的必需氨基酸混合物可以增加肌容量进而改善衰弱状态。老年人日常所需的蛋白质及氨基酸要略高于年轻人。健康成人每日每千克体重需要蛋白质 0.83 g,老年人需要 0.89 g,衰弱患者合并肌少症时则需要 1.2 g,应激状态时需要 1.3 g。

2. 补充维生素 D(常联合钙剂)

《共识》推荐当血清 25-羟基维生素 D 水平<100 nmol/L 时可考虑给予补充,每天补充 800 U 维生素 D_3,以改善下肢力量和功能。

（三）共病和多重用药管理

老年人常存在的共病是衰弱的潜在因素,如抑郁、心力衰竭、肾衰竭、认知功能受损、糖尿病、视力及听力问题等,均可促进衰弱的发生与发展。衰弱的预防和治疗应包括积极管理老年人现患共病,尤其重视处理可逆转疾病。评估衰弱老年人用药合理性并及时纠正不恰当用药,建议临床根据 Beers、STOPP 及 START 标准评估衰弱老年人的用药情况,减少不合理用药,对改善衰弱具有一定的效果。

（四）多学科团队合作的医疗护理模式

CGA 对衰弱老年人非常重要并可使其得到极大益处。衰弱护理应以患者为中心,强调多学科团队合作,对衰弱老年人行 CGA 和管理。团队成员应包括老年科医生、护理人员、临床药师、康复治疗师、营养师、专科医师和社会工作者。老年长期照护和老年住院患者的急性照护均应以提高功能为目标,使衰弱老年人从中受益。同时医疗护理模式必须个体化,强调尊重老年人意愿、保持老年人自己的价值观。

不同群体衰弱老年人的干预模式侧重点各不相同,具体如下:

1. 社区老年人

可进行基于 CGA 的综合干预,通过减少护理需求及跌倒,降低入住医疗机构的风险及其他负性临床事件发生的概率。

2. 入住护理机构和住院老年人

采用针对性的康复训练可改善患者的步行能力,减少活动受限。衰弱的住院患者应入住老年专科病房,由老年专科医生对其进行 CGA 及综合干预。这样与入住普通病房的患者相比,其功能更易恢复,认知及其他功能继续下降的可能性减小,且具有较低的院内病死率。

3. CGA 管理单元和老年人急性期快速恢复病房

包含 CGA 和针对性综合干预措施,如个体化护理、营养支持、康复及出院计划等,可降低衰弱老年人再次入住医疗机构的概率,减少住院费用、降低出院及 1 年后功能下降的程度。

（五）减少医疗伤害

对衰弱的老年人进行有创检查和治疗常会导致并发症,有时会增加患者的负担并损害其生活质量。因此,对中、重度衰弱老年人应该仔细评估患者的情况,避免过度医疗行为。

（六）药物治疗

目前尚无可靠证据,是未来研究的重点,可能涉及抗炎药物、激素类药物、性激素受体调节剂、血管紧张素转化酶抑制剂等。目前使用这些药物时,需根据患者的具体情况权衡利弊。

参 考 文 献

［1］　Ensrud K E,Ewing S K,Taylor B C,et al. Frailty and risk of falls,fracture,and mortality in older women:the study of osteoporotic fractures［J］. J. Gerontol A Biol. Med. ,2007,62(7):744.

［2］　Fried L P,Tangen C M. Frailty in older adults:evidence for a phenotype［J］. Journals of Gerontology, 2001,56(3):146.

［3］　Morley J E,Malmstrom T K,Miller D K. A Simple frailty questionnaire(FRAIL) predicts outcomes in middle aged African Americans［J］. J. Nutr. Health & Aging,2013,16(7):601-608.

［4］　Rockwood K,Song X W,MacKnight C,et al. A global clinical measure of fitness and frailty in elderly people［J］. CMAJ,2005,173(5):489-495.

［5］　Rockwood K,Mitnitski A. Frailty in relation to the accumulation of deficits［J］. J. Gerontol A Biol. Sci. Med. Sci. ,2007,6(2):722-727.

［6］　郝秋奎,李峻,董碧蓉,等.老年患者衰弱评估与干预中国专家共识［J］.中华老年医学杂志,2018,36 (3):251-256.

第五章　其他常见老年综合征评估

第一节　老年失眠障碍

　　失眠是最常见的就诊主诉之一,尤其常见于老年患者,且老年人群常合并躯体疾病、精神障碍或神经系统疾病,其入睡和获得恢复性睡眠更加困难,对个体和社会均会造成严重的负担。

一、失眠障碍的定义和分类

1. 定义

　　失眠障碍是以频繁而持续的入睡困难或睡眠维持困难并导致睡眠满意度不足为特征的睡眠障碍。失眠障碍还包括社会功能损害,与大多数精神障碍相似。失眠障碍既可以独立存在,也可以与其他精神障碍共病。

2. 分类

　　根据国际睡眠障碍分类(第 3 版)(International Classification of Sleep Disorders-3, ICSD-3)的分类标准,失眠障碍根据病程可分为慢性失眠障碍、短期失眠障碍及其他失眠障碍。

二、失眠障碍的危险因素及负面影响

1. 危险因素

　　失眠与其他躯体和精神疾病存在复杂关联,目前不再根据是否伴发其他疾病来划分"原发性"或"继发性"。实际上,绝大多数患者存在一种或多种可能促发失眠的危险因素或合并症,成功治疗有赖于关注失眠本身及相关合并症。失眠的固有因素和遗传因素主要有高龄、围经期和绝经后女性、失眠家族史、既往失眠发作、特质睡眠反应。慢性失眠常与精神疾病共存,包括抑郁、焦虑、物质使用障碍、创伤后应激障碍。慢性病程后的失眠可能是躯体疾病的共病,也可能与躯体疾病的治疗药物有关,在老年人群中常见的有肺部疾病、高血压、糖尿病、心力衰竭、癌症和慢性疼痛等;在神经系统疾病中,如阿尔茨海默病、帕金森病中失眠亦常见。一些药物副作用也会导致失眠,如兴奋剂、抗抑郁

药、糖皮质激素、阿片类药物等。失眠症状可能与其他睡眠障碍共存，尤其见于睡眠呼吸暂停、不宁腿综合征。成人慢性失眠的危险因素和合并症见表 5.1。

表 5.1 成人慢性失眠的危险因素和合并症

精神疾病	神经系统疾病
抑郁症	神经退行性疾病（如阿尔茨海默病、帕金森病）
焦虑	神经肌肉疾病（包括疼痛性周围神经病变）
物质使用障碍	脑半球和脑干卒中
创伤后应激障碍	脑肿瘤
医疗状况	创伤性脑损伤
肺	头痛综合征（如偏头痛、丛集性、催眠性头痛和头部爆炸综合征）
・慢性阻塞性肺疾病	
・哮喘	致命的家族性失眠
风湿病学	**药物和物质**
・关节炎	中枢神经系统兴奋剂
・纤维肌痛	中枢神经系统抑制剂
・慢性疼痛	支气管扩张剂
心血管	抗抑郁药
・心力衰竭	β受体拮抗剂
・缺血性心脏病	利尿剂
・夜间心绞痛	糖皮质激素
・高血压	咖啡因
内分泌学	酒精
・甲亢	**其他睡眠障碍**
泌尿	不宁腿综合征
・夜尿症	周期性肢体运动障碍
胃肠	睡眠呼吸暂停
・胃食管反流	昼夜节律紊乱
糖尿病	・睡眠觉醒阶段延迟障碍
癌症	・晚期睡眠觉醒相位障碍
怀孕	・不规则的睡眠觉醒节律障碍
更年期	・非 24 h 睡眠觉醒节律失常
莱姆病	・轮班工作障碍
人类免疫缺陷病毒（HIV*）感染	・时差
慢性疲劳综合征	
皮肤科（如瘙痒）	

* HIV 全称为 Human Immunodeficiency Virus。

2. 负面影响

失眠患者常感乏力、困倦、意识混浊、紧张,往往伴有焦虑和抑郁,会损害日间功能和生存质量。失眠可激活交感神经系统,多项研究表明慢性失眠伴有客观总睡眠时间减少、新发高血压和新发心血管疾病增加等风险。既往研究显示,失眠且夜间睡眠时间短的患者发生糖尿病的风险增加,治疗糖尿病患者的失眠症状能改善睡眠效率且对血糖控制有一定效果。与慢性客观失眠相关的生理激活机制很可能解释了失眠与高血压、心血管疾病、糖尿病、代谢障碍之间的关联。

三、失眠障碍的临床评估

失眠是一种通过病史和患者报告而确定的临床诊断。评估目标是确定睡眠问题的性质和严重程度,识别与有效治疗相关的诱因和共存因素。

1. 睡眠史和睡眠日记

询问睡眠史时,应详细了解患者在 24 h 和 1 周中的睡眠问题(即觉醒次数、觉醒持续时间和失眠问题持续时间)和睡眠时间(即上床时间、入睡所需时间、最后觉醒时间、小睡次数及小睡持续时间),还应评估睡眠障碍所致症状(如日间困倦、疲劳)、症状持续时间(即急性或慢性)以及睡眠环境。睡眠日记是国际公认的辅助检查睡眠疾病的量表,通过每日实时记录来了解主观睡眠情况,如记录自己的上床时间和入睡时间、睡眠中是否醒来过、醒了几次、自己第二天醒的时间,记录刚开始清醒的时间、完全清醒的时间、身体疲劳状态、心理郁闷程度、头脑清醒程度等,通过睡眠日记可以了解睡眠的基本情况和规律,是医生诊断与观察治疗效果的重要参考。

2. 自评式筛查工具

自评式筛查工具通过追踪慢性失眠诊断条目的变化或记录睡眠日记,确定失眠症状的严重程度并监测症状变化。

(1) PSQI 量表

PSQI 量表由 9 个条目构成,可分成主观睡眠质量、入睡时间、睡眠时间、睡眠效率、睡眠障碍、催眠药物、日间功能障碍 7 个因子,被试者完成问卷需要 5~10 min。

在计分方法上,PSQI 量表的 7 个构成因子中,每个因子以 0~3 分来计分,累计各因子得分则为 PSQI 总分,其总分范围为 0~21 分(第一章附表 1.2)。

根据睡眠等级的判定标准,可将 PSQI 总分分成 3 个等级进行评价:

PSQI 总分≤4 分表示睡眠质量良好;

5≤PSQI 总分≤7 分表示睡眠质量一般;

PSQI 总分≥8 分则表示睡眠质量差(即睡眠障碍);

PSQI 总分越高表示睡眠质量越差。

匹兹堡睡眠质量指数(PSQI)量表如下:

匹兹堡睡眠质量指数(PSQI)量表

指导语:下面的一些问题是关于您最近 1 个月的睡眠状况,请选择或填写最符合您

近 1 个月实际情况的答案。(备注:所有时间请按 24 小时制填写)

1. 过去 1 个月您晚上通常什么时候上床睡觉? ＿＿时＿＿分

2. 过去 1 个月您每晚通常要多长时间(min)才能入睡? ＿＿min

3. 过去 1 个月您每天早上通常什么时候起床? ＿＿时＿＿分

4. 过去 1 个月您每晚的实际睡眠时间有多长? ＿＿h(这可能和您躺在床上的时间不一样)

5. 从以下每一个问题中选一个最符合您的情况的答案作答,请回答所有的题目。

过去 1 个月您出现以下睡眠问题的次数:

(a) 30 min 内不能入睡:
□过去 1 个月没有　　　　□每周平均不足 1 个晚上
□每周平均 1 或 2 个晚上　□每周平均 3 个或更多晚上

(b) 半夜醒来或早醒:
□过去 1 个月没有　　　　□每周平均不足 1 个晚上
□每周平均 1 或 2 个晚上　□每周平均 3 个或更多晚上

(c) 晚上必须起床上洗手间:
□过去 1 个月没有　　　　□每周平均不足 1 个晚上
□每周平均 1 或 2 个晚上　□每周平均 3 个或更多晚上

(d) 呼吸不畅:
□过去 1 个月没有　　　　□每周平均不足 1 个晚上
□每周平均 1 或 2 个晚上　□每周平均 3 个或更多晚上

(e) 咳嗽或大声打鼾:
□过去 1 个月没有　　　　□每周平均不足 1 个晚上
□每周平均 1 或 2 个晚上　□每周平均 3 个或更多晚上

(f) 感到寒冷:
□过去 1 个月没有　　　　□每周平均不足 1 个晚上
□每周平均 1 或 2 个晚上　□每周平均 3 个或更多晚上

(g) 感到太热:
□过去 1 个月没有　　　　□每周平均不足 1 个晚上
□每周平均 1 或 2 个晚上　□每周平均 3 个或更多晚 上

(h) 做噩梦:
□过去 1 个月没有　　　　□每周平均不足 1 个晚上
□每周平均 1 或 2 个晚上　□每周平均 3 个或更多晚上

(i) 感到疼痛:
□过去 1 个月没有　　　　□每周平均不足 1 个晚上
□每周平均 1 或 2 个晚上　□每周平均 3 个或更多晚上

(j) 其他原因,请描述:
□过去 1 个月没有　　　　□每周平均不足 1 个晚上
□每周平均 1 或 2 个晚上　□每周平均 3 个或更多晚上

6. 就整体而言,您对过去1个月总睡眠质量评价为:

□非常好　□尚好　□不好　□非常差

7. 过去1个月,您有多少时间需要服药(包括医生开处方或在外面的药店买药)才能入睡?

□过去1个月没有　　　　□每周平均不足1个晚上
□每周平均1或2个晚上　□每周平均3个或更多晚上

8. 过去1个月您多常在开车、吃饭或参加社交活动时难以保持清醒状态?

□过去1个月没有　　　　□每周平均不足1个晚上
□每周平均1或2个晚上　□每周平均3个或更多晚上

9. 过去1个月,您在需要保持足够的精力来完成事情上是否有困难?

□没有困难　□有一点困难　□比较困难　□非常困难

(2) 阿森斯失眠量表(Athens Insomnia Scale,AIS)

本量表共有8个题目,① 计为0分,② 计为1分,③ 计为2分,④ 计为3分,得分范围为0~24分。若总分<4分,代表不存在睡眠障碍;4分≤总分≤6分,代表可能失眠;总分>6分,代表失眠。

阿森斯失眠量表(AIS)如下:

阿森斯失眠量表(AIS)

本量表用于您对经历的睡眠障碍的自我评估。

对于以下列出的问题,如果您在过去1个月内每星期至少发生3次,请您圈出相应的自我评估结果。

1. 入睡时间(关灯后到睡着的时间):
① 没问题　② 轻微延迟　③ 显著延迟　④ 延迟严重或没有睡觉

2. 夜间苏醒:
① 没问题　② 轻微影响　③ 显著影响　④ 严重影响或没有睡觉

3. 比期望的时间早醒:
① 没问题　② 轻微提早　③ 显著提早　④ 严重提早或没有睡觉

4. 总睡眠时间:
① 足够　② 轻微不足　③ 显著不足　④ 严重不足或没有睡觉

5. 总睡眠质量(无论睡多长时间):
① 满意　② 轻微不满　③ 显著不满　④ 严重不满或没有睡觉

6. 白天情绪:
① 正常　② 轻微低落　③ 显著低落　④ 严重低落

7. 白天身体功能(体力或精神,如记忆力、认知力和注意力等):
① 足够　② 轻微影响　③ 显著影响　④ 严重影响

8. 白天思睡:
① 无思睡　② 轻微思睡　③ 显著思睡　④ 严重思睡

（3）睡眠问题问卷

总分范围为 0～20 分,分数越高提示睡眠障碍越严重,任何单项得分为 4 或 5 分都提示有临床意义的睡眠障碍,具体见表 5.2(每一单项为 0～5 分:完全没有计 0 分;1～3 天计 1 分;4～7 天计 2 分;8～14 天计 3 分;15～21 天计 4 分;22～31 天计 5 分)。

表 5.2　睡眠问题问卷

问题	得分
入睡有困难吗	
平均每晚醒几次	
难以入睡(包括过早醒来)吗	
在平常的睡眠量后醒来感到到疲倦和疲惫吗	

注:总分越高表示睡眠障碍越严重。

3. 失眠的可能诱因

失眠常见易感和诱发因素包括个体对压力下睡眠紊乱的基础反应、躯体和精神疾病、遗传因素。及时发现相关诱因及并发症,对失眠治疗的作用不容忽视。

失眠患者往往合并抑郁和焦虑,因此在常规评估中应行相关筛查。

（1）GDS

回答"是"表示存在抑郁,计 1 分,回答"否"计 0 分;10 个项目(1、5、7、9、15、19、21、27、29、30)采用反向计分,即回答"否"表示存在抑郁,计 1 分,回答"是"计 0 分。GDS 的主要统计指标为总分,其范围为 0～30 分。总分反映抑郁症状的程度:总分≥11 分说明存在抑郁症状,轻度抑郁为 11～20 分,中、重度抑郁为 21～30 分。GDS 见表 5.3。

表 5.3　GDS

1	您对生活基本上满意吗	是		否	
2	您是否已经放弃了很多活动和项目	是		否	
3	您是否觉得生活空虚	是		否	
4	您是否常感到厌倦	是		否	
5	您觉得未来有希望吗	是		否	
6	您是否因为脑子里的一些想法摆脱不掉而烦恼	是		否	
7	您是否大部分时间精力充沛	是		否	
8	您是否害怕会有不幸的事落到你头上	是		否	
9	您是否大部分时间感到幸福	是		否	
10	您是否感到孤立无援	是		否	
11	您是否经常坐立不安、心烦意乱	是		否	
12	您是否希望待在家里而不愿去做些新鲜事	是		否	

续表

13	您是否常常担心将来	是		否	
14	您是否觉得记忆力比以前差	是		否	
15	您觉得现在活着很惬意吗	是		否	
16	您是否常感到心情沉重、郁闷	是		否	
17	您是否觉得像现在这样活着毫无意义	是		否	
18	您是否总为过去的事忧愁	是		否	
19	您觉得生活很令人兴奋吗	是		否	
20	您开始一件新的工作很困难吗	是		否	
21	您觉得生活充满活力吗	是		否	
22	您是否觉得您的处境已毫无希望	是		否	
23	您是否觉得大多数人比您强得多	是		否	
24	您是否常为些小事伤心	是		否	
25	您是否常觉得想哭	是		否	
26	您集中精力有困难吗	是		否	
27	您早晨起来很快活吗	是		否	
28	您希望避开聚会吗	是		否	
29	您做决定很容易吗	是		否	
30	您的头脑像往常一样清晰吗	是		否	

注:选择最切合您最近1周来的感受的答案,在"是"或"否"后画"√"。

（2）老年焦虑量表（Geriatric Anxiety Inventory, GAI）

量表有20个项目,请被试者根据自己1周以来的感受以"是"或"否"作答。"是"计1分,"否"计0分,总分为0~20分,分数越高表示焦虑情况越严重。GAI见表5.4。

表5.4　GAI

项目	是	否
1. 我总是在担忧		
2. 我觉得做决定很困难		
3. 我经常觉得紧张不安		
4. 我觉得很难放松下来		
5. 我经常由于担忧而不能享受生活		
6. 一点小事也会给我带来很大烦恼		

续表

项目	是	否
7. 我经常觉得心里七上八下的		
8. 我觉得自己是爱担忧的人		
9. 即使一点儿小事也会让我不由自主地担心		
10. 我经常感到紧张		
11. 我的想法经常让我很焦虑		
12. 担忧使我的肠胃不舒服		
13. 我觉得自己是个神经紧张的人		
14. 我总是预感到最坏的事情会发生		
15. 我经常胆战心惊的		
16. 我觉得我的担忧干扰了我的生活		
17. 我经常被各种担心压垮		
18. 有时我因为焦虑而感到胃痉挛		
19. 过度担忧使我错失了一些东西		
20. 我经常觉得心烦意乱		

注:请根据最近1周内您的感受对下列题目作答。如果您基本同意题目对您的描述,请在"是"下的表格中画"√";如果基本不同意题目对您的描述,请在"否"下的表格中画"√"。

病史采集还应关注合并的睡眠障碍症状,如睡眠呼吸暂停和不宁腿综合征。

应评估用药清单(包括用药时间)以确定诱发药物(如兴奋剂、糖皮质激素、抗抑郁药、利尿剂、阿片类药物等);应询问患者的习惯,包括咖啡因摄入、睡前吸烟、饮酒情况。

4. 体格检查

失眠患者进行体格检查可能发现与失眠相关的躯体疾病,如高血压、心律失常。此外,阻塞性睡眠呼吸暂停患者可见口咽部组织增多,心力衰竭患者可见下肢水肿,痴呆患者可见精神状态异常。

5. 实验室检查

评估慢性失眠不必进行常规实验室检查。根据临床怀疑的可能重要共存因素,行特定检查。例如,若怀疑有心衰、甲状腺功能亢进、糖尿病、肾病或不宁腿综合征,需要分别进行脑钠肽、甲状腺功能、血糖、血清尿素氮和肌酐水平等相关检测。其他检查包括多导睡眠图、体动记录仪、家庭睡眠呼吸暂停检测等。

四、失眠障碍的诊断标准

ICSD-3慢性失眠障碍诊断标准见表5.5。

表 5.5　ICSD-3 慢性失眠障碍诊断标准

必须满足诊断标准 A～F：

A	患者报告,或患者的父母或照护者观察到以下 1 项或多项： □入睡困难 □睡眠难以维持 □比预期更早起床 □抗拒按适当的时间表上床睡觉 □在没有父母或看护人干预的情况下难以入睡
B	患者报告,或患者的父母或照护者观察到以下 1 项或多项： □疲劳、不适 □注意力、注意力或记忆障碍 □社交、家庭、职业或学业成绩受损 □情绪障碍、易激惹 □白天嗜睡 □行为问题(如多动症、冲动、攻击性) □动力、精力、主动性降低 □容易出错、发生事故 □对睡眠担忧或不满
C	所报告的睡眠觉醒主诉不能纯粹通过睡眠机会不足(即分配足够的睡眠时间)或睡眠环境不足(即环境不够安全、黑暗、安静和舒适)来解释
D	睡眠障碍和相关的日间症状每周至少发生 3 次
E	睡眠障碍和相关的日间症状已经存在至少 3 个月
F	睡眠觉醒困难不能用其他睡眠障碍更好地解释

根据 ICSD-3,满足下列全部 4 项标准即可确诊为失眠：

(1) 患者报告入睡困难、维持睡眠困难或早醒。对于痴呆患者,睡眠障碍可能表现为拒绝在适当的时间上床或没有照护者的帮助就难以入睡。

(2) 尽管有充足的机会和适当的睡眠环境,仍发生睡眠困难。

(3) 患者报告因睡眠困难而引起日间功能受损,包括疲劳或不适,注意力、专注力或记忆力受损,社会功能障碍、职业功能障碍或学业表现差,心境障碍或易激惹,日间困倦,积极性、精力或主动性减退,工作或驾驶时出现失误或事故,以及关注或担忧睡眠问题。

(4) 睡眠觉醒困难不能用其他睡眠障碍更好地解释。

短期失眠症的诊断标准与慢性失眠症类似,但病程少于 3 个月,且没有频率的要求。

五、失眠障碍的治疗

1. 急性失眠的治疗

短期失眠(持续小于 1 个月)是失眠的一种常见形式,通常由心理或生理压力引起。

急性失眠患者通常能识别出诱发失眠的直接因素。急性失眠的临床治疗有2个方面:①讨论压力源在干扰睡眠中所起的作用,并评估痛苦水平。患者教育可在一定程度上控制失眠,或至少让患者接受暂时失眠。如果痛苦处于轻度或可控水平,我们会宽慰患者,并在症状没有改善时安排随访。② 当失眠严重或伴随显著痛苦时,我们会短期使用失眠治疗药物,以帮助患者解决失眠对日间功能的直接干扰,并控制患者对睡眠的日益焦虑。药物的选择因人而异,与慢性失眠的原则相同。

2. 慢性失眠的治疗

对于恰当识别并处理诱发和维持因素后仍然持续存在的慢性失眠,认知行为治疗(Cognitive Behavioral Therapy,CBT)和药物治疗是主要治疗选择。

(1) 失眠的认知行为治疗(Cognitive Behavioral Theraphy for Insomnia,CBT-I)

CBT-I为治疗成人慢性失眠的首选方式,已被多个学术组织和指南认可为一线治疗方法。传统上分为面对面个体治疗或团体治疗,包括 CBT-I 的行为治疗和认知治疗。

① CBT-I的行为治疗部分

设定每周7日稳定的就寝时间和起床时间。减少在床上的时间,使之接近估计的总睡眠时间(睡眠限制)。

慢性失眠的睡眠限制治疗(多次就诊)见表5.6。

表 5.6　慢性失眠的睡眠限制治疗(多次就诊)

步骤	治疗方式
第1步	患者每天保持记录睡眠日记,持续1~2周。平均总睡眠时间和睡眠效率* 是根据睡眠日记上的信息计算得出的
第2步	如果睡眠效率<85%,则床内时间(即从就寝到起床经过的时间)设置为等于睡眠日记的睡眠小时数,并且每天的就寝时间和起床时间一致; 提示患者在白天不要打盹; 患者继续保持记录睡眠日记,直到下次就诊
第3步	平均总睡眠时间和睡眠效率是根据睡眠日记上的信息计算的,并采取以下步骤之一: A. 如果睡眠效率>90%,并且患者感觉没有得到充分的休息,则在床上的时间增加,通常增加 15 min; B. 如果睡眠效率在 85%~90%,那么睡眠时间表保持不变; C. 如果睡眠效率<85%,患者不感到困倦,则在床上的时间缩短 15 min; 患者继续保持记录睡眠日记,直到下次就诊
第4步	重复第3步,直到睡眠质量令人满意(参见上面第3步中的步骤A),并且患者在白天感到夜间已得到了充分休息

＊睡眠效率＝睡眠时间/在床上的时间×100%。

鼓励只在睡觉时才使用床,只在困倦时才去睡觉,如果因无法入睡而焦虑就离开床(刺激控制)。

慢性失眠的刺激控制说明如下:

a. 只有在困倦时才上床睡觉。

b. 床和卧室仅用于睡眠。

c. 如果你在床上 20 min 内无法入睡,那么请起床,当困倦时再上床。

d. 无论晚上睡了多久,早上都在同一时间起床。

e. 白天不要小睡。

睡眠卫生包括:避免使用干扰睡眠的物质、避免小睡以最大化睡眠驱动力、优化睡眠环境的舒适度。睡眠卫生指南见表 5.7。

表 5.7 睡眠卫生指南

建议	详细说明
规律的就寝时间和起床时间	一致的就寝时间和起床时间可以带来更规律的睡眠时间表,并避免睡眠不足或夜间长时间醒来
避免打盹	避免打盹,尤其是小睡超过 1 h
限制咖啡因	午餐后避免摄入咖啡因
限制饮酒	避免在睡前饮酒,酒精会对睡眠产生负面影响
避免使用尼古丁	尼古丁是一种兴奋剂,应在睡前和夜间避免使用
锻炼	鼓励白天进行身体活动,特别是在睡前 4～6 h,因为这可能有助于入睡。不鼓励在睡前 2 h 内进行剧烈运动
保持睡眠环境安静和黑暗	夜间的噪音和光线照射会扰乱睡眠。通常建议使用白噪声或耳塞来降低噪声。通常建议使用遮光罩或眼罩来减少光线。这也可能包括避免在睡前看电视,因为这会通过改变睡眠时间而对昼夜节律产生影响
卧室时钟	避免在晚上查看时间,包括闹钟和其他钟表(如手表和智能手机上的电子时钟)。查看时间会增加认知唤醒并延长清醒时间
晚间饮食	避免在睡前吃大餐,但不要饿着肚子上床睡觉。晚上吃一顿健康饱满的饭菜,避免在深夜吃夜宵

② CBT-I 的认知治疗部分

与失眠相关的焦虑性和灾难性想法。

对睡眠时间的不恰当预期。

关于失眠影响的错误认定。

用渐进式肌肉放松、正念和冥想来放松。

使用横膈膜呼吸步骤表(表 5.8)。

表 5.8 横膈膜呼吸步骤表

注意:在使用这种类型的呼吸来帮助睡眠之前,请每天练习,直到变得容易进入放松状态。每次练习时可以将相关情况记录下来,也便于后期查询
穿舒适的衣服
坐在舒适的椅子上,双脚放在地板上
将一只手放在胸部顶部,另一只手放在腹部,小手指在肚脐上方约 2.54 cm 处
仅使用隔膜通过鼻子缓慢呼吸,尽量不要使用胸部肌肉。正确执行此操作时: 当你吸气时,你的腹部应该膨胀;当你呼气时,你的腹部应该回落。 只有你的手(在你的腹部上)应该移动
一旦你只用你的横膈膜呼吸,开始计算你的呼吸次数: 每次吸气时都要数数,然后在呼气时想着"出来"这个词(想想"1,出来""2,出来""3,出来"……)。 这样总共进行 10 次呼吸,从 1 到 10 计数;然后再进行 10 次呼吸,从 10 倒数到 1
按照自己的节奏呼吸,尽量不要呼吸得比平常更快或更慢,专注于仅使用隔膜。 当你数完呼吸次数后,将你的手放在你的腿上或侧边 1 min,等到你正常呼吸时,再慢慢站起来

放松练习日志		
日期	时间	笔记

（2）药物治疗

持续性失眠老年患者的药物治疗应个体化,要更加注意药物的相互作用、代谢改变和产生副作用的可能。

获批用于治疗失眠的药物包括多个种类和制剂,可根据作用机制或初始适应证进行分类:BZRAs(包括苯二氮䓬类和非苯二氮䓬类 BZRAs,如唑吡坦)、组胺受体拮抗剂(如低剂量多塞平)、褪黑素受体激动剂(如雷美替胺)和双食欲素受体拮抗剂。药物治疗推荐的次序(专家共识)如下:① 短、中效的苯二氮䓬受体激动剂(BZRAs)或褪黑素受体激动剂(如雷美替胺)。② 其他 BZRAs 或褪黑素受体激动剂。③ 具有镇静作用的抗抑郁剂(如曲唑酮、米氮平、氟伏沙明、多塞平),尤其适用于伴有抑郁和(或)焦虑症的失眠患者。④ 联合使用 BZRAs 和具有镇静作用的抗抑郁剂。⑤ 处方药如抗癫痫药、抗精神病药不作为首选药物使用,仅适用于某些特殊情况和人群。⑥ 巴比妥类药物、水合氯醛等虽已被美国食品药品监督管理局(Food and Drug Administration,FDA)批准用于失眠的治疗,但临床上并不推荐使用。⑦ 非处方药如抗组胺药常被失眠患者用于失眠的自我处理,临床上并不推荐使用。此外,食欲素受体拮抗剂中的苏沃雷生(Suvorexant)已被 FDA 批准用于失眠的治疗。

药物治疗原则:① 基本原则:在病因治疗、CBTI 和睡眠健康教育的基础上,酌情给予催眠药物。② 个体化:用药剂量应遵循个体化原则,小剂量开始给药,一旦达到有效剂量后不轻易调整药物剂量。③ 给药原则:按需、间断、足量。每周服药 3～5 天而不是连续每晚用药。需长期药物治疗的患者宜按需服药,即预期入睡困难时,镇静催眠药物应在上床前 5~10 min 服用;上床 30 min 后仍不能入睡时服用药物;比通常起床时间提前 5 h 或 5 h 以上醒来,且无法再次入睡时服用药物(仅适合使用短半衰期的药物);当第 2 天日间有重要工作或事情时可于睡前服用药物;抗抑郁药物不能采用间歇疗程的方法。④ 疗程:应根据患者的睡眠情况来调整用药剂量和维持时间。短于 4 周的药物干预可选择连续治疗;超过 4 周的药物干预需要每个月定期评估,每 6 个月或旧病复发时,需对患者的睡眠情况进行全面评估;必要时变更治疗方案,或者根据患者的睡眠改善状况适时采用间歇治疗。

3. 随访和监测

(1) 疗效评估

持续性评估(专家共识):① 在失眠症治疗过程中,一般需要每个月进行 1 次临床症状评估。② 在治疗过程中每 6 个月或旧病复发时,需对患者的睡眠情况进行全面评估。评估方法包括主观性评估与客观性评估。持续性评估有助于分析治疗效果和指导制定下一步治疗方案。③ 在进行一种治疗方法或者联合治疗方法无效时,应考虑更换其他心理行为疗法、药物疗法或联合疗法,同时应注意重新进行病因筛查及其他共存疾病的评估。④ 中止治疗 6 个月后需要重新进行评估,因为这是失眠症状复发的高危时期。

(2) 初始治疗效果不佳

对于失眠治疗失败的患者,特别是高龄和有合并症的患者,进行睡眠预期很重要。CBT-I 需要患者自律、坚持,并相信反直觉行为能治疗失眠。当药物治疗失败时,医生应确定失败是由于缺乏疗效,还是治疗期间的副作用导致的。这两种情况一般都可通过改变剂量、给药时机或具体药物来解决。药物治疗调整:① 换药指征:推荐治疗剂量无效;对药物产生耐受性或严重不良反应;与正在使用的其他药物发生相互作用;长期使用(>6 个月)导致减药或停药困难;有药物成瘾史的患者。② 换药方法:如果首选药物治疗无效或无法遵医嘱服药,可更换为另一种短、中效的 BZRAs 或者褪黑素受体激动剂。需逐渐减少原有药物剂量,同时开始给予另一种药物,并逐渐加量,在 2 周左右完成换药过程。

(3) 逐渐减量至停药

推荐就患者的担忧和成功停药的可能性进行支持性讨论。药物治疗前的失眠持续时间最能预测需要持续药物治疗的可能性。鼓励在逐渐减少药物之前实施 CBT-I 治疗,以强化良好的睡眠习惯,并处理这个过程中可能出现的功能障碍性思维。常用减量方法:逐步减少睡前药量和(或)变更连续治疗为间歇治疗。一般来说,最佳的方法是缓慢减少药物剂量,每周减少大约 25% 的初始剂量。

(4) 终止药物治疗

① 停药指征

当患者感觉能够自我控制睡眠时,考虑逐渐减量、停药;如失眠与其他疾病(如抑郁症)或生活事件相关,当病因去除后,也应考虑减量、停药。

② 停药原则

避免突然中止药物治疗,应逐步减量、停药以减少失眠反弹,有时减量过程需要数周至数月。

4. 住院患者治疗注意事项

急性或慢性失眠在住院患者中都很常见。住院患者的睡眠紊乱通常是多因素的,初始方法应侧重于优化睡眠环境,治疗基础躯体疾病,尽量减少合并用药的兴奋作用或与睡眠相关的副作用,并使用非药物策略来改善睡眠。需要采取药物治疗时,应根据症状严重程度、年龄、合并症、副作用和药物相互作用等进行个体化药物选择。

参 考 文 献

[1] 中华医学会神经病学分会,中华医学会神经病学分会睡眠障碍学组.中国成人失眠诊断与治疗指南:2017 年版[J].中华神经科杂志,2018,51(5):324-335.

[2] 王振杰,赵蔓,陈婷蔚,等.中国老年人睡眠障碍患病率的 Meta 分析[J].中国全科医学,2022,25(16):8.

[3] Edinger J D, Arnedt J T, Bertisch S M, et al. Behavioral and psychological treatments for chronic insomnia disorder in adults: an American academy of sleep medicine clinical practice guideline[J]. J. Clin. Sleep Med. ,2020,17(2):255-262.

[4] Zainab A, Elahe J, Anders B, et al. Effects of cognitive behavioral therapy for insomnia (CBT-I) on quality of life: a systematic review and meta-analysis[J]. Sleep Med. Rev. ,2022,64:101646.

[5] Johnson K A, Gordon C J, Chapman J L, et al. The association of insomnia disorder characterized by objective short sleep duration with hypertension, diabetes and body mass index: a systematic review and meta-analysis[J]. Sleep Med. Rev. ,2021,59:101456.

第二节　痴　呆

一、定义

痴呆是指由多种病因引起的显著的认知功能减退和记忆损害至少持续 6 个月以上的老年综合征,常表现为 5 min 后回忆障碍及失认、失语、失用及执行功能障碍,影响到社交、工作或日常生活活动能力。

二、流行病学及病因

流行病学资料显示,我国 60 岁以上人群痴呆患病率约为 6%,中国老年痴呆患者数量已超过 1500 万,其中阿尔茨海默病患者高达 983 万(占 65.23%),痴呆症是导致老年人残疾的主要原因之一。

痴呆的病因很复杂,其发病机制尚未完全明确,受衰老、遗传、生活方式和环境等多种因素的影响。目前认为神经退行性变是老年痴呆的主要原因,老年人普遍存在的神经退行性疾病包括阿尔茨海默病、路易体痴呆（Dementia with Lewy Body，DLB）、额颞叶退行性变（Frontemporal Lobar Degeneration，FTLD）、帕金森病痴呆（Parkinson Disease with Dementia，PDD）、血管性疾病引起的血管性痴呆（Vascular Dementia，VaD）。其他如维生素缺乏，甲状腺功能减退症，垂体功能减退症，低血糖症，中毒（如酒精、重金属、一氧化碳等），肿瘤化疗导致的认知功能障碍、常压性脑积水、硬膜下血肿、脑肿瘤、创伤性脑损伤、病毒感染（梅毒、HIV）、肝肾功能衰竭等均可导致痴呆发生。

三、临床表现

痴呆的发生病程多缓慢隐匿。早期表现为轻度认知功能障碍（MCI），MCI 是指有认知功能损害（常表现为记忆力减退）的主观及客观表现，但并未丧失日常生活活动的独立性。MCI 也并不总会发展为痴呆，患者的认知状态可能会变为正常或在轻度认知功能障碍、正常认知和痴呆之间波动。但随着病情的进一步发展，远记忆也受损，可出现时间、地点和人物定向障碍，ADL 能力缺失，同时出现精神行为症状（Behavioral and Psychological Symptoms of Dementia，BPSD），如躁狂、幻觉、妄想、进食异常、性格改变、自残和伤人行为等。重度痴呆者生活不能自理，运动功能逐渐丧失，ADL 完全依赖。

四、实验室检验和检查

（一）体液检测

1. 血液检测

血常规、生化全套、叶酸、维生素 B_{12}、25-羟基维生素 D、甲状腺功能、血沉、C-反应蛋白、梅毒血清学检测、HIV、ApoE 基因、肿瘤标记物等。

2. 脑脊液检查

除脑脊液常规检查外，重点可行脑脊液特殊蛋白质如 β 淀粉样蛋白、总 tau 蛋白（T-tau）和磷酸化 tau 蛋白（P-tau）含量检测，有利于了解痴呆的病因，并有助于鉴别不同的痴呆类型。

（二）影像学检查

颅脑 CT 可用于疑似痴呆患者的筛查，对疑似痴呆患者的首选结构影像学检查，应用磁共振扫描能增加诊断及鉴别诊断的特异性。单光子发射计算机断层成像仪（Single-photo Emission Computed Tomography，SPECT）和正电子发射型断层成像（Positron Emission Tomography，PET）技术能反映脑组织葡萄糖代谢分布特征，有利于痴呆的诊断和鉴别诊断，但非常规检查项目。

（三）电生理检查

脑电图对于鉴别不同类型的痴呆有帮助，也可以作为痴呆功能评估的客观手段，对痴呆程度和预后判断也有一定的帮助。

（四）神经生理检查

常用的量表有韦氏记忆量表、MMSE 量表、MoCA 量表、阿尔茨海默病评估量表、临床痴呆评定量表、ABC 痴呆量表、ADL 量表等，上述量表的使用主要依据临床需要和患者的依从性而定。社区医院、康复院、养老机构进行痴呆筛查可选用痴呆知情者问卷、老年认知功能减退知情者问卷和日常认知功能量表等，痴呆确诊量表为记忆、语言、注意力、视空间、执行功能等不同认知领域的组合。BPSD 评估常使用神经精神量表。轻度行为异常可采用轻度行为损害列表识别。

（五）其他检查

基因检测和组织活检：早老素基因、淀粉样前体蛋白基因、载脂蛋白 E 等位基因、微管相关蛋白 tau 基因等，尤其对有痴呆家族史的患者进行基因检测可明确诊断。对于临床罕见的痴呆类型，无法用非创伤性技术手段明确诊断时可采用病理活检。

五、诊断与评估

（一）病史询问

除患者本人陈述病史外，应尽可能获得照护者或知情者提供的病史信息，如详细的过往事件（本人可能已经存在认知损害的情况）。病史包括现病史、既往史、家族史、职业、受教育水平及伴随疾病等。现病史要注重询问患者认知功能障碍的发病时间、起病形式、具体临床表现和进展的方式、诊治经过、转归预后等，尤其注意询问认知功能障碍是否对患者的日常生活活动能力、社会功能产生不良影响，也就是通常所说的认知功能下降（Cognition，C）、精神行为症状（Behavior，B）及日常生活活动能力减退（Activity，A），即 ABC 症候群；是否伴有人格改变和精神行为（精神行为的具体表现形式如淡漠、抑郁、躁狂、幻觉等），以及精神行为与认知功能障碍发生的先后顺序及诱发因素等。既往病史应详细询问可能导致痴呆的疾病，如脑血管病、脑外伤、帕金森病等。另外还有既往用药史、传染病及性病（梅毒、HIV）病史。依据现在的病史和既往病史可初步诊断患者是否有痴呆及初步判断痴呆的可能原因。

（二）体格检查

体格检查包括一般体检和神经系统体检。一般体检包括基本生命体征（如体温、脉搏、呼吸、血压）、面容、皮肤黏膜、头颅、颈部、肺脏、心脏、肝脏、脾脏、四肢关节及营养状态等。神经系统体检包括意识状态、颅神经、运动系统、感觉系统、反射和脑膜刺激征及有无神级系统局灶体征和锥体外系症状等。

（三）神经精神心理评估

神经精神心理评估包括认知评估、精神行为症状评估、日常生活活动能力评估。认知评估包括总体认知功能、记忆力、执行能力、语言、运用、视空间和结构能力的评估。总体认知功能评估推荐使用 MMSE 量表评估,但此表对于区别 MCI 和痴呆的作用有限。MCI 的评估常用听觉词语学习测验、动物流畅性测验、Boston 命名测验、连线测验。MoCA 量表也可用于区别正常人和 MCI 患者。Mattis 痴呆评估量表对颞叶-皮质下痴呆敏感。阿尔茨海默病评估量表常用于 AD 的疗效评价。通过词语学习和延迟回忆测验可对情景记忆进行检查,词语延迟回忆能够鉴别抑郁和痴呆,也可鉴别轻度痴呆和正常老年人。Mattis 痴呆评估量表可区别阿尔茨海默病和帕金森病痴呆,韦氏记忆量表可鉴别 AD 和血管性痴呆及 AD 和路易体痴呆。执行能力异常见于多种痴呆,包括血管性痴呆、额颞叶痴呆、路易体痴呆和帕金森病痴呆,其中路易体痴呆和帕金森病痴呆患者的注意力与执行能力突出,患者 Mattis 痴呆评估量表中的启动与保持因子得分低于 AD 患者。选择波士顿命名测验联合其他检查可鉴别语义性痴呆、额颞叶痴呆和 AD。此项评估主要让患者做一些动作或完成某些操作和指令进行评价。评价视空间和结构能力可选择临摹交叉五边形、CDT、重叠图形测试和复杂图形测验等。

精神行为症状的评估常使用神经精神量表,轻度行为异常采用轻度行为损害列表筛查。

日常生活活动能力评估包括:ADL、IADL、FAQ 等评估。具体的诊断流程如图 5.1 所示。

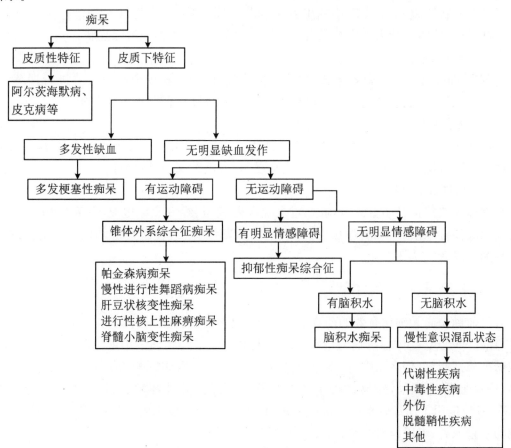

图 5.1　痴呆流程诊断鉴别

六、干预与治疗

(一) 痴呆的早期干预

生活方式因素是认知功能下降及痴呆发生的重要可调控风险因素,早期识别并积极干预痴呆危险因素,如低教育程度、视听力下降、吸烟、抑郁状态、肥胖与营养不良、高同型半胱氨酸血症等有利于降低或延缓 AD 的发生,所以积极防治抑郁、戒烟、避免视听力损害、合理饮食(如地中海饮食、控制烟酒摄入)、充足睡眠、晒太阳、规律体育锻炼等健康的生活方式是预防痴呆发生的基石。另外,积极预防和治疗脑血管疾病,有效控制各种血管性危险因素(如抗高血压、抗血小板、控制血糖和血脂等)是预防血管性痴呆的重要措施。痴呆的早期非药物干预包括认知干预及多模式干预、精神行为异常的非药物治疗、ADL 训练、运动疗法、物理疗法等多个方面的干预。

(1) 认知干预及多模式干预

定期进行认知训练结合记忆训练、定向训练、语言交流能力训练、计算训练等多模式干预疗效最好。

(2) 精神行为异常的非药物治疗

对于症状轻微、危险程度小的患者首选非药物治疗,以支持性心理治疗为主,医生可通过语言、情感和行为来影响患者的心理和行为,从而改善或解除症状。

(3) ADL 训练

ADL 训练通过指导患者穿衣、刷牙、洗澡、接打电话、整理财务等方式进行训练,可最高程度地延缓痴呆功能丧失,提高患者的生活质量和减轻照护者的负担。

(4) 运动疗法

定期进行有氧运动能明显提高痴呆患者尤其是 MCI 患者的认知功能,延缓脑萎缩的速度。适合痴呆患者的有氧运动方式有慢跑、太极拳、简易体操等。

(5) 物理及其他疗法

物理疗法包括经颅直流电刺激、重复经颅磁刺激、经颅交流电刺激、光生物调节等,其他疗法如音乐治疗、玩偶疗法、计算机辅助认知训练、远程医疗等均能在一定程度上提高痴呆患者的认知功能。

(二) 痴呆的药物治疗

目前痴呆尚无确切有效的药物治疗方法,胆碱酯酶抑制剂(ChEIs) 和 N-甲基-D-门冬氨酸(NMDA)受体拮抗剂为最常用的两大类抗痴呆药物,轻、中度 AD 患者可以选用胆碱酯酶抑制剂(如多奈哌齐、卡巴拉汀、加兰他敏)治疗,胆碱酯酶抑制剂也可用于治疗轻、中度血管性痴呆,路易体痴呆和帕金森病痴呆。此外,我国研制的甘露特钠胶囊(GV-971)也用于治疗轻至中度 AD。中、重度 AD 和 VaD 患者可以选用美金刚或美金刚与多奈哌齐、卡巴拉汀联合治疗。

对于 AD 痴呆的精神行为症状,促认知药(ChEIs 和 NMDA)有控制精神症状的效果,可作为治疗精神行为异常的基础用药,当基础用药疗效不满意,且 BPSD 给他人或患者造成困扰和危险时,应加用抗精神病药物治疗,包括不典型抗精神病药物(如利培酮、喹硫平、奥氮平等)和选择性 5-羟色胺再摄取抑制剂类抗抑郁药物(如氟西汀、帕罗西汀、西酞普兰、舍曲林等)两类。其他药物包括抗氧化剂,如银杏叶提取物、改善脑代谢药物(如奥拉西坦、吡拉西坦、尼麦角林等),另外维生素 E 通过抑制脑脊液脂蛋白和大脑脂质的氧化,可延迟 AD 患者的进程,这些药物均对痴呆有辅助治疗作用。对于早期痴呆或接受常规干预与治疗缺乏满意疗效的患者,也可选择或加用中医中药治疗。

参 考 文 献

[1] Jia L,Du Y,Chu L,et al. Prevalence,risk factors,and management of dementia and mild cognitive impairment in adults aged 60 years or older in China:a cross-sectional study[J]. The Lancet Public Health,2020,5(12):661-671.

[2] 李世明,陈再芳,冯为,等. 中国老年期痴呆患病率 Meta 分析[J]. 中华老年病研究电子杂志,2020 (3):7.

[3] 中国老年医学学会认知障碍分会,认知障碍患者照料及管理专家共识撰写组. 阿尔茨海默病患者日常生活能力和精神行为症状及认知功能全面管理中国专家共识[J]. 中华老年医学杂志,2020,39 (1):1-8.

[4] 中国痴呆与认知障碍写作组,中国医师协会神经内科医师分会认知障碍疾病专业委员会. 2018 中国痴呆与认知障碍诊治指南(一):痴呆及其分类诊断标准[J]. 中华医学杂志,2018,98(13):6.

[5] 中国痴呆与认知障碍写作组,中国医师协会神经内科医师分会认知障碍疾病专业委员会. 2018 中国痴呆与认知障碍诊治指南(二):阿尔茨海默病诊治指南[J]. 中华医学杂志,2018,98(13):7.

[6] Arvanitakis Z,Shah R C,Bennett D A. Diagnosis and management of dementia:a review[J]. JAMA, 2019,322(16):1589.

[7] Millan-Calent J C,Lorenzo-Lopez L,Alonso-Bua B,et al. Optimal nonpharmacological management of agitation in Alzheimer's disease:challenges and solutions[J]. Clin. Int. Aging,2016,11(1):175.

[8] 李呈慧,傅荣,等. 玩偶疗法对老年痴呆患者干预效果的系统评价[J]. 解放军护理杂志,2022,39(1): 68-72.

[9] 郑妍,陈桂秋. 有氧运动协同认知训练在老年血管性痴呆预防及康复中的作用[J]. 中国实验诊断学, 2021,25(6):3.

[10] 姜睿琦,赵志刚. 痴呆治疗药物的选择及进展[J]. 临床药物治疗杂志,2021,20(1):7.

第三节　老 年 便 秘

慢性便秘是常见的老年综合征,定义为每周排便少于 3 次。常表现为便时延长、排出困难、肛门阻塞、排便不尽感(即没有排便欣快感)。长期便秘可引起焦虑、抑郁、认知下降、心脑血管事件等,而焦虑、抑郁及认知下降又会加重便秘。

衰老往往伴有肠壁血管硬化、结肠缺血,还会引起肠神经系统(Enteric Nervous System,ENS)老化,主要表现为神经元减少、体积变化和功能下降,从而引起结肠动力不一致及肠道菌群老化。研究发现,老年人群肠道菌群、乳酸杆菌、产丁酸菌属、布劳特氏菌属、粪杆菌属减少,蓝绿藻菌属、肠球菌、类杆菌等条件致病菌增加,且老年人结肠憩室或肿瘤发生增加。此外,老年人因饮食习惯变化、运动能力下降及服用多种药物等,均可诱使便秘发生或加重。老年便秘的分类及病因见表5.9。

表5.9　老年便秘的分类及病因

分类	类型	原因
慢性功能性	慢传输型	结肠传输时间延长、结肠动力减退
	排便障碍型	出口梗阻
	混合型	结肠动力减退和出口梗阻
	正常传输型	肠易激综合征
器质性疾病相关性	肛肠疾病	肿瘤,憩室病,痔疮,肛裂,炎症性肠病,腹壁疝,肠扭转,肠结核,直肠脱垂,直肠膨出,腹腔肿瘤或其他外压性疾病所致的肠梗阻,既往有炎症性、外伤性、放射性或手术所致的肠道狭窄,盆腔或肛周手术史等
	神经系统疾病	脑血管疾病、多发性硬化、帕金森病、外伤或肿瘤所致的脊髓损伤、自主神经病变、认知功能障碍、痴呆等
	肌肉疾病	淀粉样变性、硬皮病、系统性硬化症等
	电解质紊乱	高钙血症、低钾血症、高镁血症等
	内分泌和代谢疾病	糖尿病、甲状腺功能减退症、甲状旁腺功能亢进症等
	心脏疾病	充血性心力衰竭等
药物相关性		阿片类镇痛药、三环类抗抑郁药、抗胆碱能药物、抗组胺药、抗震颤麻痹药、神经节阻滞剂、非甾体类抗炎药、含碳酸钙或氢氧化铝的抗酸剂、铋剂、铁剂、钙拮抗剂、利尿剂及某些抗菌药物等

一、危险因素

（1）液体摄入

总液体摄入少于1.5 L,根据患者的尿量、皮肤及口唇干燥程度辅助判断。

（2）饮食情况

纤维素摄入不足25 g/天,结肠传输时间、蠕动频率及粪便量受影响。

（3）活动量

衰弱或运动障碍引起肠蠕动功能减退、腹肌萎缩、乏力等不利于排便。

（4）环境、心理因素和社会支持

缺乏适宜的排便环境,需要他人协助。有多病、焦虑、抑郁等情况,会影响排便。充分关注和社会支持有助于整体改善排便情况。

二、临床评估

1. 评估内容

① 程度

轻度为症状较轻,不影响日常生活,可通过整体调整、短时间用药等恢复正常排便;重度为便秘症状重且持续,严重影响患者的工作、生活,需要持续药物治疗且效果不佳;中度介于轻度、重度之间。

② 症状评估

高度重视报警症状,如便血、贫血或体重下降等。近期发生便秘,往往提示结肠肿瘤、肠粘连或绞窄等;近期卧床、水分摄入不足,尤其见于帕金森病、卒中和甲状腺功能减退等神经内分泌疾病引起的便秘;便秘时是否伴有失眠、早醒等症状,是否存在便秘症状"放大化",这往往提示抑郁的存在;有时便秘患者出现溢出性便失禁或腹泻,临床医师不能将其错误地判断为腹泻而应用止泻药。同时应询问患者排便次数、排便习惯、便意情况、排便困难特点、粪便状态(Bristol 分型),是否伴有腹胀、腹痛等症状。

③ 体征评估

是否存在脱水表现,尤其是食欲减退、利尿剂应用的患者;是否存在甲状腺功能减退体征;是否存在神经-肌肉疾病相关体征,特别是帕金森病体征;直肠检查对于鉴别粪块嵌塞、直肠下段或肛门肿物有帮助,有无腹部压痛和包块对疝,肠扭转、套叠或肿瘤等鉴别诊断有价值。注意直肠空虚不能排除存在较高部位粪块嵌塞。

④ 共病与用药情况

共病中神经-肌肉疾病如脊髓损伤、帕金森病、卒中等,内分泌疾病中甲状腺功能减退、糖尿病、高钙血症、低钾血症等,均是与便秘有关的共病。许多药物能够引起便秘,如钙片、铁剂、阿片类镇痛药和抗精神疾病药物等。

⑤ 心理和营养状态

认知能力下降可能引起大便自控能力变化,抑郁会加重老年慢性便秘,患有慢性便秘的老年人必要时应做认知、抑郁评估;重度营养不良或衰弱引起排便无力时,可用MNA 量表或 NRS-2002 评估表等进行营养筛查。

2. 评估工具和检查

① Bristol 分型

Ⅰ型:干硬颗粒状(难以通过肛门),似坚果。

Ⅱ型:类似块状的香肠样,似爆米花。

Ⅲ型:类似表面有裂纹的香肠样,似香肠。

Ⅳ型:类似表面光滑的蛇样。

Ⅴ型:有明确边缘的滩状,似豆腐脑。

Ⅵ型:无明确边缘的蓬松蛋花样,似鸡蛋花。

Ⅶ型:稀水样。

② 辅助检查

a. 常规检查：血常规、生化、大便常规及隐血试验。

b. 内镜检查：有报警症状可进行该项检查。

c. 结肠传输试验：采用不透 X 线的 20 个标记物观察 24 h、48 h、72 h 的 X 线情况，根据标志物的分布计算结肠传输时间和排出率。

d. 灌注式测压：用传感器检测肛门括约肌静息压、肛门外括约肌收缩压和用力排便时的松弛压、直肠内注气后有无肛门直肠抑制反射，还可以测定直肠感知功能和直肠壁顺应性。

e. 球囊逼出试验：在直肠内放置充气或充水的球囊，60 s 内无法排出可筛查功能性排便障碍。

f. 其他：排粪造影对出口梗阻便秘诊断有帮助，盆底肌电图有助于肌源性的病变诊断。

三、调整生活方式

1. 患者自我管理

患者自我管理见表 5.10。

表 5.10　患者自我管理

如厕习惯	当有排便冲动时不要拖延； 每天留出一个特定的时间（建议早餐后），可以坐在马桶上不要着急； 放松心态面对排便费力或排便受阻的问题； 在排便时脚下垫一个凳子，使腹部肌肉收缩力增加来帮助排便
腹部按摩	平卧时把枕头放在头和肩膀下面； 膝盖弯曲，下面用枕头支撑； 腹部用薄床单覆盖； 从右边开始顺时针轻轻画圆形来按摩腹部； 按摩持续 10 min； 有任何不适就停止
饮食	由于老年人的口渴感觉减退，需要主动少量多次饮入温热白开水、蜂蜜水或淡茶水等，全天饮入 1500 mL 左右为宜； 增加谷物、蔬菜、水果和菌类的摄入； 适当增加花生、芝麻、葵花子、核桃等油脂类食物或食物油的摄入，减少辛辣、重口味饮食； 应当逐渐增加纤维的摄入，因为纤维含量的突然改变可能会造成短暂的腹胀； 每天均衡食用含纤维的食物，而不是只在某一餐； 逐步增加液体摄入量到每天 8～10 杯水，多喝一些水、果汁和碳酸饮料

加强肛门括约肌	坐在一个舒适的地方,膝盖稍微分开; 背部与靠背分开,感觉背部皮肤的收缩和舒展,并阻止气体进出; 慢慢收缩和放松背部的肌肉,当收缩肌肉时,无需屏气; 臀部、腹部和腿保持不动; 收缩和舒张肛门括约肌,至少收紧 5 s,然后放松(至少 10 min,重复至少 5 次);收缩肛门括约肌到最大压力的一半,尽可能坚持较长时间后再放松(至少 10 min,重复 5 次);尽可能快地收缩肛门括约肌,然后再放松,再收缩,直至力竭(至少要有 5 次快速收放,每天要进行至少 10 次)

2. 记录排便日记

记录排便时间、用时、费力情况、大便形状和重量等。在不改变生活状态和排便习惯的基础上,连续记录(至少 72 h)上述指标,较为客观地反映患者的排便状态,这对评估排便异常和随访治疗效果是非常有用的。

3. 精神心理治疗

早期识别认知损害、焦虑、抑郁并进行干预、治疗,可缓解便秘进展及改善便秘症状;良好的睡眠和乐观的心态有利于提高排便质量。

四、慢性病管理及药物调整

便秘与多种慢性病互为因果,慢性病尤其是神经内分泌系统疾病可诱发或加重老年便秘,对慢性病的管理与干预是必要的。许多药物能够引起便秘,如钙片、铁剂、阿片类镇痛药和抗精神疾病药物等,适当调整用药对改善老年便秘是有益的。营养支持有助于改善重度营养不良或衰弱老年人的便秘症状。

五、药物治疗

1. 泻剂

① 容积性泻剂

车前子、甲基纤维素、小麦右旋糖酐等,作为天然或合成多糖、纤维素衍生物,不能被吸收,但能吸收水分和增加粪便体积。此泻剂可用于轻度便秘,应注意补水。

② 渗透性泻剂

乳果糖、聚乙二醇、硫酸镁等,在肠道内形成高渗状态,可吸收水分、增加粪便体积、刺激肠黏膜、加强肠蠕动。此泻剂可用于轻、中度便秘,老年人及肾功能减退者慎用。

③ 刺激性泻剂

蒽醌类药物(如番泻叶、大黄、麻仁丸等中成药)、蓖麻油、比沙可啶、酚酞等,通过刺激肠肌间神经丛,促进结肠收缩和蠕动,刺激肠液分泌,改变肠黏膜水电解质的交换而促进排便。此泻剂效果好,但因神经损害、结肠黑变、致癌等原因不宜常规或长期使用。

④ 润滑性泻剂

石蜡油、甘油等不被吸收的矿物油类，通过软化大便、润滑肠道发挥作用。适用于出口梗阻者，不建议长期应用、对吞咽困难者应用。

2. 促动力药

5-羟色胺 4 受体激动剂莫沙必利和普芦卡必利、多巴胺受体拮抗剂和胆碱酶抑制剂伊托必利主要对慢传输型便秘有效，但由于 ENS 系统衰老，敏感性不一致，所以效果差。

3. 微生态制剂

双歧杆菌三联活菌、布拉氏酵母菌等微生态制剂可改善肠道内微生态，促进肠道蠕动。

4. 中医中药

慢性便秘症常见肠道湿热、肠道气滞、肺脾气虚、脾肾阳虚即津亏血少等，需辨证论治。

5. 其他

鲁比前列酮、利那洛肽等可刺激肠液分泌、促进排便，用于常规治疗无效者。μ 阿片受体拮抗剂艾维莫潘和溴甲纳曲酮对由麻醉剂诱发的便秘有效。

六、其他

生物反馈治疗是出口梗阻型便秘的一线治疗措施。若治疗均无效且重度便秘影响生活，可权衡利弊后根据便秘的不同类型选择不同的手术类型，但需要注意老年人手术风险大、术后并发症较多，应持谨慎态度。

七、慢性便秘处理策略

分级处理有助于合理、有效、经济地处理老年人便秘，根据中华医学会老年医学分会 2017 年《老年人慢性便秘的评估与处理专家共识》，建议流程如图 5.2 所示。

参 考 文 献

［1］ 郑松柏,姚健凤,张颖. 老年人慢性便秘的评估与处理专家共识［J］. 中华老年病研究电子杂志,2017(2)：9.

［2］ 于普林. 老年医学［M］. 2 版. 北京：人民卫生出版社,2019.

［3］ WIliam B A. 默克老年病手册［M］. 2 版. 陈灏珠,译. 北京：人民卫生出版社,1996：531-536.

［4］ 中国营养学会. 中国居民膳食指南(2016)［M］. 北京：人民卫生出版社,2016：244-254.

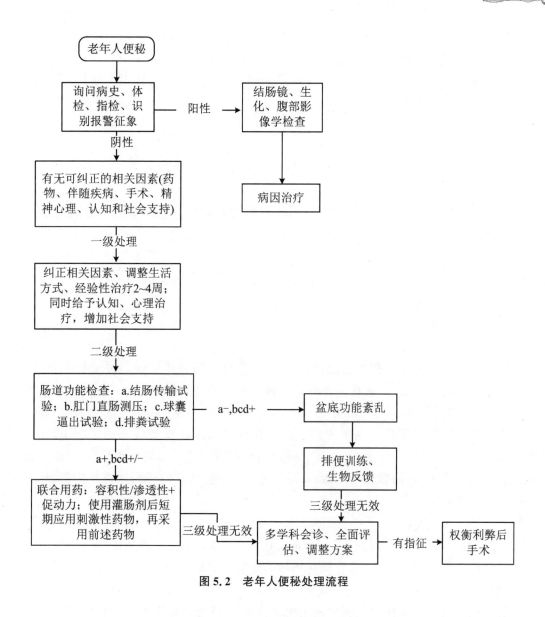

图 5.2 老年人便秘处理流程

第四节 尿 便 失 禁

一、尿失禁评估及干预

(一) 概述

尿失禁是指由于膀胱括约肌损伤或神经精神功能障碍而丧失排尿自控能力,使尿液不受主观意志控制而自尿道口溢出或流出的状态。尿失禁常见于老年人,据我国相关研究显示,60岁以上老年人中男性尿失禁患病率为5%～28%,女性尿失禁患病率为25%～40%,尿失禁的患病率会随着年龄的增长而不断增加。若未及时采取治疗措施,尿失禁会使老年人产生尿路感染、皮肤损伤等并发症,并且使老年人发生抑郁、被社会孤立且显著增加老年人跌倒的风险。

(二)尿失禁的分类

尿失禁从临床上可分为暂时性尿失禁和已形成的尿失禁两大类。

1. 暂时性尿失禁

若病因明确,则导致暂时性尿失禁的原因多为暂时的、可逆的,且因尿失禁的症状突然出现或加重,易引起人们的注意。常见的原因有谵妄、老年性尿道炎和阴道炎、药物(包括利尿剂、镇静催眠药、抗胆碱能药物等)、精神疾病、多尿(由液体摄入过多、内分泌疾病或喝咖啡等引起)、行动不便、便秘(粪块残留能导致尿急与尿潴留)。

2. 已形成的尿失禁

可根据临床表现特征分为以下几种:

(1)急迫性尿失禁

急迫性尿失禁指患者在因膀胱内病变引起膀胱收缩并产生强烈尿意的情况下,不能控制小便而使尿液流出,表现为伴有强烈尿意的不自主性漏尿。

(2)压力性尿失禁

压力性尿失禁又称张力性尿失禁。是指在膀胱逼尿肌没有收缩的情况下,由于腹内压增加(如咳嗽、打喷嚏、运动、大笑、举提重物等)导致尿液不自主地从尿道流出,此时膀胱逼尿肌功能正常,而尿道括约肌、盆底及尿道周围的肌肉松弛,尿道压力降低,可在任何体位及任何时候发生。

(3)充盈性尿失禁

当膀胱不能完全排空时,经常处于充盈状态,压力增加会导致尿液溢出。特点是尿液自动从高压区流向低压区,随着膀胱内压力降低与括约肌压力达到平衡而自动停止。

(4)反射性尿失禁

反射性尿失禁是指在缺乏尿意的情况下由于脊髓内异常反射活动而引起的自发性漏尿,常见于骶上中枢神经损害,一般无排尿的感觉,伴逼尿肌反射亢进。

尿失禁分类如图5.3所示。

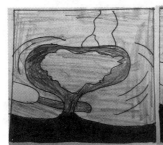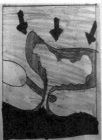

(a) 急迫性尿失禁　　(b) 压力性尿失禁　　(c) 充盈性尿失禁　　(d) 反射性尿失禁

图5.3 尿失禁分类

(三) 尿失禁评估工具

1. 尿失禁症状严重程度评分量表

此量表主要用于尿失禁的筛查,并可进行严重程度的分类。此量表有其局限性,主要表现在缺乏对尿失禁类型相关问题的考量,且此量表过于简单,与传统心理学理论对量表稳定性的要求不一致。

2. 泌尿生殖量表

泌尿生殖量表适用于不同年龄阶段的女性尿失禁患者,但对于尿失禁的严重程度区分不明确。

3. 女性排尿行为量表

女性排尿行为量表可作为女性排尿行为研究和下尿路症状评估预防干预的评估工具。由于该量表研究较晚,目前该量表的国内外研究尚有局限性。

4. 其他评估工具

其他评估工具有很多,如排尿日记,其适用于混合性或者压力性尿失禁患者,而非急迫性尿失禁患者,但其能包容的症状范围是有限的。

5. 国际尿失禁咨询委员会尿失禁问卷

此问卷是以患者为主导的评估调查问卷,能够准确、可靠、真实地反映患者尿失禁症状的严重程度,可以帮助临床人员进行诊断,为选择合适的干预措施提供依据(表5.11)。

表 5.11 国际尿失禁咨询委员会尿失禁问卷

序号	评估项目	评估内容	评分	得分
1	您的出生日期	年 月 日		
2	性别	男□ 女□		
3	您溢尿的次数	从来不溢尿 一星期大约溢尿 1 次或经常不到 1 次 一星期溢尿 2 次或 3 次 每天大约溢尿 1 次 一天溢尿数次 一直溢尿	0 1 2 3 4 5	
4	在通常情况下,您的溢尿量是多少(不管您是否使用了防护用品)	不溢尿 少量溢尿 中等量溢尿 大量溢尿	0 2 4 6	
5	总体上看,溢尿对您的日常生活影响程度如何	请在 0(表示没有影响)~10(表示有很大影响)之间的某个数字作出评分	0~10	

序号	评估项目	评估内容	评分	得分
6	什么时候发生溢尿	从不溢尿	☐	
		在睡着时溢尿	☐	
		在活动或体育运动时溢尿	☐	
		在没有明显理由的情况下溢尿	☐	
		未能到达厕所就会有尿液漏出	☐	
		在咳嗽或打喷嚏时溢尿	☐	
		在小便完和穿好衣服时溢尿	☐	
		在所有时间内溢尿	☐	

评分:把第 3~5 个问题的分数相加为总分。总分范围为 0~21 分,代表患者症状的严重程度,分值越高症状越重。

0 分:正常,无症状,不需要任何处理。

1~7 分:轻度尿失禁,不需要佩戴尿垫,到尿失禁咨询门诊就诊或电话咨询,进行自控训练。

8~14 分:中度尿失禁,需要佩戴尿垫,到尿失禁门诊就诊进行物理治疗或住院手术治疗。

15~21 分:重度尿失禁,严重影响正常生活和社交活动,到专科医院或者老年医院接受系统治疗

温馨提示:① 最后 8 个问题可多选,但不计入问卷评分,目的是帮助临床医师进一步确定尿失禁的类型。尿失禁是一个复杂的病理过程,包含较多的病理因素,当尿流动力学检查不能确定尿失禁的类型时,医生可以结合患者主诉及临床症状进行推断,患者咳嗽或打喷嚏时出现尿道口溢尿提示为压力性尿失禁,患者在所有时间均溢尿提示为真性尿失禁,以此最终确定尿失禁的具体类型。② 要求患者仔细回想近 4 周的症状,对问卷进行填写。

(四) 尿失禁的干预措施

医护人员应充分认识到尿失禁的问题,积极改善尿失禁患者的疾病状况,早期发现,早期处理,尽量指导患者在患病初期开始康复训练,症状严重、保守治疗无效者,建议行手术治疗。应加强患者的心理护理,改善尿失禁患者的心理缺陷,提高患者对尿失禁的认识水平和自我保健意识,及时就医;帮助患者家属建立良好的社会支持系统,提高个体的生活自理能力和心理满足感,改善患者的生活质量。

1. 尿失禁的治疗

短暂性尿失禁见表 5.12,已经形成的尿失禁见表 5.13。

表 5.12　短暂性尿失禁

病因	治疗
谵妄	治疗潜在疾病
运动受限	治疗急性关节炎,使用物理疗法并进行职业治疗
泌尿系统感染	抗生素

续表

病因	治疗
药物	终止或减少用药
多尿症	治疗糖尿病及高钙血症
粪便嵌塞、便秘	治疗便秘

表 5.13　已经形成的尿失禁

病因	类型	治疗
逼尿肌痉挛	急迫性	膀胱训练或促进排尿；如无药物禁忌，应用抗胆碱能药（奥昔布宁）或钙离子拮抗剂作为膀胱弛缓剂
尿道口闭锁不全	压力性	骨盆底肌肉锻炼、减肥、利用生物反馈作用可有效治疗轻度至中度病例；治疗咳嗽或萎缩性阴道炎；若无药物禁忌，应用丙咪嗪（或多塞平）、α-肾上腺素能药物或雌二醇；手术治疗大多均有效
下尿路梗阻	急迫性、充盈性	调整液体入量，膀胱训练或促进排尿；若无药物禁忌，应用 α-肾上腺素抑制剂，如哌唑嗪、索洛新、特拉唑嗪；应用膀胱弛缓剂；应用非那司提；考虑手术治疗，均有效
逼尿肌松弛	充盈性	若有可能，治疗潜在疾病，如便秘；压迫耻骨弓上，如果以上均无效，应导尿
运动受限	反射性	解决上运动神经元病变问题

骨盆底肌肉锻炼要点如图 5.4 所示。

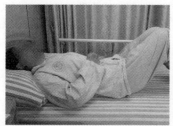

(a) 集中紧缩骨盆底肌肉

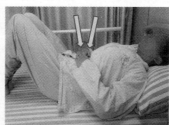

(b) 紧缩骨盆底肌肉

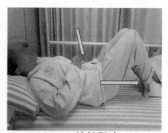

(c) 放松肌肉

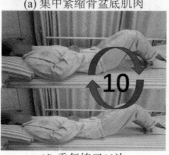

(d) 重复练习10次

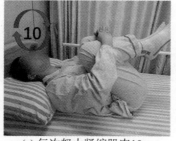

(e) 每次努力紧缩肌肉10 s

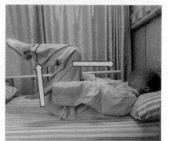

(f) 拉伸骨盆底肌肉

图 5.4　骨盆底肌肉锻炼要点

　　注意事项:不要养成在排尿时进行骨盆底肌训练的习惯,否则易导致尿潴留;未熟练时可平躺并屈膝,熟练后可用任意姿势进行训练。

2. 尿失禁护理用具选择与护理

尿失禁护理用具选择与护理注意事项见表 5.14。

表 5.14　尿失禁护理用具选择与护理注意事项

用具	适用对象	护理注意事项
失禁护垫(纸尿裤)、便盆	无会阴部及臀部局部皮肤受损者	每次更换失禁护垫(纸尿裤)时,用温水清洗会阴部、阴茎、龟头、臀部,及时更换失禁护垫(纸尿裤),保持会阴部皮肤清洁干燥
	神志清楚者	指导患者正确使用便盆,切忌拉、拽、扯,防止皮肤破损
留置导尿管	有局部难治性压力性损伤者	每日行尿道口护理; 严格无菌操作; 保持导尿管通畅; 缩短导尿管留置时间; 导尿管勿从腿上通过,尿袋不能等于或高于膀胱,防止尿液倒流
避孕套式尿袋	男性患者	选择适合阴茎大小的尿袋; 使用前清洁会阴部,保持干燥; 尿袋固定高度适宜,防止尿液反流; 涂爽身粉保持皮肤干燥,每日 2 次
保鲜袋式尿袋	男性无烦躁者	松紧适度,避免过紧引起阴茎缺血; 及时更换,防止侧漏; 保持会阴部皮肤清洁、干燥,每次排尿后及时更换尿袋,每次更换尿袋时用温水将会阴部皮肤、龟头包皮等处的尿液及污垢清洗干净; 每日冲洗会阴部 2 次,保持会阴部皮肤清洁与干燥
高级透气接尿器	无会阴部及臀部局部皮肤受损者	接尿器应在通风、干燥、清洁的地方保存,冲洗待干,严禁曝晒; 注意会阴部皮肤清洁,每日用温水擦洗; 观察局部皮肤情况,保持局部皮肤干燥; 使用时排尿管不能从腿上通过,防止尿液倒流
尿套管	中度到重度尿失禁者	注意会阴部皮肤清洁,每日用温水擦洗; 观察局部皮肤情况,保持局部皮肤干燥

纸尿裤使用方法如图 5.5 所示。

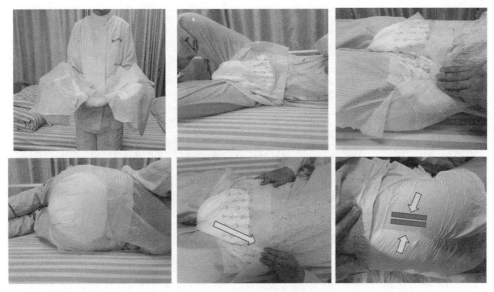

图 5.5 纸尿裤使用方法

避孕套式尿袋使用方法和步骤如图 5.6 所示。

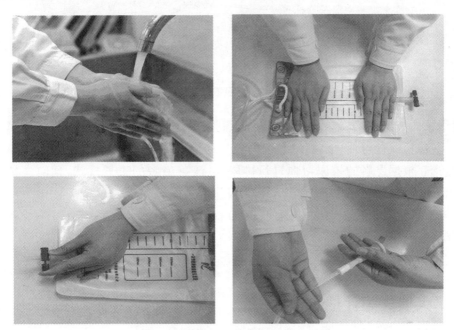

图 5.6 避孕套式尿袋使用方法和步骤

高级透气接尿器引流袋一定要低于接尿斗,位置如图 5.7 所示。

3. 尿失禁健康教育

对于尿失禁患者,指导患者或家属实施饮水计划,具体方法如下:无静脉输液及控制饮水量的患者,指导患者每日饮水 1500～2000 mL,每 2～3 h 饮水 1 次,6:00～20:00 为饮水时间,20:00 后不建议饮水,以免增加夜尿量;对于部分因尿失禁而惧怕饮水的患者,应告知他们饮水的重要性,减少饮水量会加重尿路感染。

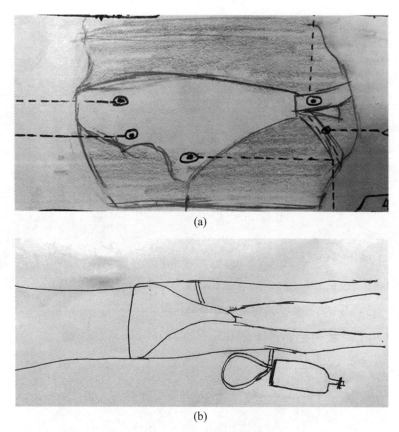

(a)

(b)

图 5.7　高级透气接尿器

对于尿失禁患者,失禁时清洗皮肤的理想频率尚未确定,建议指导患者家属采用尿失禁日记(包括饮食习惯,如液体摄入种类、量和排尿时间、量)记录 3～7 天,以掌握患者的排尿习惯,根据患者的排尿习惯进行排尿,以改善患者的失禁现状,预防失禁性皮炎(Incontinence-associated Dermatitis,IAD)发生。

尿失禁日记每天检查 2 次,护士于 8:00 检查夜班的记录情况,于 17:00 检查白天的记录情况。

注意指导患者进行营养摄入及液体摄入,并教他们一些如厕技巧。

二、大便失禁评估与干预

(一) 概述

大便失禁亦称肛门失禁,是指粪便及气体失去正常控制,不自主地流出肛门外。大便失禁是医院、护理之家和家庭病床护理中经常遇到的问题,尤其是老年人由于机体功能衰退、肛门括约肌松弛,容易发生大便失禁。其给老年人的生理、心理、社会活动等方面带来了较大的影响。大便失禁易造成多种并发症,严重影响老年人的生活质量,不仅给患者带来了极大的痛苦,也给护理工作带来诸多困难。随着我国人口老龄化的迅猛发展,大便失禁已成为医疗、护理工作中急需解决的问题。因此,医护人员应给予高度重视,加强和改善大便失禁的防治和护理,提高老年人的生存质量。

(二) 大便失禁的分型

1. 大便不完全失禁

大便不完全失禁指患者肛门可控制干便排出,但对稀便、气体失去控制能力,也称为半失禁。

2. 大便完全失禁

大便完全失禁指患者肛门对干便、稀便和气体均不能控制,肛门闭合不严,咳嗽、走路、下蹲、睡眠时常有粪便黏液外流,污染内裤,使肛门持续潮湿、瘙痒。

(三) 大便失禁严重程度评估量表

Wexner 量表目前被较为广泛地应用于对大便失禁严重程度的评估。该评分包括 5 个项目,对于每个项目来说,根据总是(4 分)到从不(0 分)进行评分(表 5.15)。5 个项目的总和是总分,范围为 0 分(表示完全可控)到 20 分(表示完全失禁)。

表 5.15 Wexner 量表

单位:分

失禁情况	频率				
	从不	很少	有时	常常	总是
干便	0	1	2	3	4
稀便	0	1	2	3	4
气体	0	1	2	3	4
需要衬垫	0	1	2	3	4
生活方式改变	0	1	2	3	4

温馨提示:排便在失禁范围内评定,正常可控制排便不计算于其中。

从不:在过去 4 周没有发生。

很少:在过去 4 周发生 1 次。

有时:在过去 4 周发生次数>1 次,但在 1 周内发生次数<1 次。

常常(每周):每周发生次数>1 次,但每天发生次数<1 次。

总是(每天):1 天发生次数>1 次。

评价标准:0 分,大便能完全控制;1~3 分,大便能良好控制;4~8 分,大便轻度失禁;9~14 分,大便中度失禁;15~18 分,大便重度失禁;19~20 分,大便完全失禁。

(四) 失禁性皮炎评估量表

大便失禁患者的粪便形态主要为水样或稀烂样,长期对肛周皮肤产生刺激,进而引发刺激性接触性皮炎——IAD,增加临床治疗难度。失禁风险评估量表采用李克特(Likert)3 点计分法,各子量表 1~3 分,共计 4~12 分,分值越高表示发生 IAD 的程度越严重,≤6分属于低危险,≥7分属于高危险(表5.16)。

表5.16 失禁性皮炎评估量表

评估项目	1分	2分	3分
刺激的类型和强度	成形的粪便或尿液	软便或尿液	水样便或尿液
皮肤暴露与刺激的时间	床单、尿布至少每8 h更换	床单、尿布至少每4 h更换	床单、尿布至少每2 h更换
会阴部皮肤状况	皮肤干净完整	红斑,合并或不合并念珠菌感染	皮肤剥落、浸渍,合并或不合并念珠菌感染
其他影响因素	0～1个影响因素	2个影响因素	2个及以上影响因素

(五) 大便失禁的干预措施

1. 皮肤护理

(1) 注意及时观察肛周皮肤有无皮疹、红肿、破损。

(2) 应选择与大便失禁患者皮肤pH相中和的弱酸性皮肤清洗剂,及时清洁肛门周围的皮肤,不推荐使用碱性肥皂来清洗皮肤,以减少粪便对皮肤的刺激,也要避免频繁擦洗、用力揉搓。

(3) 长期卧床的大便失禁患者常有会阴部或臀部皮肤损伤,应该定时更换体位,减少局部皮肤受压。应选择适当的护理用具,保持会阴部及臀部清洁干燥。对于营养不良的老年人应注重加强营养,而不仅是单纯地对失禁进行护理。

2. 心理护理

医护人员应尊重老年人,鼓励他们回到社会,主动提供优质的护理服务,给老年人精神上的关怀与理解,及时给予他们心理疏导。工作中应及时处置大便失禁,帮助老年人消除因大便失禁而带来的困窘与尴尬,帮他们渡过难关,提高生活质量。

3. 饮食护理

(1) 选择低脂、清淡、温热的饮食,注意饮食质量,以刺激胃结肠反射并使大便质地正常化。

(2) 增加膳食中的食物纤维含量,增加粪便的体积,刺激肠蠕动,有助于恢复肠道功能,加强排便的规律性,有效改善大便的失禁状况。

4. 社会支持

良好的社会支持对大便失禁老年人的治疗有积极的促进作用,促使他们主动配合治疗与护理。

5. 做好失禁护理用具的选择与护理

(1) 一次性吸收产品。一次性护垫、纸尿裤是失禁患者中最为常见的护理工具。其优点是能及时、有效地避免污染物污染皮肤,缺点是透气性较差,长期使用易导致皮肤表面pH升高,发生IAD。

(2) 肛门造口袋。失禁早期可以取用于人工肛门造口的肠造口袋,上部分弃之不用,只使用下部分的便袋,持剪刀将肠造口袋的开口黏板剪至患者肛门适宜的圆圈大小,然后撕去黏纸,用手指撑开肛周褶皱皮肤黏膜,按压使之紧紧贴在肛周皮肤上。应用肛门造口袋可减少大便对局部皮肤的反复刺激导致肛周发生破溃的可能性,且可以避免反复擦洗导致患者受凉而加重病情。肛门造口袋的不足之处在于:① 对于排泄量大或腹胀气的患者,容易导致造口袋爆破。② 女性患者粘贴效果较差。③ 受皮肤完整性的影响,不适用于已发生肛周严重皮损的患者,如中、重度 IAD 等。④ 对于黏稠便的引流效果欠佳。对于皮肤已发生严重破损的患者,可予以皮肤保护膜 保护后,将造口袋底盘贴于保护膜上。

（3）大便失禁管理套件由低压高容球囊、软硅胶导管和引流袋 3 个部分组成,其结构设计、作用原理及操作方法都与留置导尿管相似,适用于水样便或稀糊便患者。具体操作方法如下:协助患者取侧卧位,用清水清洗肛周皮肤,用石蜡油润滑软硅胶导管后插入肛门直达直肠,导管低端带有低压球头,向球头注入 40～50 mL 0.9％生理盐水,使其膨大后固定于直肠中。导管低端连接收集袋,收集袋内的粪便可以通过导管直接转移到收集袋中。导管的侧面连接冲洗管可以冲洗管腔。

6. 健康教育

（1）指导患者及其家属正确地进行肛周护理。

（2）可进食的患者以少渣、易消化饮食为主,避免生冷、高纤维、刺激性食物。

（3）告知患者暂停使用促胃动力药物,使用止泻药时注意观察患者的排便情况。

（4）不可使用肥皂清洁皮肤。

（5）每 2 h 翻身 1 次,尽量左右翻身以减少平卧。

（6）左右翻身时,受压部位下需垫软垫,上腿稍曲前伸,下腿稍曲后伸,双腿间垫软垫,双足下垫软垫,充分暴露肛周皮肤。

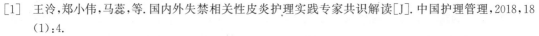

参 考 文 献

［1］　王泠,郑小伟,马蕊,等.国内外失禁相关性皮炎护理实践专家共识解读[J].中国护理管理,2018,18(1):4.

［2］　沈丽琼,金晓燕,王攀峰,等.尿失禁症状评估工具的研究进展[J].护理学杂志,2017,32(1):4.

第五节　再喂养综合征

一、概念

再喂养综合征（Refeeding Syndrome,RFS）是指机体经过长期饥饿或营养不良,提供营养（包括经口摄食、EN 或 PN）后,发生以低磷血症为特征的严重电解质代谢紊乱、葡萄糖耐受性下降和维生素缺乏,以及由此产生的一系列症状。

二、病因及流行病学

RFS 最初是在第二次世界大战期间被发现的,许多严重营养不良的战争囚犯在重新给予正规饮食后,却出现了不明原因的死亡。随着医学的不断发展,其发病机制也逐渐被认识与了解。在长期营养不良或禁食的情况下,机体主要的能量物质是脂肪和蛋白质,机体为了保存能量会使基础代谢率下降。当这些长期饥饿或营养不良的患者重新经口、肠内或肠外营养时,尤其是给予碳水化合物为主的饮食后,机体会发生由脂肪代谢向糖类代谢转变的急剧变化,引起胰岛素分泌释放,导致磷、钾、镁等离子向细胞内转移,会出现低磷、低钾、低镁血症。合成功能的增加消耗了大量的维生素,尤其是维生素 B_1 缺乏明显。严重的电解质紊乱、维生素及微量元素缺乏、循环超负荷、糖脂代谢紊乱等异常,会导致临床并发症如虚弱、器官衰竭、心律失常等。RFS 在国内外的发病率有较大差距,老年患者的临床研究显示,54% 的患者被认为存在 RFS 高风险,伴有营养不良的老年患者 RFS 发生率高达 48%;28 天到 6 个月的死亡率为 26.2%~33.9%。

三、临床表现

RFS 通常在喂养开始 1 周内发生,RFS 的主要临床特征包括严重的电解质紊乱(如低磷、低钾、低镁血症)、维生素及微量元素的缺乏、体液失衡及由此发生的临床并发症。各系统的临床表现为心衰、心律失常等;膈肌疲劳、呼吸衰竭及延长脱机等;瘫痪、震颤及幻觉等;腹泻、便秘及肝功能异常等;贫血及红细胞脆性增加等;免疫抑制及感染等。

四、风险筛查

早期发现和预防 RFS 是完全可能的,也是至关重要的。但目前对 RFS 风险的识别还没有统一的标准,RFS 高危人群的危险因素和具体表现包括:① 非意识性的体重减轻:1 个月内体重减轻 5%、3 个月内体重减轻 7.5%、6 个月内体重减轻 10%。② 营养摄入量低:患者饥饿大于 7 天、长时间低热量喂养或禁食、慢性吞咽问题和其他神经系统疾病、神经性厌食症、慢性酒精中毒、老年人抑郁症、癌症、慢性传染病(获得性免疫缺陷综合征、肺结核)、围手术期、糖尿病高渗状态、病态肥胖伴有严重的体重减轻。③ 增加养分损失或减少营养吸收:严重呕吐和(或)腹泻、胃肠道功能障碍或炎症、慢性胰腺炎、慢性高剂量利尿剂使用者。目前关于营养支持最具体的指南是 NICE 指南。如果怀疑患者为高危患者,那么应接受正式的评估。

按照 NICE 指南的推荐,确定发生再喂养问题高风险人群的标准为:① 主要标准(患者具有以下 1 项或多项):BMI 低于 16 kg/m²,过去 3~6 个月内无意识的体重减轻超过 15%,超过 10 天的营养摄入很少或没有,喂食前钾、磷酸盐或镁含量低。② 次要标准(患者有以下 2 种或多种情况):BMI 低于 18.5 kg/m²,过去 3~6 个月内无意识的体重减轻超过 10%,酗酒或使用胰岛素、化疗药、抗酸剂和利尿剂。评估患者的主要内容包括完整病史、详细营养摄入、酒精使用和最近体重变化等。血清中磷酸盐、镁、钾和钠、微量元素及血生化的评估也非常重要,同时还需要检测葡萄糖和肾功能。

五、治疗

1. 维持电解质平衡

当发现关键的电解质浓度很低时,可以通过口服、肠内或静脉营养等途径进行补充。NICE 指南中建议每天至少补钾 $2\sim4$ mmol/kg、磷酸盐 $0.3\sim0.6$ mmol/kg、镁 0.2 mmol/kg(通过静脉注入)或 0.4 mmol/kg(通过口服)。在补充电解质的同时需监测电解质的浓度并评估酸碱平衡情况。患者在再喂养的第 1 周应每日检测电解质水平,第 2 周 3 次,尿液电解质检测对电解质丢失的评估也有帮助。

2. 维生素的补充

在患者营养支持前 10 天,即可开始补充维生素,特别是补充维生素 B_1,可降低科萨科夫综合征和韦尼克脑病的发生率,降低病死率。建议每天为患者补充 $200\sim300$ mg 维生素 B_1,同时监测患者的维生素 B_6、维生素 B_{12} 和叶酸水平。

3. 能量的补充

NICE 指南中同样推荐采用低能量、慢速度的营养支持来减少或避免出现 RFS。在中度风险患者中,患者超过 5 天进食很少或者没有进食,推荐的喂养量不超过总热量需求的 50%,24 h 最大供给热量不超过 83.68 kcal/kg。若患者的临床和生化状况良好,可增加喂养速度。如患者陷入高风险,能量补充应每天最多 10 kcal/kg 且缓慢增加,并在接下来的 $4\sim7$ 天内逐渐增加至达到或超过全部需求,在此过程中需始终注意监测生物化学指标和液体平衡。对于严重的营养不良患者(BMI<14 kg/m^2,超过 14 天没有或有很少的能量摄入,再喂养前维生素、微量元素缺乏),以每天最多 5 kcal/kg 的能量开始给予营养支持。

六、护理

重度营养不良合并 RFS 的患者需要精心的护理。主要的措施有:配合治疗为患者提供合理的营养支持,在营养支持前对患者进行严格的评估,根据评估结果制定个性化的营养计划。开始以肠外营养为主加少量肠内营养,然后逐渐过渡到肠内营养,循序渐进地增加喂养量,为患者补充所需的营养物质,包括电解质、维生素等,使患者得到均衡的营养。

营养支持期间每天监测患者的电解质和血糖变化,尤其是钾、磷、镁离子浓度的变化。患者需通过采血进行电解质检测和血气分析,若患者的检测结果达危急值时,应及时纠正电解质紊乱、补充和调整电解质和微量元素等物质,及时做好记录和交班。同时需要密切观察患者病情的变化,实时观察患者心率、心律、血压及心电图的变化,及早发现心律失常及恶性心律失常,出现紧急情况时,应立即报告医生并配合医生进行抢救与处理,以降低患者的死亡风险。对于高龄并发 RFS 的患者及其家属,由于病情危重,患者烦躁不安,家属紧张害怕,且缺乏相关的知识。因此,护理人员要做好患者及其家属的健康教育工作,向他们介绍 RFS 的基本知识及个性化的治疗措施,以获得患者及其家属的理解和配合,减轻他们的心理负担,改善患者预后。

参 考 文 献

[1] 中华医学会肠外肠内营养学分会老年营养支持学组. 中国老年患者肠外肠内营养应用指南(2020)[J]. 中华老年医学杂志,2020,39(2):119-132.

[2] 中华医学会老年医学分会. 老年医学(病)科临床营养管理指导意见[J]. 中华老年医学杂志,2015,34(12):1388-1395.

[3] Silva J S, Seres D S, Sabino K, et al. ASPEN consensus recommendations for refeeding syndrome[J]. Nutr. Clin. Pract. ,2020,35(2):178-195.

[4] 邓菲菲,赵智芳,邓辉,等. 再喂养综合征的研究进展[J]. 中国老年学杂志,2020,40(23):4.

[5] 魏萌,吴允孚. 再喂养综合征的研究进展[J]. 肠外与肠内营养,2020,27(4):5.

第六节　抗利尿激素分泌异常综合征

一、概念

抗利尿激素分泌异常综合征(Syndrome of Inappropriate Antidiuretic Hormone, SIADH)是指某些疾病导致体内抗利尿激素(Antidiuretic Hormone,ADH)异常分泌或肾脏对 ADH 的超敏而引起水潴留、稀释性低钠血症、血浆渗透压降低、尿钠与尿渗透压增高以及相应临床症状的一组临床综合征。SIADH 多继发于其他疾病,起病隐匿,症状及体征无特异性,常被原发基础病的表现所掩盖。其临床症状主要取决于低钠血症的严重程度及其进展的速度,低钠血症的症状与体征主要由脑细胞水肿、中枢神经系统功能障碍所致。

二、发病机制及病因

体液正常渗透压是通过下丘脑-垂体-抗利尿激素系统来恢复与维持的,而血容量则主要是依靠肾素-血管紧张素-醛固酮系统来调节的,这 2 个系统共同作用于肾脏,调节水、钠等电解质的吸收与排泄,从而维持体液平衡,达到维持内环境稳定的目的。在低血容量及血浆渗透压降低时,肾素-血管紧张素-醛固酮系统与下丘脑-垂体-抗利尿激素系统同时被激活,此时血容量的维持建立在降低血浆渗透压的基础上,这时 ADH 的释放属于“适当分泌”,而正常血容量或高血容量情况下的 ADH 释放则被认为是“不适当分泌”。ADH 分泌过多或活性增强会使肾脏远曲小管的集合管上皮细胞对水的重吸收增强,导致肾稀释功能受阻,水潴留,总体液量增加。而肾素-血管紧张素-醛固酮系统会轻度受抑,导致排钠因子分泌增加,尿排钠增加,因此 SIADH 最初表现为体液容量正常。SIADH 是临床等容量性低钠血症最常见的原因,约占总低钠血症的 1/3。目前已知多种 SIADH 致病因素,主要包括恶性肿瘤、神经疾病、肺部疾病、药物以及其他原因等5 类。

三、临床表现

SIADH 的临床表现复杂多样,除存在原发疾病的症状外,基本呈现为正常容量性低钠血症的临床表现,其低钠血症症状的严重程度与血钠水平及血钠降低速度密切相关。早期临床表现无特异性,可无任何临床症状,当血钠水平降至 120 mmol/L 时,可出现倦怠、乏力、厌食、恶心、呕吐、神经过敏以及肌无力等不适症状。当血钠水平进一步降低至110 mmol/L 时,患者可出现嗜睡、抽搐、反射抑制等症状,甚至会昏迷或死亡。由于SIADH 起病隐匿及早期症状不明显,因此首诊常见于神经外科、肿瘤科、内分泌科、呼吸科、急诊科及重症监护病房。目前,国内的 SIADH 诊疗经验并不多。

四、诊断

SIADH 的诊断标准包括:① 低钠血症,血钠<135 mmol/L。② 血浆渗透压降低伴尿渗透压升高,血浆渗透压<280 mOsm/(kg·H$_2$O),尿渗透压大于血浆渗透压。③ 尿钠>20 mmol/天。④ 临床上无脱水、水肿。⑤ 心、肾、肝、甲状腺、肾上腺功能正常。此外,经严格限水后,当临床症状减轻或血浆 ADH 升高至大于 1.5 pg/mL 时,也有助于SIADH 的诊断。

五、治疗

SIADH 的治疗包括对因与对症治疗。对于由炎症、药物或是由其他明确的病因引起的轻、中度低钠血症,当感染有效控制或停用特定药物后,低钠血症的临床病理状态可从根本上得到缓解,而对于某些急性发作的具有明显症状的低钠血症则需要紧急处理。

急性低钠血症是指发作时间少于 48 h,血钠水平一般小于 115 mmol/L。因血浆渗透压降低,脑细胞不能及时代偿,水自细胞外液转移到细胞内,引起脑细胞水肿,进而产生一系列中枢神经系统的症状和体征,严重时可发生脑疝,出现惊厥、昏迷的情况,甚至导致死亡。目前,国外各大指南均推荐使用 3%浓度的氯化钠溶液治疗急性低钠血症。其中,对于血钠纠正速度的把握为治疗的关键,过慢起不到减轻脑水肿的目的,过快则可能会引起中枢神经脱髓鞘,进一步加重脑细胞损害。美国内分泌专家普遍认为,最初使血钠水平升高 4~6 mmol/L 可以明显减轻脑细胞水肿并减小患者的死亡风险,滴速应控制在 1~2 mL/(kg·h),每 2 h 检测 1 次血钠水平,以防止血钠纠正过快。容量超负荷时可应用袢利尿剂防止心力衰竭,勿将血钠完全纠正至正常水平,通常在第一个 24 h 内血钠升高幅度最大不超过 8 mmol/L,症状改善后再逐渐改为口服药。若血钠升高过快可用去氨加压素或 5% 葡萄糖予以纠正。

目前,国外各大指南均将液体限制作为 SIADH 性低钠血症的一线治疗方法,在考虑到液体限制疗法的经济性与安全性的同时,还需注意以下几点:① 液体限制应包括所有饮用水、静脉输液、汤类、水果及肠外营养等。② 液体限制的程度应根据尿量加不显性失水量来决定,一般应将 24 h 液体入量限制在 500 mL 以下。

一般来说,尿渗透压越大则提示 ADH 的分泌水平越高,限制液体的作用会越差。治疗 SIADH 的二线药物主要包括以下几种:① 地美环素:作为四环素类抗生素的一种,具有拮抗 ADH 受体的作用,可以导致肾性尿崩,剂量为 600～1200 mg/天,其升高血钠水平的差异较大,有引起高钠血症、氮质血症以及肾毒性的风险,虽然被大多数指南推荐,但目前应用较少。② 尿素:通过促进多余水分排泄及减少尿钠排除而达到升高血钠水平的目的,其主要缺点是口味较差且易引起氮质血症,目前有临床研究证实其对蛛网膜下腔出血、重症监护患者及婴幼儿 SIADH 患者的低钠血症均有明显的治疗作用,虽然未被 FDA 批准,但欧洲内分泌专家将其作为二线治疗 SIADH 的首选药物。③ 袢利尿剂＋钠盐:袢利尿剂可抑制肾小管髓袢升支对钠的重吸收,阻碍肾髓质高渗状态的形成,进而阻止肾小管内水的重吸收,起到抑制 ADH 并促进排水的作用,再通过补充钠盐,从而达到升高血钠的目的,虽然没有大规模临床试验证实其安全性和长期有效性,但该疗法目前被欧洲内分泌专家推荐为二线备选方案。④ ADH 受体拮抗剂:在 SIADH 中,ADH 的分泌会异常增多,而 ADH 受体拮抗剂可从病理、生理方面很好地解决上述问题,因此该类药物一直被寄予厚望,目前主要有考尼伐坦和托伐普坦 2 种类型。考尼伐坦是 ADH 的 Vl/V2 受体拮抗剂,为静脉制剂,起始给药予以负荷剂量 20 mg (>30 min),继以 20～40 mg/天维持,每 6～8 h 检测血钠水平,防止高钠血症,最大用药时间不超过 4 天,可以明显地升高血钠水平并增加尿量;托伐普坦是选择性 V2 受体拮抗剂,为口服制剂,目前已被 FDA 批准治疗等容量性和高容量性低钠血症。

参 考 文 献

[1] 张军霞,向光大. 抗利尿激素分泌异常综合征的诊断与处理[J]. 内科急危重症杂志,2013(1):3.

[2] 郭晓蕙,董爱梅. 提高抗利尿激素分泌异常综合征的诊治水平[J]. 中华内分泌代谢杂志,2011,27 (11):3.

[3] Mentrasti G,Scortichini L,Torniai M,et al. Syndrome of inappropriate antidiuretic hormone secretion (SIADH):optimal management[J]. Ther. Clin. Risk Manag. ,2020,16:663-672.

[4] Adrogué H J,Tucker B M,Madias N E. Diagnosis and management of hyponatremia:a review[J]. JAMA,2022,328(3):280-291.

第七节　肾小管酸中毒

一、概念

肾小管酸中毒(Renal Tubular Acidosis,RTA)是一类由于近端肾小管重吸收碳酸氢根离子和(或)远端肾小管分泌氢离子功能障碍的一种代谢性酸中毒。

二、病因

RTA 的病因较复杂,可分为原发性(占 25%)和继发性(占 75%)2 类。原发性 RTA 很少见,病因不明。近年来的研究显示,其多为常染色体显性遗传病,也有一部分属于常染色体隐性遗传病和基因突变。原发性 RTA 多见于儿童。RTA 可继发于各种肾脏疾病,也可继发于多种非肾脏疾病,如自身免疫性疾病、糖尿病、高血压病、慢性肝病(包括肝硬化)、遗传性疾病(如肝豆状核变性、遗传性椭圆细胞增多症)等。其中最为常见的继发性原因为干燥综合征。还有些 RTA 是由于药物(如环孢素 A、阿德福韦酯、两性霉素 B)中毒引起的。据报道,低剂量阿德福韦酯可引起可逆性 Ⅱ 型 RTA 及低血磷性骨软化症,具体致病机制不明。

三、临床症状

泌尿系统症状如下:尿液浓缩功能异常,患者容易口渴、多饮多尿、夜尿增多、尿路结石、脱水,个别患者可出现肾性尿崩症。

全身症状如下:部分患者存在低血钾,可出现身体乏力、瘫软。Ⅳ 型肾小管酸中毒则可能会出现高钾血症。

呼吸循环系统症状如下:患者会感到心慌心悸,如果低血钾严重,可能会出现呼吸困难和呼吸肌麻痹。

骨骼系统症状如下:因代谢紊乱,儿童可能生长发育迟缓,成人则可能出现骨骼疼痛、畸形、骨软化或骨质疏松。肾小管酸中毒患者可能伴发氨基酸、蛋白质、葡萄糖、钠、磷等物质代谢紊乱,患者可能出现身体消瘦、手足抽搐、感觉异常等症状。部分肾小管酸中毒是遗传性疾病导致的,可能同时出现相应的临床症状,如智力障碍、耳聋等。

四、诊断

RTA 患者共同的临床特点为血氯增高、低血钾(部分类型有高血钾)、酸中毒、碱性尿、肾脏鱼子样结石。因此，对于低血钾乏力或软瘫、多尿、高血氯性酸中毒伴尿 pH 升高（>6）者，都应警惕 RTA，需进行相应的实验室检查。应先观察患者排尿情况、有无多饮多尿情况、症状出现的具体情况、有无用药史等，再结合实验室检查、影像学检查和病理检查等综合判断，最后进行确诊。

肾小管酸中毒患者阴离子间隙正常，除高血钾型肾小管酸中毒外，患者都可能存在低钾血症（血钾<3.5 mmol/L），但其尿钾不低，即使酸中毒严重时，尿液 pH 仍大于5.5。此外，若检查时患者血液酸碱度处于正常范围，无法确诊时，则可进行氯化铵负荷试验或碳酸氢盐总吸收试验，以帮助确诊。

五、治疗

（一）对原发病的治疗

原发病的控制或完全缓解是 RTA 治疗的决定性因素之一。对于类风湿性关节炎合并 RTA，一般应用非甾体抗炎药；对于干燥综合征、混合性结缔组织病、系统性红斑狼疮、血管炎等免疫性疾病合并 RTA，一般应用激素和（或）免疫抑制剂（皮质激素无效者，可试用免疫抑制剂）。

（二）对症治疗

1. 祛除诱发加重因素

禁用磺胺类、肾毒性药物。及早积极治疗结石、尿路梗阻，加强营养，防止感染。

2. 低钾血症的处理

如有低钾血症存在，应补充相应的电解质。口服枸橼酸钾可补充钾盐，一般每次20 mL，每日 3 次。用量依血钾水平而定，需长期维持。但不可口服氯化钾，只有明显低血钾（即重症低血钾患者）引起危及生命的心律失常时，才可考虑静脉滴注葡萄糖氯化钾溶液（将 10 mL 15％氯化钾加入 500 mL 5％葡萄糖），当血钾达 3.5 mmol/L 时即刻停用，一般每日补充氯化钾 1.5～4.5 g。少数低钾血症患者同时存在低镁血症，可口服镁制剂，如门冬氨酸钾镁（一般每次 0.5 g，每日 3 次）。大多数 RTA 患者同时存在低钾血症和代谢性酸中毒，但必须优先给予补钾治疗，在低钾血症明显好转后再给予碳酸氢钠，以免在纠正酸中毒的治疗过程中加重低钾血症。

3. 代谢性酸中毒的处理

纠正代谢性酸中毒时，口服或静脉滴注碳酸氢钠的用量依血 HCO_3^- 水平及呼吸代偿能力、血 pH 综合判断。轻度酸中毒患者可口服 10％枸橼酸钠溶液，每次 10 mL，每日3 次，或用碳酸氢钠片，每次 1 g，每日 3 次。对于严重酸中毒患者，应小剂量分次静脉滴注碳酸氢钠，待病情稳定后再改为口服碱性药物。RTA（尤其是 I 型）患者常伴有尿枸橼酸盐排出增多，故可给予口服苏氏合剂（枸橼酸钠-枸橼酸合剂），一般每次 10～20 mL，每日 3 次。此合剂不仅可补充碱，还可减少肾结石的发生。如出现明显肾功能不全的情况，则尿枸橼酸盐排出减少，此时可应用碳酸氢钠。

4. 低磷血症、低钙血症和高钾血症的处理

对于低磷血症患者,需补充无机磷缓冲液(用磷酸氢二钠、磷酸二氢钾和蒸馏水配制而成),每次 10～20 mL,每日 3～5 次。纠正低钙血症或骨软化症可长期口服维生素 AD 丸或维生素 D_3,每次 0.5 μg,每日 1 次,同时加用钙剂(可口服碳酸钙或醋酸钙、枸橼酸钙等)。需定期监测血钙水平,以防发生高钙血症。对于 Ⅳ 型高钾血症患者,可给予口服呋塞米(20～60 mg/天)、布美他尼(1～6 mg/天)或氢氯噻嗪(25～75 mg/天),以增加尿钾排出。也可同时口服聚苯乙酸磺酸钠或聚苯乙酸磺酸钙,每次 5～10 g,每日 3 次,以增加肠道钾排出。

参 考 文 献

[1] 葛均波,徐永健,王辰. 内科学[M]. 9 版. 北京:人民卫生出版社,2018:497-500.
[2] 王海燕. 肾脏病学[M]. 3 版. 北京:人民卫生出版社,2008:1132-1144.
[3] 黎雷石,刘志红. 中国肾脏病学:下册[M]. 北京:人民军医出版社,2008:1127-1135.
[4] 邵怡,王安平,王先令,等. 肾小管酸中毒的诊疗进展[J]. 国际内分泌代谢杂志,2017,37(1):3.
[5] Palmer B F,Kelepouris E,Clegg D J. Renal tubular acidosis and management strategies:a narrative review[J]. Adv. Ther. ,2020,38(2):949-968.

第八节　伪膜性肠炎

一、概念

伪膜性肠炎(Pseudomembranous Colitis,PMC)是一种发生在结肠黏膜上的急性渗出性炎症,主要由艰难梭状芽孢杆菌(下文简称艰难梭菌)或难辨梭状芽孢杆菌感染引起,以在病变部位形成散在的斑片状伪膜而得名。该病多与长时间应用某些抗生素导致肠道菌群失调、艰难梭菌大量繁殖有关,因此又叫艰难梭菌肠炎、难辨梭状芽孢杆菌肠炎。

二、流行病学

我国还没有详细的伪膜性肠炎流行病学统计数据,据权威文献称,在我国,该病的发病率低于西方国家,但随着抗菌药物的广泛应用、老龄化越来越严重,我国的发病率有可能比我们想象得高,尤其在老年患者中。

三、发病机制及病因

病原体主要为艰难梭菌。艰难梭菌产生的毒素与肠壁细胞上的受体特异性结合进入细胞内,使细胞通透性增加,细胞内物质外流,产生炎症,导致细胞死亡、肠壁坏死,产生水样腹泻,炎症细胞和坏死的肠壁细胞在肠黏膜上形成斑片状伪膜。该病多由长期大量应用广谱抗生素(常见的抗生素包括头孢菌素类、克林霉素、氟喹诺酮类、青霉素类等),引起肠道内菌群失调,艰难梭菌快速大量繁殖,产生毒素引发疾病,尤其是免疫力低下者,如老年人及重症、化疗或大手术后的患者,患病风险更高。

四、诱发因素

1. 环境因素

接触艰难梭菌感染的患者、近期住院、喝了艰难梭菌污染的水等,都有可能会增加伪膜性肠炎发生的概率。

2. 药物因素

除抗生素外,一些非抗生素药物,如化疗药、抑酸剂等,也可能增加患病风险。

3. 疾病因素

具有结肠疾病、伪膜性肠炎病史、肾衰竭、营养不良、近期做过肠道手术、休克、恶性肿瘤等情况者,患病风险增加。

4. 个人因素

年龄≥65 岁、重症等有免疫缺陷或免疫力低的人群,患病风险增加,但在婴幼儿群体中较少见。

五、临床症状

患者症状与病情轻重有关,轻症者可仅表现为腹泻,中、重度感染者可伴有腹痛、腹胀、发热、恶心、呕吐、乏力、食欲减退等。腹泻是该病的典型症状,其轻重程度与病情有关。轻症感染者可仅表现为黄绿色水样便,每天 3 次以上,恶臭;严重者可发展为脓血便,粪便中可见黏膜状物存在。同时,患者下腹部会出现绞痛或压痛,中、重度感染者有时伴发热,其他伴随症状包括腹胀、恶心、呕吐、脱水、食欲不振等。

六、诊断

患者出现不明原因的腹泻(1 天内有 3 次或 3 次以上不成形粪便),或发现肠梗阻或中毒性巨结肠,并同时满足下列任一条件,即可诊断为伪膜性肠炎:粪便检测出艰难梭菌或艰难梭菌毒素呈阳性,内镜或病理检查显示伪膜性肠炎。

七、治疗

对于一般症状的患者,停止正在使用的抗菌药物或去除其他诱发因素等,症状一般都能缓解。当出现严重腹泻、脱水、严重腹痛、大便中混有血迹或脓液等症状,以及伴有肠穿孔、中毒性巨结肠、重症感染性休克等严重并发症时,在实验检查结果出来前,均应尽早开始经验性治疗,包括病因治疗、对症支持治疗等。对于重型、突发型、伴有严重并发症且其他治疗无效的患者,可选择手术治疗。

1. 一般治疗

停止正在使用的抗菌药物或其他可能引起腹泻的药物,且不建议使用抗胆碱能解痉剂或止痛剂来缓解腹痛、腹泻,以免加重病情。此外,注意补充液体和电解质,防止脱水和酸中毒,且适当补充血浆、白蛋白等,必要时使用升压药等。

2. 药物治疗

由于个体差异大,用药不存在绝对的最好、最快、最有效,除常用非处方药外,应在医生指导下充分结合个人情况选择最合适的药物。

对于初次发作的患者(轻症者),首选万古霉素或非达霉素,口服给药,连用10天。万古霉素和非达霉素的抗菌效果均优于甲硝唑。部分轻症患者无明显肠道症状可不用药。重症者应选用万古霉素或非达霉素,口服给药,连用10天。治疗过程中发现疗效差即可诊断为难治性伪膜性肠炎。突发型患者可伴发低血压、休克、肠梗阻、巨结肠等,首选万古霉素联合甲硝唑,口服或鼻胃管给药,待病情稳定后,停用甲硝唑。对于复发患者,药物仍然以万古霉素、非达霉素、甲硝唑为主。

此病如果初发可使用甲硝唑,复发可使用万古霉素,如果初发治疗时使用万古霉素,复发时则可继续使用万古霉素或换成非达霉素。多次复发时可用万古霉素治疗或连用非达霉素治疗,如效果差,则可考虑粪菌移植。

3. 手术治疗

若患者伴发肠穿孔、中毒性巨结肠、重症感染性休克等并发症,经其他治疗无效时,应尽早进行外科干预,如结肠切除术、结肠旷置回肠造瘘术、保留结肠并万古霉素冲洗术等。

4. 粪菌移植

尽管粪菌移植的方法已经由传统的手工准备粪菌液技术发展到基于智能分离系统处理的洗涤菌群移植阶段,但美国、中国等国家的调查研究显示,目前大量医生对粪菌移植的认识程度较低,还有很多人不知道该技术,导致很多医生不敢向患者推荐粪菌移植术。欧洲、亚洲的最新共识认为,在第二次复发治疗失败或困难的时候,就应考虑粪菌移植治疗。单次治疗即可获得90%以上的治愈率,2次治疗可以治愈98%的患者。另外,在严重感染的状态下,外科手术风险大,粪菌移植可在很大程度上避免外科手术的发生。移植途径包括上消化道、中消化道、下消化道,应依据临床进行合理选择。

八、日常护理

感染艰难梭菌的患者在生活管理上重在饮食,宜少食多餐,饮食清淡忌辛辣油腻,要多喝水。此外,勤用肥皂水洗手和洗澡、保持个人和环境卫生、避免随意使用抗菌药物等,对预防该病或防止再次复发有积极作用。该病可能感染他人,最好给患者单独的房间。在患者腹泻结束后至少48 h内,在房间内的陪护人员均应穿戴一次性手套和隔离服。应用含氯消毒剂消毒患者经常触摸的地方，如门把手、马桶等。

患者应避免饮用含糖饮料、咖啡、茶等，以免加重症状。少食多餐，饮食应清淡易消化，如小米粥或香蕉。避免食用高纤维食物，如坚果、豆类和蔬菜。忌辛辣、油炸、高脂肪食物，避免刺激肠胃，加重病情。饭前便后应用肥皂和温水洗手，洗澡时也应用肥皂，这样可降低复发或交叉感染的风险。患者应在医生的指导下合理使用抗菌药物，不能私自购买并使用抗菌药物或随意延长抗菌药物的使用时间，尤其是免疫力低下者和被诊断为伪膜性肠炎的患者。患者平时应注意个人卫生和环境消毒，最好经常用肥皂洗手、洗澡。腹泻期间应多饮水，尤其是含有钠、钾等电解质的液体（如口服补液盐），以防止脱水。

参 考 文 献

[1] 中华医学会.临床诊疗指南：消化系统疾病分册[M].北京：人民卫生出版社，2005：58-59.

[2] 杜玄凌，陈世耀.伪膜性肠炎的治疗进展[J].中华消化杂志，2017，37(6)：3.

[3] 徐英春，张曼.中国成人艰难梭菌感染诊断和治疗专家共识[J].协和医学杂志，2017，8(2)：8.

[4] 唐承薇，张澍田.内科学[M].北京：人民卫生出版社，2015：27-28.

[5] Wilcox M H，Gerding D N，Poxton I R，et al. Bezlotoxumab for prevention of recurrent clostridium difficile infection[J]. New England Journal of Medicine，2017，376(4)：305-317.

第九节　二 重 感 染

一、概念

二重感染又称重复感染、菌群交替症。患者由于长期使用广谱抗生素，导致敏感菌受到抑制，不敏感菌在此情况下在体内迅速繁殖生长，从而导致二重感染的发生。患者可出现不明原因的发热，以及消化道感染、口腔感染、尿路感染、肺部感染等其他部位的感染。

二、流行病学

二重感染的发病率为2%～3%，常发生于用药3周以内，同一时间段，占医院感染总数的5%～15%，在长期使用抗生素（或合并使用激素）、抗代谢和抗肿瘤药物的人群以及婴幼儿、老年人、有严重疾病患者等人群中较多见。由于二重感染的病原菌对多种抗菌药物耐药，此时如患者抵抗力下降，则较难控制病情而有较高的死亡率。近年来，随着放化疗、器官移植等的增加，二重感染发病率正逐年增加。

三、病因及诱发因素

二重感染的主要原因是长期大量应用广谱抗生素,免疫力低下。此外,患有急慢性白血病、恶性肿瘤等严重疾病的患者及使用免疫抑制剂的患者等均可诱发二重感染。正常情况下,人的口腔、鼻咽、肠道等部位有微生物寄生,菌群间处于平衡的共生状态,如果长期大量应用广谱抗生素或联合抗菌药物,包括因治疗疾病需要而使用抗生素或患者自行购买并长期服用抗生素等,均可导致敏感菌被抑制,使耐药的细菌或真菌等微生物大量繁殖,导致人体内菌群失衡而引发二重感染。患者体质差或年龄较大,出现抵抗力下降,使用抗菌药物后容易诱发二重感染。另外,如果患有肝癌、肺癌等恶性肿瘤,或出现急性、慢性白血病导致免疫功能受损,或因系统性红斑狼疮、溃疡性结肠炎等需要长期应用免疫抑制剂等,均可诱发二重感染。除此之外,进行静脉导管或导尿管留置,使用呼吸机等操作也可能诱发二重感染。

四、临床症状

二重感染最常见的症状为不明原因的发热,患者可同时伴有腹泻、腹痛、腹胀等消化道症状,口腔、泌尿系统等部位也可能出现相关症状。典型症状包括发热等。发热属于最常见的症状,一般是中度发热,体温为 38～39 ℃,无规律性且发热原因不明。口腔可出现口干、咽痛、吞咽困难等表现,也可见口腔黏膜有乳白色斑膜,形似奶块,口腔两侧及舌头疼痛不适,呈持续性加重。患者可能会出现真菌性肠炎和伪膜性肠炎,表现为腹痛、腹胀和腹泻,大便为稀便呈米汤样,可带肠黏液等。患者的尿频症状不明显,尿检查可见脓细胞,尿培养结果阳性。如患者不及时治疗可出现寒战、高热、神志不清、四肢发凉等并发症。

五、诊断

二重感染可通过患者的病史、症状发生情况以及辅助检查等进行诊断。患者若有长期大量使用抗生素、免疫抑制剂等药物史,或有恶性肿瘤等病史,且发病在应用抗菌药物的过程中,患者的发热、腹泻、腹痛及口腔疼痛等症状在一过性好转后又加重,则可初步考虑发生二重感染的可能性。此时需对患者进行全面检查,并重新采集血液等标本进行细菌培养,若标本中分离出新的致病菌,则可确诊为二重感染。

六、治疗

二重感染一旦诊断明确,需要及时调整抗生素药物,同时进行对症支持治疗,必要时需进行手术治疗,可根据患者的病情选择合适的治疗方法。

1. 一般治疗

肠道出现二重感染者,可给予乳糖、麦芽糖等促进大肠杆菌繁殖,维持肠道菌群平衡。如患者有营养不良的情况,可给予营养支持,促进身体恢复,必要时给予肠外营养。患者若有自身免疫性疾病或恶性肿瘤等原发病,需遵医嘱规范治疗原发病。

2. 药物治疗

由于个体差异大,用药不存在最好、最快、最有效,除常用非处方药外,应在医生的指导下充分结合个人情况选择最合适的药物。一旦发现二重感染,需要停用广谱抗生素,进行药敏试验选择敏感抗菌药物。

3. 手术治疗

二重感染无有效手术治疗方法,若并发肠穿孔或肠坏死等,可进行肠切除术,以切除坏死的肠段。另外,若患者有肝癌或肺癌等原发疾病,可根据病情选择合适的手术治疗。

七、日常护理

二重感染患者除了积极治疗外,日常护理也尤为重要,家属应注意患者的心理健康,给予饮食和运动调护等,更利于促进患者病情恢复。二重感染后患者多存在焦虑、紧张等不良心理,家属应多给予鼓励和支持,缓解患者的心理压力,消除患者的顾虑、恐惧和不安情绪,增强治疗的信心。对于使用引流袋的患者,家属要注意保持引流管与伤口部位干净,观察引流液的性质和量,出现异常时需及时告知医生。注意保持居住环境舒适,保持室内通风,注意个人卫生,勤换洗衣物,避免增加感染。患者应注意休息,改善不良的生活习惯,如戒烟戒酒、避免熬夜,以免影响抵抗力。保持饮食清淡,以易消化、高纤维、高维生素食物为主,多食用高蛋白食物。合理增加运动量,如散步、慢跑等,以增强体质。遵医嘱应用抗菌药,应尽量使用窄谱类抗菌药,避免长期大量及联合用药,不可频繁换药,且不可擅自购买抗生素。有基础性疾病的患者需要积极治疗,控制原发病,进行支持治疗,避免滥用糖皮质激素和免疫抑制剂。预防二重感染可使用乳酸杆菌、双歧杆菌等微生态制剂,以维持肠道菌群平衡。长期需要使用抗菌药物的患者需加强观察,出现异常时应及时停药就医。体质较差和营养不良者需要加强营养,增加运动,以增强机体抵抗力。

参 考 文 献

[1]　赵玉沛.中华医学百科全书普通外科学[M].北京:中国协和医科大学出版社,2017:129-130.
[2]　茹仁萍,武谦虎.抗感染药物临床合理应用手册[M].北京:中国医药科技出版社,2016:58-60.
[3]　陈愉.病毒感染继发细菌二重感染研究进展[J].中国实用内科杂志,2012,32(9):3.

第十节 小肠污染综合征

一、概念

小肠污染综合征又称小肠淤积综合征、小肠细菌过度生长或盲袢综合征,是指小肠内菌群数量或菌群种类改变,达到一定程度并可引起一定的临床表现。临床表现包括腹痛、腹胀、腹泻或吸收不良,吸收不良可表现为体重下降、贫血、营养不良。引起小肠细菌过度繁殖的病因甚多,而细菌过度繁殖造成小肠吸收不良的机制也甚复杂,目前仍有许多问题尚未阐明。

二、病因

有许多基础疾病会导致小肠细菌过度繁殖,大致可分为 3 类:① 小肠结构异常:小肠憩室、胃次全切除毕氏Ⅱ式、手术性盲袢导致肠内容物滞留(即所谓的盲袢综合征)、放射性肠病、克罗恩病、肠粘连引起的不完全性肠梗阻等。② 引起小肠动力异常的疾患:硬皮病、淀粉样变性、糖尿病、甲状腺功能低下、肠易激综合征等可致小肠动力减弱而引起小肠淤滞。③ 其他:肝硬化、结节性淋巴样增生所致的肠腔内免疫机能下降,胃次全切除、恶性贫血及强力抑酸药引起的胃酸减少等则主要与杀菌能力下降有关。

三、临床表现

轻者可无症状,有时被基础疾病的症状所掩盖;患者多有腹泻,轻者为轻度腹泻,重者可有脂肪泻、水泻。患者常出现腹胀、乏力、头晕、恶心、体重下降等营养不良的表现。部分患者有神经、精神系统的症状,如抽搐、夜盲、四肢麻木感、情绪异常、智力减退等。

四、诊断

根据病史及临床症状,如腹泻、脂肪泻、体重减轻或大细胞贫血,尤其是患者年纪较大或曾有过腹部手术史,应结合辅助检查,有助于本病诊断。

五、治疗

1. 抗生素治疗
由于小肠细菌过度生长者菌丛复杂,常需联合应用抗生素,选择抗生素时要同时兼顾肠道的需氧菌和厌氧菌。

2. 营养支持治疗

补充缺乏的营养成分,如补充维生素 B_{12}、脂溶性维生素等。

3. 病因治疗

尽可能纠正小肠细菌过度生长的发病基础。

参 考 文 献

[1] 王帅,左丽娟,高扬,等. 小肠细菌过度生长的治疗研究进展[J]. 临床消化病杂志,2021,33(4): 303-306.

[2] 严明,李小峰. 小肠细菌过度生长诊断和治疗研究进展[J]. 胃肠病学和肝病学杂志,2020,29(11):4.

[3] 唐帅,万军,张茹,等. 小肠细菌过度生长相关疾病研究进展[J]. 解放军医学院学报,2019,40(2):3.

第十一节 肺 栓 塞

一、概念

肺栓塞(Pulmonary Embolism,PE)是由内源性或外源性栓子阻塞肺动脉或其分支,引起肺循环和右心功能障碍的一组疾病或临床综合征的总称,包括肺血栓栓塞症(Pulmonary Thromboembolism,PTE)、脂肪栓塞、羊水栓塞、空气栓塞、肿瘤栓塞等。肺血栓栓塞症是肺栓塞最常见的类型,是由来自静脉系统(以下肢的深静脉血栓形成最为常见)或右心的血栓阻塞肺动脉或其分支所致,以肺循环和呼吸功能障碍为主要临床表现,占急性肺栓塞的绝大多数,通常所称的急性肺栓塞即肺血栓栓塞症。深静脉血栓(Deep Venous Thrombosis,DVT)是引起肺血栓栓塞症的主要血栓来源,深静脉血栓多发于下肢或骨盆深静脉,脱落后随血流循环进入肺动脉及其分支,肺血栓栓塞症常为深静脉血栓的合并症。肺血栓栓塞症和深静脉血栓合称为静脉血栓栓塞症(Venous Thromboembolism,VTE),两者具有相同的易患因素,可理解为同一疾病病程中两个不同阶段的临床表现。

二、流行病学

我国肺栓塞与肺血管病防治协作组的最新数据显示:2007～2016 年,基于住院患者资料及 2010 年我国全国人口普查获得的数据,静脉血栓栓塞症人群的患病率从 2007 年的 3.2 万人(每 10 万人)上升到 2016 年的 17.5 万人(每 10 万人)。肺栓塞人群患病率从 2007 年的 1.2 万人(每 10 万人)上升至 2016 年的 7.1 万人(每 10 万人)。住院患者中静脉血栓栓塞症的比例从 2007 年的 2.9‰升至 2016 年的 15.8‰,急性肺栓塞的比例从 2007 年的 1.1‰升至 2016 年的 6.3‰。肺栓塞的致死率和致残率都很高。国际注册登记研究显示,肺血栓栓塞症 7 天病死率为 1.9%～2.9%,30 天病死率为 4.9%～6.6%。我国肺栓塞与肺血管病防治协作组的最新数据表明,静脉血栓栓塞症住院期间病死率从 2007 年的 4.7%下降为 2016 年的 2.1%,急性肺栓塞住院期间病死率从 2007 年的 8.5%下降为 2016 年的 3.9%。40 岁以上者发病风险增高,其风险大约为年龄每增长 10 岁风险增加 1 倍。高龄人群及有肿瘤、静脉曲张及静脉血栓栓塞症病史的患者发病率较高,另外,手术后患者的发病率也较高。

三、病因及诱发因素

肺血栓栓塞症是肺栓塞最常见的类型,而引起肺血栓栓塞症的血栓主要来自深静脉血栓,因此深静脉血栓是肺栓塞的主要病因。肺血栓栓塞症和深静脉血栓具有相同的诱发因素,包括任何可以导致静脉血流淤滞、血管内皮损伤及血液高凝状态的因素。其中,遗传性因素包括与凝血、抗凝、纤溶过程相关的基因突变,或抗凝血酶、蛋白 S、蛋白 C、纤溶酶原缺乏等;获得性因素包括血液高凝状态、高龄、肥胖、口服避孕药、妊娠或产褥期、植入人工假体等,而恶性肿瘤、抗磷脂抗体综合征、炎症性肠病、肝素诱导血小板减少症、肾病综合征、真性红细胞增多症、巨球蛋白血症等均可使血液呈高凝状态;血管内皮损伤包括手术(尤其是全髋关节或膝关节置换手术)、创伤或骨折(多见于髋部骨折和脊髓损伤)、中心静脉置管或植入起搏器、吸烟、高同型半胱氨酸血症、肿瘤静脉内化疗等;静脉血液淤滞包括瘫痪、急性内科疾病、住院、居家养老护理等。

四、临床表现

肺栓塞的症状比较多样,且没有特殊的辨识性症状。有些患者肺栓塞不严重,可能没有症状,但有些会出现呼吸短促、胸痛或咯血等症状。大部分肺栓塞患者可能会呼吸困难,典型的胸痛和咯血则较少见,各病例可出现以下症状的不同组合,但都不尽相同。活动后呼吸困难症状更明显,可突然发生胸痛,咳嗽时症状可加重。肺栓塞后 24 h 可发生咯血,咳嗽多为干咳或有少量白痰,也可伴有喘息;脑循环障碍或脑供血不足可引起晕厥。有国外研究显示,以晕厥就诊的患者中约 1/6 为肺栓塞患者,应引起高度重视。肺栓塞可能出现的其他症状和体征包括:腿部疼痛或肿胀,或两者兼有,通常在小腿;皮肤湿冷或变色(发绀);出汗过多;心跳加速或不规律;头晕或眩晕。

五、诊断

肺栓塞可能会危及生命。如果出现不明原因的呼吸短促、胸痛或咳嗽并有血痰,请立即就医。医生会根据患者的症状、体征及常规的血液、心电图、胸片、超声等检查进行初步诊断。接下来会通过 CT 肺动脉造影、放射性核素肺通气/血流灌注(V/Q)显像、磁共振成像和磁共振肺动脉造影等检查进一步明确诊断,检查中只需其中 1 项结果为阳性即可确诊。

六、治疗

肺栓塞治疗的目的是使栓塞的肺动脉再次打通,防止形成新的血栓。医生会根据患者病情的严重程度制定个性化的治疗方案。药物治疗是肺栓塞的基本治疗手段,可分为抗凝、溶栓、病因治疗等。及时有效的治疗对于预防严重的并发症或死亡至关重要。

1. 一般治疗

严密监护,监测患者的呼吸、心率、血压、心电图及血气的变化。患者应卧床休息,尽量避免用力排便。如有必要,医生还可能会针对患者的症状进行对症治疗,如镇咳、止痛、镇静等。对有低氧血症或呼吸衰竭的高危急性肺栓塞患者,可采用机械方法保证其通气。对有休克或低血压的患者,应使用相应的药物维持机体有效的血流动力,提高体循环血压,改善心脏血流灌注。

2. 药物治疗

由于个体差异大,用药不存在最好、最快、最有效,除常用非处方药外,应在医生的指导下充分结合个人情况选择最合适的药物。口服或静脉注射抗凝剂可以防止血栓增大,阻止新血栓形成。抗凝药物包括普通肝素、低分子肝素、磺达肝癸钠、华法林、达比加群酯、利伐沙班、阿哌沙班、阿加曲班、比伐卢定等。不同患者抗凝治疗的持续时间不同,需严格遵医嘱执行。使用抗凝药物最应注意的不良反应为出血,需注意监测。使用溶栓药物为急性肺栓塞患者进行溶栓治疗,可以有效降低死亡率。一般来说,溶栓治疗主要适用于有明显呼吸困难、胸痛和低氧血症等症状的高危病例。但溶栓治疗的指征、禁忌证及具体治疗方案较为复杂,患者需听取专业医生的意见。常用溶栓药物有尿激酶、链激酶和重组组织型纤溶酶原激活剂等。与抗凝药物相同,溶栓治疗的主要并发症也是出血。

3. 手术治疗

（1）外科血栓清除术

对于有溶栓禁忌或溶栓失败的患者,应立即实施个体化血栓清除术,以提高患者的存活概率。该手术风险大,有较高的技术需求,要求医院有相应的条件与经验。

（2）经皮导管介入治疗

使用导管等专业医疗器械进行介入治疗,可以去除肺动脉及主要分支内的血栓,促进右心室功能恢复,改善症状和存活率。

（3）静脉滤器

有抗凝药物绝对禁忌证及接受足够强度抗凝治疗后复发的肺栓塞患者,可以选择植入静脉滤器。静脉滤器植入可以减少肺栓塞急性期病死率,但会增加静脉血栓形成的复发风险。不建议植入永久性静脉滤器。

七、日常护理

日常生活中尤其是高危人群,应注意多喝水、多运动,尽量避免久坐不动,要合理饮食,必要时可在医生的指导下使用药物或穿加压袜等进行预防。对于肺栓塞患者及其家属而言,出院后按照医生的指导进行护理非常关键,应根据医生的指导安排患者的活动。肺栓塞患者溶栓后短期内应卧床休息,以免栓子脱落,造成再栓塞。病情允许后要尽快下床活动,促进下肢静脉血回流。若患者存在下肢深静脉血栓,溶栓治疗后血栓松动,极易脱落,患者下肢最好不要用力,家属也不要随意按摩。要避免腹压增加,如上呼吸道感染要积极治疗,以免咳嗽时腹压增大,造成血栓脱落。急性肺栓塞溶栓后患者卧床时间较长,平时要注意患者的皮肤保护,注意床垫硬度,保持皮肤干燥,每 2～3 h 翻身1 次,避免局部皮肤长期受压、破损。戒烟少酒、多运动少久坐、保持健康的体重等。对于手术前后及有血栓形成风险的人,应遵医嘱使用抗凝剂预防血栓形成。有深静脉血栓形成危险因素的人,如孕妇、高龄老年人等,旅行中有发生肺栓塞的风险。旅行时应注意多喝水、久坐时活动脚踝、每坐 1 h 起来活动一下,必要时咨询医生用药预防、穿加压弹力袜等。

参 考 文 献

[1] 葛均波,徐永健,王辰.内科学[M].9 版.北京:人民卫生出版社,2018:99-106.
[2] 中华医学会呼吸病学分会肺栓塞与肺血管病学组,中国医师协会呼吸医师分会肺栓塞与肺血管病工作委员会,全国肺栓塞与肺血管病防治协作组.肺血栓栓塞症诊疗与预防指南[J].中华医学杂志,2018,98(14):28.
[3] 马青变,郑亚安,朱继红,等.中国急性血栓性疾病抗栓治疗共识[J].中国急救医学,2019,39(6):501-532.
[4] 佚名.妇科手术后深静脉血栓形成及肺栓塞预防专家共识[J].中华妇产科杂志,2017,52(10):5.

第十二节 不宁腿综合征

一、概念

不宁腿综合征(Restless Legs Syndrome,RLS),又称不安腿综合征或 Willis-Ekbom病,是一种主要累及腿部的神经系统感觉运动障碍性疾病。具体来说,患者会在静息状况下出现难以形容的双下肢不适感,从而迫使患者有活动双腿的强烈愿望,且症状常在夜间休息时加重。

二、流行病学

基于对欧洲和北美人群的研究显示,不宁腿综合征的患病率为 5%～10%。然而,亚洲国家迄今为止的研究显示,该病患病率较低,年发病率仅在 0.8%～2.2%。其中女性的发病率约为男性的 2 倍。不宁腿综合征在各年龄组皆可发病,但多见于中老年人。

三、病因及诱发因素

原发性不宁腿综合征可能与遗传、脑内多巴胺功能异常有关。继发性不宁腿综合征可由许多疾病所致,如慢性肾衰竭、多发性神经炎、类风湿关节炎、帕金森病、干燥综合征、缺铁性贫血、叶酸和维生素 B_{12} 缺乏等,此外,血液透析、特殊药物使用史等亦可导致该病。生活条件差、营养不良、机体免疫力下降、妊娠等均可诱发不宁腿综合征。

四、临床表现

其临床表现主要为夜间睡眠时或处于安静状态下,双下肢出现极度不适感以及强烈的活动双腿的欲望,迫使患者不停地活动下肢或下地行走,当患者休息时不适症状往往会再次出现,因而严重干扰患者的睡眠,导致患者入睡困难、睡眠中觉醒次数增多等。尽管腿部是最常受累的部位,但也有 $21\% \sim 57\%$ 的患者伴有上肢的不适感,随着病情的进展,髋部、躯干及面部也可受累。典型症状为患者症状常具有昼夜规律,即清晨和上午症状最轻,黄昏后直至上床前症状最重,影响睡眠。下肢不适感表现为麻木感、蚁走感、蠕动感、烧灼感、刺痛感、肿胀感等。患者活动双腿的欲望强烈,由于双腿极度不适,促使患者活动腿部,持续活动可使症状部分或全部缓解。大多数周期性肢体运动障碍患者在睡觉时会有节律性的运动。不适感常可导致患者难以入睡,可出现失眠。长此以往将严重影响患者机体各方面的功能,可出现食欲不振、体重减轻、反应迟钝、运动能力下降等情况。

五、诊断

医生接诊后应根据患者的病史、症状描述等基础情况初步怀疑本病,通过相关检查,如血常规、血生化、微量元素检测、磁共振成像、肌电图、多导睡眠监测等,排除其他疾病后,可诊断该病。

六、治疗

不宁腿综合征以一般治疗、药物治疗为主。

1. 一般治疗

去除导致不宁腿综合征的病因,如尿毒症患者进行肾移植、缺铁性贫血患者补铁、叶酸缺乏患者补充叶酸等。停用可诱发不宁腿综合征的药物,如多巴胺能阻滞剂、止吐药、镇静剂、抗抑郁药物、抗组胺药物等。培养健康的作息习惯,睡前洗热水澡并进行肢体按摩和适度活动。

2. 药物治疗

由于个体差异大,用药不存在最好、最快、最有效,除常用非处方药外,应在医生的指导下充分结合个人情况选择最合适的药物。常见的临床治疗药物主要有多巴胺能药物、抗惊厥药物、苯二氮䓬类药物等,需在专业医师的指导下使用。复方左旋多巴制剂常用药物包括多巴丝肼、卡左双多巴控释片等。多巴胺受体激动剂常用药物包括普拉克索等,抗惊厥常用药物包括加巴喷丁等。

七、日常护理

该病无法预防,通过积极治疗原发病可降低发病率。已经发病的患者可以简单地改变生活方式来帮助减轻症状。保持良好的心态、合理地安排生活和工作;睡前避免接触刺激性物质,如尼古丁、咖啡因等;保持规律的作息,睡前可适当进行运动,特别是腿部的运动;时常洗澡和按摩,将双腿浸泡在温水中并按摩可以放松肌肉。适当锻炼身体,增强机体的抗病能力。本病可给患者带来精神心理负担,家属应注意关注患者的情绪,鼓励患者积极治疗。

参 考 文 献

[1] 吴江,贾建平.神经病学[M].3 版.北京:人民卫生出版社,2015:488.
[2] 中华医学会神经病学分会帕金森病及运动障碍学组.不宁腿综合征的诊断标准和治疗指南[J].中华神经科杂志,2009,42(10):709-711.
[3] 北京神经内科学会睡眠障碍专业委员会,北京神经内科学会神经精神医学与临床心理专业委员会,中国老年学和老年医学学会睡眠科学分会.卒中相关睡眠障碍评估与管理中国专家共识[J].中华内科杂志,2019,58(1):17-26.

第十三节　伴癌综合征

一、概念

癌症本身代谢异常或癌组织对机体产生各种影响,继而引起的内分泌或代谢方面的症候群称为伴癌综合征。

二、临床表现

常见的症状有:

(1) 自发性低血糖症

10%～30%的患者可出现此病。此病可由肝细胞异位分泌的胰岛素、胰岛素样物质、肿瘤抑制胰岛素酶、胰岛 β 细胞刺激因子、糖原储存过多所致;亦可由肝癌组织过多消耗葡萄糖所致。此症严重者可致昏迷、休克乃至死亡,正确判断和及时对症处理可挽救患者,避免其死亡。

(2) 红细胞增多症

2%～10%的患者可发生此病。此病可能是由循环中红细胞生成素增加而引起的。

(3) 其他罕见的症状

高脂血症、高钙血症、促性腺激素分泌综合征、皮肤卟啉症和异常纤维蛋白原血症等,可能与癌组织的异常蛋白合成、异位内分泌及卟啉代谢紊乱有关。

参 考 文 献

[1] 赵婧菲,石小倩,侯小丫,等.原发性肝癌伴癌综合征的临床类型及相关机制的研究进展[J].中华肝胆外科杂志,2022,28(1):6.

[2] 王建,李昭宇.326 例原发性肝癌合并低血糖发生情况分析[J].宁夏医科大学学报,2011,33(5):478-479.

[3] 黄彩云,许秋泳,许向农.原发性肝癌合并低血糖症 10 例诊治分析[J].临床误诊误治,2011,24(1):61.

第六章　老年用药风险评估

第一节　老年多重用药风险

多重用药通常是指患者同时使用多种药物(一般大于或等于 5 种药物),尤指使用超出临床需要的药物以及不必要的药物。实际上,作为老年科医生,更应该关注多重用药的另一个方面,即药物与药物之间的相互作用、药物与疾病之间的相互作用、患者使用药物剂量的精细统筹调整等,从而使老年患者得到最大获益。

一、老年多重用药存在的基础是共病

虽然多重用药的原因包括多病共存(简称共病)、多个专科就诊用药、老年患者自行购买非处方药和保健品及不恰当地调整药物等,但最基本的客观原因是多病共存的结果。老年共病是老年慢性病的一个重要特点,也是多重用药存在的基础。增龄伴随的生理功能减退、器官功能退化导致共病增加。老年共病是指 2 种或 2 种以上慢性病共存于同一个老年人的现象。这种慢性病主要是老年人常见疾病,也包括老年人跌倒、衰弱、营养不良、尿失禁、谵妄、抑郁等老年综合征。

随着人口老龄化进程的加速和各种慢性病的不断高发,基于社会经济生活水平的提高、疾病谱的变迁、医疗保障的健全以及健康意识的改变,由原来对慢性病的认知不充分、就医条件不完善所产生的二级预防用药不充分,逐步变为老年人多重用药率的逐步上升,这是社会医疗水平进步的表现,同时也更提示老年医务工作者给出多重用药的安全性评价。

美国 75～85 岁社区老年患者中多重用药率高达 36%,在我国,不同层面的多重用药率是差异较大的。一项基于山东省 16 个村 531 名多重慢性病患者的问卷调查显示,75 岁以上的老年患者多重用药占 26.7%,65.1% 的患者存在潜在不适当用药。在我国 14 个省 27 家三级医院开展的多重用药现状调查中,91.6% 的老年患者存在多重用药的情况,50.4% 的患者用药超过 10 种。还有一些医院的老年患者多重用药的比例超过 60%,甚至超过 80%,这一调查中的多重用药比例高是由于调查对象多来自离退休人群,文化程度较高,医疗条件较好,但也从另一个方面反映了待全民医疗更为完善时,我们可能面临的问题。

二、多重用药与器官衰老、老年人药代动力学

1. 多重用药可能导致不良的药物相互作用

不良的药物相互作用(Adverse Drug Interactions,ADI)本质上是因为药物代谢的抑制或诱导导致药物相对过量或不足,从而产生疗效变化,甚至产生严重的后果,这也是多重用药的直接不良结果。这些药物有时看似使用依据充分,处方合理,却是不适当用药,也是临床评估干预的难点。而另外一些多重用药的范围,是指超出临床需要的药物治疗,如自行购买的保健药及亲友馈赠的药物。

2. 多重用药与器官衰老

老年人机体器官和系统功能减退,各种生理调节功能降低,对药物反应的适应性和应变能力减弱。当心血管系统衰老时,心脏组织胶原和淀粉样蛋白沉积增多,大血管弹性减退,心脏传导系统和起搏细胞退行性变,不恰当的药物联用会使心律失常的风险增加。

老年人的肝细胞数量减少,肝血流量减少,会使肝细胞合成蛋白质的功能减退。而老年人的肾单位减少,肾血流量降低,肾脏浓缩稀释功能及肝肾功能减退,会使排泄过程延迟,药物蓄积增加,药物不良反应的风险增加。尤其是老年共病常见的慢性组合,如高血压、糖尿病、冠心病,很大一部分患者本身已经伴有不同程度的肾功能减退。

在中枢神经系统衰老的过程中,脑组织脂褐质、淀粉样蛋白等物质沉积在神经元中,使神经系统功能减退,对作用于中枢神经系统的药物更加敏感。

老年人上述器官和系统功能减退的特点,即便从单一用药来看就已经增加了发生药物不良反应的风险,在多重用药的情况下这种风险将进一步增加。

3. 多重用药与老年人药代动力学

药代动力学是指药物进入机体后机体对药物的作用,包括吸收、分布、代谢和排泄。首先是药物吸收,老年人胃排空减慢,血流量减少,胃肠淤血,药物吸收量下降。其次是药物分布,老年人体内含水量减少,脂肪组织增加,水溶性药物(如乙醇、地高辛)表观分布容积(Vd)变小,血药浓度上升快,导致药物起效快;脂溶性药物(如地西泮)表观分布容积变大,导致药物起效慢且容易蓄积。

药物未与蛋白质结合的部分称为游离型药物,只有游离型药物进入生物膜才能产生药物作用。老年肝脏合成白蛋白的能力减弱,影响了药物与蛋白质结合,游离型药物增加,药物作用增强。如镇静安眠药地西泮的游离型药物在老年患者中由总量的 1% 增至 2%,镇静作用增强。苯妥英钠、地高辛、华法林等治疗窗窄,合并其他药物更易中毒。常见的处方药物溶酶体见表 6.1。

表 6.1 常见的处方药物溶酶体

水溶性	脂溶性	血浆蛋白结合高
吗啡	巴比妥	磺脲类降糖药
哌替啶	利多卡因	华法林
氯丙嗪	胺碘酮	吗啡

续表

水溶性	脂溶性	血浆蛋白结合高
普鲁卡因胺	普罗帕酮	苯妥英钠
美西律	硝苯地平	地西泮
可待因	非甾体类抗炎药	地高辛
口服抗凝剂	地西泮	甲状腺素片
氨基糖苷类	喹诺酮类	胺碘酮、普罗帕酮

从药物代谢而言,老年人肝酶活性下降及肝血流量下降会影响药物的代谢与清除。老年人主要是Ⅰ相反应效果减低,细胞色素P450(CYP450)酶是Ⅰ相的主要催化反应场所,60%的CYP450酶位于肝脏,很多药物为CYP450酶的反应底物。老年患者由于药物相互作用使得Ⅰ相反应中的酶活性减弱,导致药物半衰期延长。在药物排泄方面,多数药物及其代谢产物排泄的主要器官为肾脏,老年肾功能变化可导致肾代谢药物的半衰期明显延长,尤其是对于药物治疗指数相对狭窄的药物(如地高辛、氨基糖苷类药物等)。

当涉及多重用药,药物的相关作用更为复杂,药物的吸收、分布、代谢和排泄各环节均有可能发生药代动力学相互作用,改变其药理作用和毒性强度,增添了诸多不可控性。不良的药物相互作用是由药物代谢的抑制(使药物相对过量)或药物代谢的诱导(使药物相对不足)造成的。参与药代动力学相互作用的机体因素主要包括药物代谢酶(主要是CYP450酶)和药物转运蛋白[主要是P-糖蛋白(P-gp)]。而通过对药物转运蛋白P-gp诱导(抑制)的药物相互作用,常导致被诱导药物的清除率增加(减少)和(或)生物利用度减少(增加),血药浓度降低(升高),使治疗效果减弱(增强)。表6.2给出了常见的酶抑制剂或诱导剂及P-gp抑制剂。

表6.2 常见的酶抑制剂或诱导剂及P-gp抑制剂的药物名称

类别	药物名称
CYP3A4/5 强抑制剂	伊曲康唑、伏立康唑、克拉霉素、替利霉素、阿扎那韦、茚地那韦、奈非那韦、利托那韦、沙奎那韦、胺碘酮
CYP3A4/5 中抑制剂	地尔硫卓、红霉素、氟康唑、维拉帕米、葡萄柚汁
CYP2C9 抑制剂	氟康唑、胺碘酮
CYP2C19 抑制剂	奥美拉唑、氟伏沙明、氟西汀
CYP2C8 抑制剂	吉非罗齐、氯吡格雷
CYP2D6 抑制剂	胺碘酮、帕罗西汀、西咪替丁、氟西汀
CYP3A4 强诱导剂	利福平、卡马西平、苯巴比妥、苯妥英、地塞米松
CYP2C8 诱导剂	利福平
CYP2C9 诱导剂	卡马西平、利福平、巴比妥类
CYP2C19 诱导剂	利福平、苯妥英
P-gp 抑制剂	维拉帕米、环孢素、克拉霉素

药效学是药物对机体产生的作用,即靶器官的反应性,可以表现为疗效的相加、协

同或者拮抗作用。大多数药物效应是药物小分子和生物大分子相互作用的结果,作用于受体发挥药物作用。老年人受体的数量或亲和力下降、酶的活化存在障碍会导致靶组织反应异常,结果使有些药物的敏感性增高,如抗精神病药、茶碱类药、抗凝药及地高辛等,有些药物的敏感性下降,如 β 受体阻滞剂等。多药合用时,药效学方面存在疗效的相加、协同或拮抗作用,或者存在不良反应的相加作用,产生不良的临床结局。如受体激动剂和拮抗剂竞争与同一受体结合而使药效减退;某些药物均具有 QT 间期的延长、高钾血症、血管神经性水肿等,当它们合用就存在不良反应的相加,甚至产生严重的后果;老年患者常用的抗精神病药奥氮平和米氮平联用将增加跌倒的风险,抗抑郁药帕罗西汀和抗精神病药奥氮平联用可增加认知功能障碍风险,莫西沙星与胺碘酮联用可增加尖端扭转型室速的风险,这些都属于协同药效学带来的 ADI。

三、从患者及疾病角度评估多重用药

正确进行多重用药的评估,需要从患者及疾病的角度考虑,不是孤立地对处方进行评估,避免以药论药。临床医生是患者疾病诊疗的主体,应从患者的病情发生发展、功能状态及用药适当性等维度评估多重用药。

1. 详尽的病史搜集和体格检查

老年患者多病共病,可能存在多家医疗机构、多个临床专科的治疗及处方用药,应尽可能详尽地了解疾病的诊治过程、处方过程、随访及药物调整情况,为后期可能的药物调整提供充分的依据。尤其是慢性自我监测指标的情况及用药情况,如血糖情况、血压昼夜监测情况等,直接提供了药物使用是否合理的信息。又如,一老年患者诊断为室性早搏服用胺碘酮,合并诊断为甲状腺功能减退服用甲状腺素已有 2 年,二者联用是不合理的用药处方,但需具体了解发病顺序及处方顺序,室性早搏与甲状腺功能减退是独立发生,还是甲状腺功能减退与口服胺碘酮有关,有了基本的判断才可以对药物进行调整;若患者因听力、视力及智能减退不能提供详尽的资料,则需得到家属的充分配合。基础的体格检查也很重要,包括血压、皮下出血、心率及心律等检查。

2. 重视辅助检查的溯源

了解肝肾功能的情况是安全用药的基础,尤其是对于有可能造成肝肾功能受损的药物,更需要在用药之前进行监测,如他汀类药物可能造成肝功能受损,氨基糖苷类药物可能造成肾功能受损等,同时需进行动态评价,明确药物及肝肾功能受损是否具有相关性。血常规及尿便常规虽然是基础检验项目,但不可忽视,老年患者使用抗血小板药物、抗凝药物及非甾体抗炎药物的不在少数,即便是高龄患者亦不乏联用抗血小板药物及非甾体抗炎药物。大便常规中的隐血及血红蛋白监测,是评估的需要也是安全用药的保障。

3. 诊断与药物的契合度评价

临床医生是药物评价的主体,正确的药物安全性评价依赖于准确的诊断。在进行详尽的病史采集、体格检查及辅助检查追溯后,对目前诊断的准确性进行判断。老年患者常常因慢性病反复就诊,有些有较为明确的既往史,再次就诊时,医生需要对疾病所处的阶段是否与目前的用药相一致进行判断。这里仍以室性早搏服用胺碘酮合并甲状腺功能减退服用甲状腺素已近 2 年的案例为例,且不论这样的联用及长期服用胺碘酮是否合理,首先要明确的是目前是否存在需要药物治疗的室性心律失常。

4. 用药适当性评估

在上述问题得到评估后,再讨论多重药物评价工具才是可行的,目前尚无特定的老年人多重用药评估量表或评价工具,常用的老年人处方质量的评估工具多为围绕潜在不适当用药(Potentially Inappropriate Medications,PIM)进行的评估和干预,包括比尔斯(Beers)标准、老年人不适当处方筛查工具(Screening Tool of Older Persons' Prescriptions,STOPP)标准、老年人处方遗漏筛查工具(Screening Tool to Alert to Right Treatment,START)标准。Beers 标准是 1991 年由美国老年医学会,临床药理学、精神药理学及药物流行病学等专家制定的,可识别老年患者潜在不恰当用药,包括在某些疾病状态下的老年人应避免使用或需要减量及密切监测的药物。STOPP 及 START 标准是 2008 年爱尔兰科克大学附属医院的专家制定的老年人慎用药物列表,按系统分类表明了在何种情况下使用什么药物不恰当,以及哪些药物剂量对老年人是不合适的。STOPP 标准具体见表 6.3,START 标准列出了 22 条可能被忽略的需考虑应用的药物治疗(表 6.4),与 Beers 标准收录的药物相比,STOPP 与 START 标准与目前的临床医学实践更为接近。简而言之,STOPP 标准执行的是"减药原则",而 START 标准执行的是"加药原则"。《中国老年人潜在不适当用药判断标准(2017 年版)》是针对我国老年人所做的 PIM 评估和干预,总体内容包括《中国老年人潜在不适当用药判断标准》和《中国老年人疾病状态下潜在不适当用药初级判断标准》两大部分内容,其中第二部分纳入了 27 种疾病状态下的 44 类药物,按照用药频度分为 A 级警示药物及 B 级警示药物,高风险药物主要为苯二氮䓬类药物、非甾体抗炎药、心血管药物、噻唑烷二酮类降糖药,其实质是从临床出发,更多关注老年人不恰当用药及常见临床病症不当用药导致的严重不良后果。总之,要想切实利用好这些评价工具,还是要回归于实践。

表 6.3　STOPP 标准

心血管系统
1. 肾功能损害者[eGFR(肾小球滤过率)<50 mL/min]长期应用日剂量大于 125 μg 的地高辛(增加毒性)
2. 使用袢利尿药治疗无心衰临床表现的依赖性踝部水肿(无有效性证据,使用弹力袜通常更有效)
3. 将单一使用袢利尿药作为高血压的一线治疗方案(有更加安全有效的供选方案)
4. 有痛风史的患者使用噻嗪类利尿药(可能加重痛风)
5. COPD 患者使用非心脏选择性的 β 受体阻断药(增加支气管痉挛的风险)
6. β 受体阻断药与维拉帕米合用(存在心脏阻滞的风险)
7. NYHA(纽约心脏病协会)分级 3 级或 4 级心衰者使用地尔硫卓或维拉帕米治疗(加重心衰)
8. 慢性便秘者使用钙离子拮抗剂(加重便秘)

心血管系统

9. 联合使用阿司匹林和华法林,却未同时使用 H_2 受体阻断药或质子泵抑制剂(除西咪替丁外,因与华法林之间存在相互作用,消化道出血风险高)

10. 双嘧达莫作为单一疗法用于心血管疾病二级预防(没有有效性证据)

11. 有消化道溃疡史者使用阿司匹林,却未同时使用 H_2 受体阻断药或质子泵抑制剂(存在出血风险)

12. 使用阿司匹林的日剂量超过 150 mg(增加出血风险,且无有效性增加的证据)

13. 没有冠状动脉、脑血管、周围血管病或动脉闭塞事件者使用阿司匹林(没有指征)

14. 未明确诊断为脑血管疾病的头晕患者使用阿司匹林(没有指征)

15. 首次单纯深静脉血栓使用华法林持续治疗 6 个月以上(获益情况未被证明)

16. 首次单纯肺栓塞使用华法林持续治疗 12 个月以上(获益情况未被证明)

17. 伴有出血性疾病者使用阿司匹林、氯吡格雷、双嘧达莫、华法林(出血高风险)

中枢神经系统和精神药物

1. 痴呆患者使用三环类抗抑郁药(存在加重认知损伤的风险)

2. 青光眼者使用三环类抗抑郁药(可能加重或恶化青光眼)

3. 心脏传导异常者使用三环类抗抑郁药(有致心律失常的作用)

4. 便秘者使用三环类抗抑郁药(可能加重便秘)

5. 三环类抗抑郁药和阿片类药物或钙离子拮抗剂联用(有出现严重便秘的风险)

6. 有前列腺疾病或尿潴留病史者使用三环类抗抑郁药(存在尿潴留的风险)

7. 长期(超过 1 个月)使用苯二氮䓬类药物(存在延长镇静作用、意识错乱、损伤平衡或摔倒的风险)

8. 长期(超过 1 个月)使用抗精神病药物作为安眠药(存在精神错乱、低血压、椎体外系不良反应、摔倒的风险)

9. 帕金森病患者长期(超过 1 个月)使用抗精神病药物(可能加重椎体外系反应)

10. 癫痫患者使用吩噻嗪类药物(可能降低癫痫发作阈值)

11. 使用抗胆碱药治疗抗精神病药引起的椎体外系不良反应(存在抗胆碱药中毒的风险)

12. 选择性 5-羟色胺再摄取抑制剂用于有显著临床意义的低钠血症

13. 长期(超过 1 周)使用如苯海拉明、氯苯那敏、苯甲嗪、异丙嗪等第一代抗组胺药(可能导致镇静或出现抗胆碱药不良反应)

胃肠道系统

1. 使用地芬诺酯、洛哌丁胺、磷酸可待因治疗不明原因的腹泻(存在延缓诊断的风险,可能加重伴有腹泻的便秘、可能使炎性肠病发生中毒性巨结肠、可能延缓某些未确诊胃肠炎的痊愈)

2. 使用地芬诺酯、洛哌丁胺、磷酸可待因治疗严重的感染性胃肠炎如血性腹泻、高热或严重的全身中毒(存在加重感染或延长感染病程的风险)

3. 帕金森病患者使用普鲁氯嗪、甲氧氯普胺(存在加重帕金森病的风险)

胃肠道系统

4. 使用最大治疗剂量的质子泵抑制剂治疗消化性溃疡病超过 8 周(应减量或停药)

5. 慢性便秘患者使用抗胆碱类解痉药(存在加重便秘的风险)

呼吸系统

1. 单一使用茶碱作为 COPD 的治疗方案(有更加安全、有效的治疗方案可以选择。因茶碱的治疗指数低,可能产生有害效应)

2. 使用全身作用的糖皮质激素而非吸入性糖皮质激素作为中、重度 COPD 的维持治疗(长期使用甾体类激素会产生副作用,且无获益)

3. 青光眼患者使用异丙托溴铵气雾剂(可能加重青光眼)

肌肉骨骼系统

1. 有消化性溃疡史或消化道出血史的患者使用非甾体抗炎药,同时使用 H_2 受体拮抗药、质子泵抑制剂或米索前列醇(有消化道溃疡复发的风险)

2. 中、重度高血压使用非甾体类抗炎药(存在高血压加重的风险)

3. 心衰患者使用非甾体类抗炎药(存在心衰加重的风险)

4. 长期(超过 3 个月)使用非甾体类抗炎药治疗骨关节炎引起的轻微关节疼痛(选择单纯的镇痛药通常对缓解疼痛更有效,是更好的选择)

5. 同时使用华法林与非甾体类抗炎药(有消化道出血的风险)

6. 慢性肾衰竭(eGFR 为 $20\sim50$ mL/min)患者使用非甾体类抗炎药(存在肾功能减退的风险)

7. 长期(超过 3 个月)使用糖皮质激素类药物治疗风湿性关节炎或骨关节炎(单药治疗)(有引起糖皮质激素全身不良反应的风险)

8. 非别嘌醇禁忌证的情况下,长期使用非甾体类抗炎药或秋水仙碱治疗慢性痛风(别嘌醇是痛风预防性用药的首选)

泌尿生殖系统

1. 痴呆患者使用抗毒蕈碱药物(有增加精神错乱、焦虑的风险)

2. 慢性青光眼患者使用抗毒蕈碱药物(存在急剧加重青光眼的风险)

3. 慢性便秘患者使用抗毒蕈碱药物(存在加重便秘的风险)

4. 慢性前列腺疾病患者使用抗毒蕈碱药物(存在尿潴留的风险)

5. 频繁尿失禁(日尿失禁发作次数≥1 次)的男性患者使用 α 受体阻断药(有尿频或加重尿失禁的风险)

6. 长期(超过 2 个月)放置尿管者使用 α 受体阻断药(无用药指征)

内分泌系统

1. 2 型糖尿病患者使用格列苯脲或氯磺丙脲(存在持续性低血糖的风险)

2. 频繁(≥1 次/月)发生低血糖的糖尿病患者使用 β 受体阻断药(有掩盖低血糖症状的风险)

3. 有乳腺癌或静脉血栓栓塞史者使用雌激素(增加复发的风险)

内分泌系统
4. 子宫完整的患者在不补充孕激素的情况下使用雌激素(存在子宫内膜癌的风险)

可能引起跌倒的药物(在过去 3 个月内有超过 1 次的跌倒记录)
1. 苯二氮䓬类(镇静作用,引起感觉系统功能降低,损伤平衡力)
2. 抗精神病药(可能引起步态失常、帕金森病)
3. 第一代抗阻胺药(镇静,可能损伤感觉中枢)
4. 持续性体位性低血压(反复出现心脏收缩压下降>20 mmHg)使用已知的血管扩张药(存在昏厥、跌倒的风险)
5. 反复发生跌倒的患者长期使用阿片类药物(存在嗜睡、体位性低血压、眩晕的风险)

镇痛药
1. 将长期使用强阿片类药物(如吗啡或芬太尼)作为轻、中度疼痛的一线治疗方案[WHO(世界卫生组织)三阶梯止痛治疗未推荐]
2. 在未同时服用轻泻药的情况下,慢性便秘患者规律使用阿片类药物治疗超过 2 周(存在加重便秘的风险)
3. 非姑息治疗或中重度慢性疼痛的痴呆患者长期使用阿片类药物(有加重认知损伤的风险)

表 6.4　START 标准

心血管系统
1. 慢性房颤者应接受华法林抗凝治疗
2. 对华法林存在禁忌证的慢性房颤者应接受阿司匹林抗凝治疗
3. 有冠状动脉粥样硬化、脑血管或周围血管疾病病史且窦性心律者应接受阿司匹林或氯吡格雷治疗
4. 收缩压>160 mmHg 者应接受抗高血压治疗
5. 有冠状动脉、脑血管或周围血管病病史且日常生活活动能够独立行动、预期寿命>5 年者应接受他汀类治疗
6. 慢性心力衰竭患者应接受 ACEI(血管紧张素转化酶抑制剂)类药物治疗
7. 急性心肌梗死后应接受 ACEI 类药物治疗
8. 稳定型心绞痛应接受 β 受体阻断药治疗

呼吸系统
1. 轻、中度哮喘或 COPD 患者应规律使用吸入的 β2 受体激动药或抗胆碱药
2. 中、重度哮喘或 COPD 患者[FEV1(第一秒用力呼吸容积)<50%]应规律吸入糖皮质激素
3. Ⅰ型呼吸衰竭($PO_2<8$ kPa,$PCO_2<6.5$ kPa)或Ⅱ型呼吸衰竭($PO_2<8$ kPa,$PCO_2>6.5$ kPa)者应给予家庭持续氧气

中枢神经系统
1. 原发性帕金森病并伴有明确的功能障碍和残疾者应接受左旋多巴治疗
2. 持续至少 3 个月的中、重度抑郁状态者应接受抗抑郁药治疗

续表

胃肠道系统
1. 严重的胃食管反流病或者需要进行扩张手术治疗的消化道狭窄者应接受质子泵抑制剂治疗
2. 有症状的慢性大肠憩室病者伴有便秘,应接受纤维素补充治疗
肌肉骨骼系统
1. 活动性的中、重度风湿病持续超过 12 周,应接受缓解病情的抗风湿药物
2. 对于使用口服糖皮质激素维持治疗的患者同时给予双膦酸盐类
3. 骨质疏松患者(有放射学证据、先前出现脆弱性骨折或后天性驼背)应接受钙和维生素 D 的补充治疗
内分泌系统
1. 2 型糖尿病无论有无代谢综合征均应接受二甲双胍治疗(无肾功能损伤,eGFR<50 mL/min)
2. 糖尿病肾病(有明显尿蛋白或尿微蛋白>30 mg/24 h) 的患者无论血清生化指标是否提示肾损伤(eGFR<50 mL/min),都应接受 ACEI 或 ARB(血管紧张素Ⅱ受体拮抗剂)治疗
3. 糖尿病患者如果同时存在一个或多个主要心血管风险因素(高血压、高胆固醇血症、吸烟史)应接受抗血小板治疗
4. 糖尿病患者如果同时存在一个或多个主要心血管风险因素应接受他汀类药物治疗

四、从药物与疾病系统学角度看多重用药干预

1. 常见疾病组合的多重用药

多重用药的主要原因就是多病共存,高血压、糖尿病、冠心病、脑卒中、慢性呼吸系统疾病组合最为常见,常见疾病组合伴随着常见药物组合,包括各种类型的降压药、控制血糖药物、抗血小板药物、调脂药等。首先就是识别这些基本药物中有没有不良的药物相互作用,如糖尿病合并抗血小板治疗用药中,瑞格列奈需经 CYP2C8 和 CYP3A4 代谢,氯吡格雷的代谢产物能够显著抑制 CYP2C8,导致瑞格列奈血药浓度升高 3.9～5.1 倍,显著增加了严重低血糖的风险,临床应该避免合用。在高血压联用调脂药物中,氨氯地平具有 CYP3A4 中等抑制作用,当与辛伐他汀合用时,辛伐他汀的日剂量不能超过 20 mg。相对于瑞舒伐他汀和阿托伐他汀,辛伐他汀与抗心律失常药物、降压药物产生的药代动力学改变更多,在联合用药的时候,可能需要作为次要选择。

2. 常见疾病组合的其他多重用药情况

上述可以看到常见疾病组合之间的药物搭配相对禁忌的情况,其他还需要关注的就是这些疾病与其他疾病交错用药的情况。当慢性心衰合并消化道用药,地高辛与质子泵抑制剂合用时,后者在降低胃酸浓度的同时可减少地高辛水解,增加地高辛的血药浓度。当冠心病、慢性心衰合并抑郁障碍,β 受体阻滞剂与抗抑郁药物联合时,前者主要经 CYP2D6 代谢,抗抑郁药氟西汀、帕罗西汀等 CYP2D6 抑制剂可能会减慢其代谢,导致严重的心动过缓。当房颤合并频发早搏,胺碘酮与华法林合用时,可使凝血酶原时间明显延长。当变异型心绞痛合并室性早搏时,联用胺碘酮和地尔硫卓可致严重窦缓、传

导阻滞,甚至心脏停搏。当急性冠脉综合征双联抗血小板治疗过程中出现上消化道出血,氯吡格雷与质子泵抑制剂竞争 CYP2C19 和 CYP3A4 代谢时,会影响抗血小板的功能,需要其他质子泵抑制剂替代。当糖尿病合并慢性房颤时,阿卡波糖与华法林合用可促进凝血酶原国际标准比值(INR)增高,导致出血风险增加。当帕金森综合征合并抑郁障碍,单胺氧化酶 B(MAO-B)抑制剂司来吉兰与抗抑郁药(如 5-羟色胺药物)或其他胺类药物合用时,可致 5-羟色胺综合征(如共济失调、震颤、惊厥、谵妄及昏迷等)。当社区获得性肺炎合并冠心病、室性心律失常时,莫西沙星和胺碘酮联用可显著延长 Q-T 间期,可致尖端扭转型室速。表 6.5 给出了一些常见的药物相互作用,更多的是关注会产生严重不良临床后果的药物,需要根据临床实际情况判断。例如,慢性肾功能不全(CKD 4 期,CKD 全称为 Chronic Kindey Disease,指慢性肾脏病)的房颤患者,合并频发室早,需要用胺碘酮及华法林,并不是说胺碘酮减慢华法林的代谢就不能联用,而是更需要关注监测指标,在监测 INR、肾功能及心率的情况下仍可以安全使用。非选择性单胺氧化酶抑制剂利奈唑胺与抗抑郁药氟西汀、帕罗西汀合用则是不允许尝试的。归根结底,多药合用的临床结局正如之前所述,影响了药动学和药代学的过程。

3. 危重症及终末情况下的药物选择

虽然多重用药大多数情况下是慢性的联合用药问题,但发生危重症时,也需要对当下病情作出慢性病方面的调整。在急危重病期间,可以停用所有与此次危重症救治关系不大的口服药物,二级预防用药如心脑血管疾病药物、痴呆药物、骨质疏松药物等长期使用才有改善预后的药物,均可以暂停使用,以减少药物的相互作用。必要的慢性病药物应根据情况选择是否需要继续服用,如高血压药、降糖药等。重症患者使用抗生素时也要注意药物的相互作用,利奈唑胺是非选择性单胺氧化酶抑制剂,与抗抑郁药氟西汀、帕罗西汀合用可能导致 5-羟色胺综合征。利奈唑胺有骨髓抑制作用,尤其应注意血小板减少,重症情况下若再出血、有严重的血小板减少,对原发病犹如雪上加霜,增加了救治的难度。头孢哌酮可导致低凝血酶原血症或出血,在危重感染时合并抗凝药使用应尤为注意。老年危重症患者肾功能受损的不在少数,缺血和感染是不可回避的话题,即便肌酐清除率正常,也可能随病情加重而出现变化,也需谨慎使用有可能导致肾功能受损的药物,如氨基糖苷类抗生素。肿瘤终末期的患者以不增加痛苦为主,药物应做到尽量精简,以增加患者的舒适感,血糖及血压的控制适度即可,保证营养支持治疗,保护肝肾功能及内环境稳定,其他二级预防药物及其他慢性病药物改善临床症状不明显者均可以停用。

4. 多重用药的统筹精细调整

多重用药的干预是在准确的评价后进行的,包括病史、体检、辅助资料的评价,诊断的准确性评价,药物合理应用的处方评价,药物间相互作用的评价,如此才可对共病患者使用药物的剂量、数量进行精细的统筹与调整,多重用药的干预,其本质是老年病综合治疗的内容,了解药物的相互作用、药物禁忌证及不良反应是基本内容,难点在于在合并多重疾病的情况下,如何精准用药。例如,80 岁左右的男性,诊断为冠心病、2 型糖尿病、慢性心力衰竭(NYHA 3 级)、慢性肾功能不全(CKD 3～4 期)、高尿酸血症、痛风。在治疗慢性心衰的"金三角"时代,患者的醛固酮受体拮抗剂、血管紧张素转化酶抑制剂

表 6.5 常见的药物相互作用

药物名称	联合药物	临床后果	药动学改变	相互作用机制	临床建议
阿卡波糖	地高辛	降低疗效	阿卡波糖引起的腹泻可减少地高辛的吸收,显著降低浓度(C_{max}),延长达峰时间(t_{max})	阿卡波糖引起的肠道症状(如腹泻)会影响地高辛的吸收	谨慎合用
瑞格列奈	氯吡格雷	低血糖	300 mg 的氯吡格雷负荷剂量能够使瑞格列奈的 $AUC_{0-\infty}$ 增加 5.1 倍,75 mg 每天 1 次的维持剂量可使瑞格列奈的 $AUC_{0-\infty}$ 增加 3.9 倍,$t_{1/2}$ 分别延长 42% 和 22%	氯吡格雷的酰基 β-葡萄糖醛酸代谢物是 CYP2C8 时间依赖性的强效抑制剂,可显著减慢瑞格列奈的代谢	谨慎合用
二甲双胍	含碘对比剂	肾毒性	造影剂可导致肾功能失代偿,在肾功能不全的情况下减慢二甲双胍的代谢,可能诱发乳酸酸中毒	含碘对比剂已经被证实可导致严重的肾毒性,特别是老年患者或肾功能不全患者,减慢二甲双胍的代谢,可能诱发乳酸酸中毒	根据肾功能的情况谨慎合用
西格列汀	地高辛	心率减慢	地高辛 AUC 以及 C_{max} 略有升高	西格列汀经 CYP3A4 和 CYP2C8 代谢,与地高辛合用能升高地高辛的血药浓度	谨慎合用
美托洛尔	氟西汀	升高血药浓度	抑制 CYP2D6 的药物,如帕罗西汀、氟西汀,合用帕林可能影响美托洛尔的血浆浓度	氟西汀可抑制 CYP2D6,会减慢美托洛尔的代谢	谨慎合用,减低用量
	普罗帕酮	显著增加美托洛尔的不良反应	合用普罗帕酮使美托洛尔的血药浓度增加 2~5 倍	普罗帕酮可抑制 CYP2D6,会减慢美托洛尔的代谢	避免合用
阿托伐他汀	伊曲康唑	肌肉和肝脏毒性	合用伊曲康唑可使阿托伐他汀的 $t_{1/2}$ 延长 60%,C_{max} 升高 2.4 倍,AUC 增加 47%	伊曲康唑可抑制 CYP3A4,会减慢阿托伐他汀的代谢	谨慎合用

续表

药物名称	联合药物	临床后果	药动学改变	相互作用机制	临床建议
辛伐他汀	伊曲康唑,伏立康唑,泊沙康唑	横纹肌溶解症、肌肉毒性	临床观察到合用伊曲康唑最高能使辛伐他汀的 AUC 增加 19 倍,升高辛伐他汀的血药浓度,可导致横纹肌溶解症	伊曲康唑、伏立康唑、泊沙康唑可抑制 CYP3A4,会显著减慢辛伐他汀的代谢,导致肌肉毒性	避免合用
辛伐他汀	胺碘酮	增加肌病、横纹肌溶解症的风险	合用胺碘酮使辛伐他汀的 $AUC_{0\to24h}$ 增加 73%,C_{max} 升高 100%,$t_{1/2}$ 延长 48%	胺碘酮是 CYP3A4,CYP2C9 和 CYP2D6 的抑制剂,可抑制辛伐他汀经 CYP3A4 的代谢,增加肌肉毒性	谨慎合用
辛伐他汀	地尔硫卓	增加肌病、横纹肌溶解症的风险	地尔硫卓使辛伐他汀的 C_{max} 升高 5 倍,AUC 增加 3.6 倍,辛伐他汀酸的 C_{max} 升高 3.7 倍	地尔硫卓可抑制 CYP3A4,可抑制辛伐他汀的代谢	谨慎合用
华法林	胺碘酮	增加出血的风险	胺碘酮抑制 CYP2C9 和 CYP3A4	胺碘酮可抑制 CYP2C9 和 CYP3A4,会减慢华法林的代谢	谨慎合用
氯吡格雷	奥美拉唑,艾司奥美拉唑	降低氯吡格雷的疗效	使氯吡格雷活性代谢物 H4 的 $AUC_{0\to24h}$ 减少	奥美拉唑与氯吡格雷竞争 CYP2C19 代谢,影响了氯吡格雷的代谢活化	避免合用
莫西沙星	胺碘酮、素他洛尔	可致尖端扭转型室速发生	显著延长 Q-T 间期	显著延长 Q-T 间期	避免合用
司来吉兰	西酞普兰、氟西汀、舍曲林、帕罗西汀	高、低血压,昏迷等	合用可产生严重反应,如共济失调、震颤、高热、低血压、心悸、惊厥、流汗、脸红、谵妄及昏迷	不详	避免合用

续表

药物名称	联合药物	临床后果	药动学改变	相互作用机制	临床建议
	美托洛尔	房室传导阻滞	合用帕罗西汀可使 S-美托洛尔和 R-美托洛尔的平均 AUC 都增加 3~4 倍，C_{max} 显著升高，$t_{1/2}$ 延长约 2 倍；帕罗西汀会抑制 CYP2D6，可能导致合用的美托洛尔血药浓度升高	帕罗西汀是 CYP2D6 的抑制剂，可以减慢美托洛尔经 CYP2D6 的代谢，从而导致严重的房室传导阻滞	谨慎合用
帕罗西汀	利奈唑胺、亚甲蓝	5-羟色胺综合征	严禁与单胺氧化酶抑制剂（包括利奈唑胺、亚甲蓝）合用	亚甲蓝是非选择性单胺氧化酶抑制剂，可增加 5-羟色胺能作用	避免合用
	普罗帕酮	心动过缓	帕罗西汀会抑制 CYP2D6，可能导致合用的某些药物血药浓度升高，包括 IC 类抗心律失常药（如普罗帕酮和氟卡尼）和美托洛尔	帕罗西汀可抑制 CYP2D6，可能导致合用的普罗帕酮血药浓度升高	谨慎合用
葡萄柚汁	阿托伐他汀	肌毒性和肝毒性	合用葡萄柚汁可使阿托伐他汀的 $AUC_{0~24\,h}$ 增加 83%	葡萄柚汁通过抑制肠道的 CYP3A4，提高阿托伐他汀的 AUC	避免合用

要根据肌酐清除率及电解质的情况谨慎使用。在"四驾马车"时代,沙库巴曲缬沙坦及钠-葡萄糖共转运蛋白2(SGLT2)的使用同样要考虑肾功能的情况,心功能改善有可能会带来肾功能的改善,应及时监测肌酐清除率,既不能过于大胆地尝试,也不能因为有肾功能损害而完全摈弃,需严格按照说明书及指南推荐使用,同时做到个体化。痛风合并高尿酸血症,需要进行降尿酸治疗,非布司他对于老年肾功能不全合并痛风是较为适合的药物,但对于有严重心功能不全的患者,会增加其发生心脏恶性事件的可能,当痛风急性发作时,因肾功能情况亦要谨慎使用非甾体类消炎药(Nonsteroidal Antiinflammatory Drugs,NSAID)。该患者在血糖控制方面,无疑需要使用胰岛素,在此期间需要监测其肾功能的变化,因为肾功能的改变会影响胰岛素的代谢,若出现较大的肾功能波动,则需要及时对胰岛素用量进行调整。

五、从老年综合评估的角度看多重用药

多重用药本身就是老年综合征的重要内容之一,需要结合老年问题进行合理用药。老年综合评估的对象包括65岁以上具有多种慢性病和多重用药者,具有明显的功能减退或失能的患者,具有跌倒、痴呆、尿失禁、晕厥、谵妄、抑郁症、慢性疼痛、睡眠障碍和帕金森综合征等常见老年综合征的患者,存在营养不良、运动功能障碍或肢体残疾等常见老年照护问题的患者,居住环境、社会环境和文化环境不良者,等等。需对适宜的老年患者进行疾病、体能、认知、心理、社会和经济等方面的评估。对于社会经济条件差的老年患者,建议结合自身经济状况使用可以承受并有控制疗效的药物;对于认知功能障碍患者、视觉功能障碍患者、日常活动能力障碍患者,需要加强与患者家属及照护者的沟通,在看护下服用药物,增加依从性;对于易跌倒、晕厥的患者等,需要关注服用药物中有无相关药源性影响;有谵妄、抑郁症、睡眠障碍等问题者,要关注合并用药中有无导致上述问题加重或不良药物相互作用的情况,重视老年患者中特有的多重用药现象。如今,多重药物已成为老年综合征的根源之一。

六、重视老年用药评估

1. 评估方法及原则

老年用药评估需要老年科医师、专科医师、药师、护士等多学科团队进行用药适当性评估,老年科医生是主体,评估药物的目的性及合理性。其目的是使生活自理者延长寿命、衰弱失能者改善功能,对终末期患者采取和缓医疗,对于多病的高龄老年人,心脑血管疾病强调的二级预防诊疗要进行个体化处理。评估工具除了Beers标准、STOPP标准、START标准外,更要结合患者的具体病情。

老年合理用药的原则包括以下内容:个体化原则,由于老年人各器官衰老的特点,药代动力学和药效学发生了改变,需要进行个体化治疗,遵循"小剂量起用,缓慢增量,如需停药,缓慢减量"的原则。根据"5种药"的原则,一次同时用药不应超过5种,应抓住主要病症,选择主要的药物进行治疗。病情危重需要多重用药时,也应在病情稳定后遵

守"5种药"原则。当老年人在服药期间出现新症状时,应考虑药物不良反应或疾病进展,应采用停药原则,停药获得的益处多于加药。预期效应原则,即需要根据老年患者的预期寿命、药物达效时间、患者治疗目标及治疗能够满足需要等角度,考虑患者的服药获益情况。

2. 评估步骤

如前所述,详细的病史搜集、体格检查是第一步。具体来说,要求老年人或其家属、陪护人员在就诊时将"所有药物"(包括处方药、非处方药、中药、局部用药)带来,老年科医生将"所有药物"与疾病、老年问题相匹配,填写"用药清单"。然后初步评估药物的合理性,包括是否存在过多用药、药物"处方瀑布"、用药不足与用药过度等,采取的评估工具包括 Beers 标准、STOPP 标准、START 标准等。最后综合评估药物,结合患者的病情、共病情况、有无不良的药物相互作用,给出综合评估结果。

综上所述,多病共存患者多重用药的评估与干预基于对病情的熟悉,对药物禁忌证、适应证及相互作用的准确掌握,以及对疾病药物相互作用的深入了解,既源于基本药物学知识,又与老年共病、老年个体密切关联,具有个体化的特点,只有综合评估临床症状、了解病人、了解疾病,对多重用药给出精细统筹的处方,才能使老年患者得到最大获益。

参 考 文 献

[1] 医学名词审定委员会老年医学名词审定分委员会.老年医学名词[M].北京:科学出版社,2017.

[2] Qato D M,Alexander G C,Conti R M,et al. Use of prescription and over-the-counter medications and dietary supplements among older adults in the United States[J]. JAMA,2008,300(24):2867-2878.

[3] 王春霞,贺梦璐,王海鹏,等.山东省农村地区多重慢病患者多重用药现状及影响因素分析[J].山东大学学报(医学版),2022,60(1):8.

[4] 王可,唐静,杨昆,等.中国14省27家医院住院老年慢病患者多重用药现状横断面研究[J].药物流行病学杂志,2022,31(1):38-44.

[5] 刘淼,李嘉琦,吕宪玉,等.≥80岁老年人多重用药现况及影响因素分析[J].中国公共卫生,2017,33(3):412-414.

[6] 唐杨琛,顾朋颖,靳松,等.80岁以上老年人多重用药的临床观察[J].中国临床保健杂志,2018,21(2):156-159.

[7] 李影影,严明,王烨.老年人合理用药指导工具 STOPP 和 START 用药审核提示表简介[J].中国药师,2015(1):145-148.

[8] 中国老年保健医学研究会老年合理用药分会,中华医学会老年医学分会,中国药学会老年药学专业委员会,等.中国老年人潜在不适当用药判断标准:2017年版[J].药物不良反应杂志,2018,20(1):2-8.

第二节 老年常见不合理用药

随着人类预期寿命的普遍延长,与年龄相关的老年慢性病种类也逐渐增多,迄今为止,药物治疗仍然是治疗老年人慢性病的主要方法。虽然药物治疗有益,能改善其健康状况,防止病情进一步恶化,但人们对长期多重用药(即同时使用 5 种或 5 种以上不同种类的药物)可能产生的伤害认识不足。研究发现,多重用药易导致药物不良事件发生,增加住院率和病死率,使患者的身体功能下降,生命质量降低。因此,正确认识老年不合理用药非常重要。

一、老年用药现状

研究发现,我国有 42% 的老年人同时患有 2 种以上疾病,以高血压、糖尿病、冠心病、脑卒中、慢性呼吸系统疾病等组合最为常见,且患病率逐年增长。因此,多病共存的老年人多重用药的情况不可避免且非常普遍。据文献报道,美国老年患者平均用药 10种,65 岁以上女性患者中有 28% 的人群用药超过 5 种,12% 超过 10 种;欧洲半数 80 岁的老年人群用药超过 6 种;韩国 86.4% 的老年人服用 6 种及以上药物;我国老年人多病共存,平均患有 6 种疾病,治疗中常多药合用,包括一些与其他药物相互作用风险未知的中成药,平均 9 种,多者达 36 种。50% 的老年患者同时使用 3 种药物,有 25% 的老年患者服用 4~6 种药物。

二、多药联合治疗增加药物间相互作用的发生风险

多药联合治疗可能增加药物相互作用的机会,有些会导致严重的后果。不良的 ADI是因为药物合用导致药物疗效和(或)不良反应发生变化。据调查统计显示,合用 5 种药物时 ADI 的发生率为 4.2%,6~7 种为 7.4%,11~15 种为 24.2%,16~20 种为 40.0%,而合用 21 种药物以上时为 45%。有报道认为,合用 5 种药物可使 ADI 的风险增加50%,8 种药物时达 100%。我国 40% 的卧床老年人处于潜在 ADI 危险中,其中 27% 处于严重危险状态。

三、多种药物合用影响药动学过程

药物在体内吸收、分布、代谢和排泄各环节均可能发生药动学相互作用,最终影响血药浓度,从而改变其药理作用和毒性强度。参与药动学相互作用机制的主要因素如下:一是药物代谢酶,I 相代谢酶如 CYP450 酶,II 相代谢酶如尿苷二磷酸葡萄糖醛酸转移酶(UDP-glucuronosyl Transferase,UGT)、谷胱甘肽 S-转移酶和甲基转移酶等;药物代谢酶的基因多态性也会造成药物代谢速度不同,从而影响疗效和不良反应。二是药物转运蛋白,如有机阴离子转运多肽 1B1(Organic Anion Transporting Polypeptide 1B1,OATP1B1)、P-gp 和有机阳离子转运体(Organic Cation Transporter,OCT)等,抑制或诱导这些转运蛋白会改变药物在体内的分布和排泄,导致 ADI。

四、影响药代动力学的参数

老年人的胃肠蠕动减慢、张力降低、胃酸分泌减少、胃液 pH 升高、胃排空时间增加，导致酸性药物排泄增多，吸收减少。同时，老年人因胃肠道血流减少，药物吸收也会相应减少。老年人的脂肪含量增加，使得脂溶性药物的分布容积增大，药物容易蓄积，作用时间延长。老年人肝微粒体药物代谢酶的活性降低，肝血流量减少，容积减少，使得药物的转化速度减慢、首过效应减弱、药物诱导作用减弱、药物代谢及灭活能力降低、半衰期延长、血药浓度升高。肾是药物排泄最主要的器官，老年人肾的结构和功能也相应地减退。因此，主要经肾排泄的药物在老年人体内的消除延缓，半衰期延长，肾清除率下降，容易蓄积中毒。

五、多种药物合用影响药效学

多药合用在药效方面存在疗效的相加、协同或拮抗作用，或存在不良反应的叠加作用。药效学的相互作用可以发生在如下情况中：受体激动剂和拮抗剂竞争受体结合；神经递质的释放、灭活和再摄取，如 5-羟色胺综合征；不良反应的相加，如 Q-T 间期延长、高钾血症、血管神经性水肿等。老年人对中枢神经系统药物的敏感性增加，对华法林和肝素的反应更敏感，而心脏对 β 受体阻滞剂的反应降低。因此，应关注老年人多药联合治疗时 ADI 带来的严重不良反应，包括消化道或颅内出血、低血糖昏迷、高血压危象、严重低血压、心律失常、呼吸肌麻痹、骨骼肌溶解、严重肝损害等。

一项纳入 505 例老年住院患者的研究发现，其中 62.77% 的患者至少出现 1 种ADI。而 ADI 通常是可以避免或控制的，忽视明确的 ADI 而导致药源性损害是一种医疗差错。因此，越来越多的医学和药学专家呼吁广大医护人员关注老年人群多重用药的风险，并提出管理措施，以避免、减少多药联合治疗时 ADI 带来的损害。为满足临床实践需求，应进一步提高老年人群的用药安全。

六、老年患者常用药物相互作用的潜在危害及处理

1. 降糖药物

（1）二甲双胍

二甲双胍在体内无需肝脏 CYP450 酶代谢，直接以原型经肾脏排泄。现有国内外糖尿病指南中均将二甲双胍作为 2 型糖尿病患者控制高血糖的首选或一线用药，也是老年糖尿病患者（无年龄限制）首选且可长期应用（除外肾功能不全）的降糖药。西咪替丁可与二甲双胍竞争可产生 OCT 或多药及毒物外排转运体，二者合用能减慢二甲双胍的排泄，可能造成血药浓度升高。血管内注射含碘造影剂可能会诱发急性肾损害，对于肾功能正常和轻度不全的患者，在接受含碘造影剂检查当天暂时停用二甲双胍即可；对于肾功能不全的患者，在静脉注射碘化造影剂 48 h 前停用二甲双胍；对于已接受含碘造影剂

检查的患者,建议在造影完成至少 48 h 后检测肾功能的情况,如果没有恶化即可恢复二甲双胍的使用。

（2）α-糖苷酶抑制剂

α-糖苷酶抑制剂包括阿卡波糖、伏格列波糖和米格列醇。通过抑制肠道糖苷酶的活性,延缓糖类食物的吸收、降低餐后血糖,单独服用不会发生低血糖,并能改善其他降糖药的低血糖风险,适用于以碳水化合物类食物为主要能量来源的中国老年糖尿病患者。阿卡波糖的原型药物在肠道内极少（AUC 为 1%～2%）被吸收,其在肠道内 35% 的代谢产物吸收入血。有报告显示,服用阿卡波糖后发生的腹泻可减少地高辛的吸收,减少 AUC,显著降低 C_{max},延长 t_{max}；阿卡波糖与华法林合用,可使 INR 升高,出血风险增加,需要及时调整剂量。与考来烯胺等肠道吸附剂和消化酶类制剂同时合用可能影响其疗效,临床应避免同时服用。

（3）磺脲类

我国上市的磺脲类药物主要有格列本脲、格列美脲、格列齐特、格列吡嗪和格列喹酮。磺脲类药物在体内主要经 CYP2C9 代谢,合并使用 CYP2C9 抑制剂（如氟康唑、胺碘酮）可能减慢其代谢,增加低血糖的风险。合用 CYP2C9 诱导剂,如卡马西平、利福平、苯巴比妥可能加快磺脲类药物的代谢,导致血糖升高。磺脲类与双胍类、噻唑烷二酮类和格列奈类联用均能更理想地控制血糖和糖化血红蛋白,其与胰岛素联合应用可降低老年糖尿病患者的胰岛素用量,但是此联合用药需谨慎。

（4）格列奈类

目前临床应用的主要有瑞格列奈、那格列奈和米格列奈。瑞格列奈主要经 CYP2C8 和 CYP3A4 代谢,那格列奈主要经 CYP2C9 和 CYP3A4 代谢,米格列奈直接经 Ⅱ 相代谢酶（如 UGT）代谢,极少量经 CYP2C9 代谢。氯吡格雷的代谢产物能够显著抑制 CYP2C8,导致瑞格列奈的血药浓度升高 3.9～5.1 倍,可显著增加严重低血糖风险,临床应避免合用。

（5）二肽基肽酶 4（Dipeptidyl Peptidase-4,DPP-4）抑制剂

目前在国内上市的 DPP-4 抑制剂为西格列汀、沙格列汀、维格列汀、利格列汀和阿格列汀,降血糖效应相近。沙格列汀主要通过 CYP3A4/5 代谢,与 CYP3A4/5 强抑制剂,如酮康唑、阿扎那韦、克拉霉素、茚地那韦、伊曲康唑、奈非那韦、利托那韦、沙奎那韦和泰利霉素合用时,能显著提高沙格列汀的血浆浓度,合用时沙格列汀的日剂量应小于或等于 2.5 mg。而沙格列汀与卡马西平（CYP3A4/5 诱导剂）合用时,可通过加快沙格列汀的代谢,显著降低其降糖活性。

西格列汀少量经 CYP3A4 和 CYP2C8 代谢,有临床意义的相互作用少见。西格列汀是 P-gp 的底物,与地高辛合用可升高地高辛的 C_{max},两者合用时需谨慎。如果不能停用西格列汀,则需监测地高辛药物的浓度。

阿格列汀、利格列汀和维格列汀在人体内基本不经 CYP450 酶代谢,无药物代谢酶相关的相互作用。阿格列汀不是 P-gp 底物,与地高辛（P-gp 底物）、环孢素（P-gp 抑制剂）合用无临床意义的相互作用。利格列汀和维格列汀均为 P-gp 底物,与 P-gp 诱导剂（如利福平）合用时,会降低其疗效；维格列汀与 ACEI 合用时,可能会增加血管神经性水

肿的风险。

（6）噻唑烷二酮类

罗格列酮、吡格列酮主要经 CYP2C8 代谢。CYP2C8 抑制剂，如吉非罗齐、氯吡格雷等能显著减慢此类药物的代谢，升高其血药浓度；CYP2C8 强诱导剂（如利福平）能加快药物代谢，降低疗效。

（7）SGLT-2 抑制剂

达格列净主要经 UGT1A9 代谢为无活性的达格列净 3-O-葡糖苷酸，仅有极少量经 CYP450 酶代谢。恩格列净在体内经 UGT2B7、UGT1A3、UGT1A8、UGT1A9 代谢为无活性的葡糖苷酸，不抑制、不诱导 CYP450 酶，不抑制 UGT1A1，ADI 少见。卡格列净仅有 7% 经 CYP3A4 代谢，不抑制、不诱导 CYP450 酶。

2. 降压药物

（1）钙离子拮抗剂

钙离子拮抗剂（Calcium Channel Blockers, CCB）类药物（如硝苯地平、非洛地平、氨氯地平等）主要经肝脏 CYP3A4 代谢。CYP3A4 强抑制剂（如伊曲康唑、氟康唑、克拉霉素等）能够显著减慢这类药物的代谢，从而增强降压效果，可能导致严重的低血压；CYP3A4 强诱导剂，如利福平、卡马西平、苯巴比妥、苯妥英钠等能加快这类药物的代谢，会造成血压升高或剧烈波动，临床应避免或谨慎合用。氨氯地平也具有 CYP3A4 中等抑制作用，与辛伐他汀合用时，辛伐他汀日剂量应小于或等于 20 mg。

（2）血管紧张素转化酶抑制剂和血管紧张素Ⅱ受体拮抗剂

血管紧张素转化酶抑制剂（Angiotensin-coverting Enzyme Inhibitors, ACEI）包括卡托普利、贝那普利、福辛普利等，这类药物在体内很少经过 CYP450 酶代谢，较少发生药动学的相互作用。但是 ACEI 与以下药物存在药效学的相互作用：与保钾利尿药合用可导致高钾血症；与脑啡肽酶抑制剂沙库巴曲合用可增加血管神经性水肿风险；糖尿病患者合用 ACEI 和阿利吉仑、双重阻断肾素-血管紧张素-醛固酮系统，能增加低血压、高血钾和肾功能恶化的风险，应避免合用。与 NSAID 合用时，可因水钠潴留而减弱降压效果，增加肾损伤风险。

血管紧张素Ⅱ受体拮抗剂（Angiotonin Receptor Blocker, ARB）包括厄贝沙坦、缬沙坦、氯沙坦、替米沙坦等，绝大多数在体内不经过 CYP450 酶代谢，药动学相互作用较少见。ARB 与保钾利尿药合用可导致血钾升高。

（3）β受体阻滞剂

脂溶性β受体阻滞剂，如普萘洛尔、美托洛尔等主要经 CYP2D6 代谢。CYP2D6 抑制剂，如普罗帕酮、美托洛尔、氟西汀、帕罗西汀等可能减慢其代谢，导致严重的心动过缓，特别是目前强调"双心治疗"而合用抗抑郁药物。比索洛尔在体内经 CYP3A4 代谢，与 CYP3A4 强抑制剂可能存在药物间相互作用。水溶性β受体阻滞剂，如阿替洛尔不需要经 CYP450 酶代谢，一般不存在代谢性相互作用。与其他负性肌力或负性频率的药物，如维拉帕米合用能增加β受体阻滞剂的房室传导阻滞风险。

（4）利尿剂

近些年来，多数高血压治疗指南建议对于老年人的高血压应首选利尿剂，如初始治疗未使用利尿剂,则通常应在加用第二种药物时选择利尿剂,有利于降低老年高血压患者的脑卒中发生率和病死率。利尿剂也是难治性高血压的基础药物之一,是与 ACEI、ARB、CCB 联合应用的首选药物。因此老年高血压,特别是伴有下肢水肿、肥胖、盐摄入较高的及女性患者应首选利尿剂。但与 β 受体阻滞剂联合时应注意对糖、脂代谢的影响。利尿剂慎用于糖脂代谢异常者,长期大剂量服用此类药物需对血钾、尿酸及糖代谢等指标进行监测。

3. 降脂药物

(1) 他汀类

目前,降脂治疗仍首选他汀类药物,辛伐他汀、洛伐他汀和阿托伐他汀均为脂溶性他汀类药物,在体内主要通过 CYP3A4 代谢,与 CYP3A4 强抑制剂(如伊曲康唑、酮康唑、泊沙康唑、伏立康唑、克拉霉素、红霉素、泰利霉素)合用可显著减慢其代谢,增加横纹肌溶解的风险。辛伐他汀合用中等强度 CYP3A4 抑制剂,如胺碘酮或氨氯地平时,日剂量应小于或等于 20 mg,合用维拉帕米、地尔硫卓时辛伐他汀的日剂量应小于或等于 10 mg。

他汀类药物均为 OATP1B1 的底物,与 OATP1B1 抑制剂(如环孢素)合用时可增加患横纹肌溶解症的风险,临床应避免合用。瑞舒伐他汀、普伐他汀和匹伐他汀在体内较少被代谢,但与 OATP1B1 抑制剂环孢素合用时仍存在严重的相互作用。

(2) 贝特类

吉非罗齐在体内经 UGT 代谢后,代谢产物会不可逆地抑制 CYP2C8,与其他经 CYP2C8 代谢的药物,如罗格列酮、瑞格列奈等产生相互作用;与西立伐他汀合用有致横纹肌溶解的风险,临床应禁止合用。非诺贝特对 UGT 和 CYP2C8 无抑制作用,ADI 极少见。

(3) 胆酸螯合剂(树脂类)

胆酸螯合剂具有非选择性吸附作用,影响一些酸性药物,如氢氯噻嗪、华法林及地高辛的肠道吸收,降低其 AUC,影响疗效。与考来烯胺、考来替泊相比,考来维仑与其他药物的 ADI 少见。

(4) 胆固醇吸收抑制剂

依折麦布无诱导 CYP450 酶的作用,不影响氨苯砜、右美沙芬、地高辛等的药代动力学。

4. 心血管药物

硝酸酯类药物的代谢不涉及 CYP450 酶,较少发生药动学相互作用。但与其他扩张血管药物,如西地那非、伐地那非、他达拉非等合用存在药效学的相互作用,可导致严重的低血压风险,临床应禁止合用。

5. 抗血小板及抗凝药物

(1) 阿司匹林

阿司匹林是常用的抗血小板药物,体内不经 CYP450 酶代谢,但是与甲氨蝶呤竞争肾脏有机阴离子转运体,可能会减慢甲氨蝶呤的排泄,增加其毒性。布洛芬等 NSAID 与阿司匹林竞争作用靶点——环氧化酶,长期合用大剂量布洛芬等 NSAID 会严重削弱阿司匹林的心血管保护作用,存在药效学相互作用。

（2）氯吡格雷

氯吡格雷是前体药物，本身无活性，在体内经过 CYP3A4 和 CYP2C19 代谢活化后，成为能抑制血小板聚集的活性物质。奥美拉唑、艾司奥美拉唑能与其竞争 CYP2C19 和 CYP3A4 的代谢，导致其活化过程受阻，影响其抗血小板活性。如必须合用质子泵抑制剂，可选择兰索拉唑、泮托拉唑和雷贝拉唑。另外，氯吡格雷的葡糖酸苷代谢物经 CYP2C8 代谢后显著抑制 CYP2C8，因此能减慢瑞格列奈的代谢，增强其降糖作用，临床应谨慎合用。

（3）替格瑞洛

替格瑞洛主要经 CYP3A4 代谢，CYP3A4 强抑制剂（如克拉霉素、伊曲康唑、酮康唑等）能减慢其代谢，增强抗血小板活性；利福平能诱导 CYP3A4 和 P-gp 降低其生物利用度，加快其代谢，显著减弱其抗血小板活性。

（4）华法林

华法林是 S-华法林和 R-华法林的光学异构体混合物。其中 S-华法林的活性占 75％，在体内主要经过 CYP2C9 代谢，R-华法林主要经过 CYP1A2、CYP3A4、CYP2C19 代谢。能显著抑制 CYP2C9 活性的药物都可能影响华法林的抗凝活性，增加出血或血栓风险。另外，少数中成药、食物及果汁与华法林存在药效学相互作用，可增强或减弱其抗凝作用。华法林不宜与抗骨质疏松药物、维生素 K_2（四烯甲萘醌）合用。通常华法林与其他药物合用无绝对禁忌，通过检测 INR，及时调整剂量可实现安全合用的目的。

（5）新型口服抗凝药

利伐沙班通过 CYP3A4、CYP2J2 进行代谢，与 CYP3A4 和 P-gp 强抑制剂，如酮康唑、伊曲康唑、伏立康唑、泊沙康唑等唑类抗真菌药物或人类免疫缺陷病毒蛋白酶抑制剂合用，可能增加出血风险，不建议合用。

达比加群酯是 P-gp 的底物，与 P-gp 抑制剂（如环孢素、伊曲康唑、决奈达隆）合用可显著提高其 AUC，因此禁止合用；不推荐与他克莫司合用，其他 P-gp 强抑制剂如胺碘酮、奎尼丁、维拉帕米等要谨慎合用。在药效学方面，与其他口服或注射用抗凝药、抗血小板药（如普通肝素、低分子肝素、磺达肝癸钠、华法林、利伐沙班、替格瑞洛等）合用可增加出血风险，长期合用 NSAID 会增加出血风险。

6. 消化系统药物

（1）质子泵抑制剂

奥美拉唑与抗生素联用可以对幽门螺杆菌感染性溃疡进行治疗，但是由于在服用奥美拉唑后，患者胃内的 pH 会明显增加，因此如氨苄西林等只能在酸性环境下起到较好药效的药物，不能与奥美拉唑联用。同时，奥美拉唑也能与华法林、地高辛等药物发生相互作用，奥美拉唑可以在一定程度上增加华法林的抗凝作用，会使地高辛的药效无法完全发挥。奥美拉唑还会对肝药酶产生影响，对 CYP450 酶具有一定的抑制作用，有降低氯吡格雷的疗效，因此应用氯吡格雷的患者不宜应用奥美拉唑。

（2）H_2 受体拮抗剂

西咪替丁药可影响 CYP450 酶系统的作用，减少茶碱、华法林、地西泮、奎尼丁等的清除；又可降低肝血流量，减少某些药物的首过效应，使血药浓度升高，如与普萘洛尔合用可导致严重的心动过缓。故用药时应注意药物之间的相互作用,必要时应监测血药浓度或减量应用。雷尼替丁的副作用较西咪替丁相对较低,不易通过血脑屏障,但亦有导致精神错乱的副作用。该药亦可减少肝脏血流量,减少普萘洛尔、利多卡因、美托洛尔的代谢。据报道,老年人口服和静脉给予法莫替丁后,可出现少见的可逆性法莫替丁相关性精神错乱,在老年和肾衰患者中应调整 H_2 受体拮抗剂的用量。

7. 镇静催眠药物

（1）苯二氮䓬类

咪达唑仑、三唑仑、阿普唑仑需要 CYP3A4 代谢,与 CYP3A4 强抑制剂,如泊沙康唑、伏立康唑、红霉素、克拉霉素等合用会显著减慢其代谢,加强镇静催眠作用。与阿莫达非尼等合用会导致过度的神经抑制作用,如昏睡、嗜睡、反应能力降低。劳拉西泮、奥沙西泮、夸西泮无需 CYP3A4 代谢,直接与葡萄糖醛酸结合后经肾脏排出,较少发生代谢性 ADI。

（2）非苯二氮䓬类

非苯二氮䓬类镇静催眠药物主要有唑吡坦、佐匹克隆。唑吡坦经 CYP3A4 和 CYP1A2 代谢,CYP3A4 强抑制剂如伊曲康唑能显著提高唑吡坦的浓度,增强镇静催眠作用。而 CYP3A4 强诱导剂,如利福平和圣约翰草提取物则会显著降低血药浓度,减弱催眠作用。

8. 抗抑郁、焦虑药物

单胺氧化酶 A（MAO-A）抑制剂吗氯贝胺可用于治疗抑郁症。吗氯贝胺与选择性5-羟色胺再摄取抑制剂（如氟西汀、帕罗西汀、舍曲林、氟伏沙明、西酞普兰及艾司西酞普兰）合用可能导致严重的 5-羟色胺综合征,临床需谨慎合用。氟西汀和帕罗西汀主要通过 CYP2D6 代谢,对其有较强的抑制作用,与 β 受体阻滞剂,如美托洛尔等合用会显著增强其疗效,容易发生窦性心动过缓和房室传导阻滞。

9. 抗感染药物

大环内酯类抗菌药物（除阿奇霉素外）通常对 CYP3A4 和 P-gp 具有较强的抑制作用,与 CYP3A4 底物药物（如辛伐他汀、阿托伐他汀、阿司咪唑等）及 P-gp 底物药物（如秋水仙碱等）存在临床意义的 ADI。碳青霉烯类药物与丙戊酸存在严重的 ADI,导致丙戊酸的抗癫痫作用丧失,临床应禁止合用。绝大多数 β-内酰胺类（青霉素类、头孢菌素类、头霉素类、氧头孢烯类、碳青霉烯类）和氨基糖苷类药物水溶性强,在体内无需肝脏 CYP450 酶代谢,一般不存在临床意义的 ADI。某些具有甲硫四氮唑结构的头孢菌素（如头孢甲肟）与乙醇或含有乙醇的药品（如藿香正气水）合用可能会发生双硫仑样反应,临床应避免合用。氟喹诺酮类药物,尤其是环丙沙星和依诺沙星能抑制 CYP1A2,会显著减慢茶碱、咖啡因经 CYP1A2 的代谢,可能造成茶碱中毒。氟喹诺酮类药物与高价金属阳离子（Ca^{2+}、Fe^{2+}、Al^{3+}）会发生络合反应而影响吸收,造成血药浓度降低,使抗感染治疗失败。

利奈唑胺是非选择性单胺氧化酶抑制剂,与单胺类药物、5-羟色胺药物（如麦角碱类、氟西汀、帕罗西汀等）合用可能会导致 5-羟色胺综合征,严重者可危及生命。

三唑类抗真菌药物,如酮康唑、氟康唑、伊曲康唑、伏立康唑可抑制真菌细胞的

CYP450 酶,对真核细胞和人类 CYP450 酶系统中的 CYP3A4、CYP2C9 和 CYP2C19 均有不同程度的抑制作用。因此,三唑类抗真菌药与很多药物都存在潜在的 ADI,临床应高度重视。

七、老年人多重用药的风险管理原则

1. 医师方面

联合用药应注意剂量个体化。老年人用药反应的个体差异比年轻人更为突出,用药要从小剂量开始,逐渐达到适宜的个体最佳剂量。联合用药应少而精。能单药治疗则不联合用药;在保证疗效的情况下,应尽量减少用药数量并优先选择相互作用少的药物。根据各种药物时间生物学和时辰药理学的原理,选择药物各自最佳服药剂量和时间,延长联合用药的时间间隔,在保证疗效的同时,降低 ADI 的风险。

2. 药师方面

药师在充分知晓患者病情的前提下,参与药物治疗方案的制定,监测疗效与安全性并进行患者教育。强化药师为用药安全共同负责的理念,认真审核处方或医嘱,识别潜在的用药风险或错误,减少老年患者的药源性损害。

3. 患者及家属方面

鼓励老年患者按时到门诊随访,知晓自己的健康状况,一旦出现与药物治疗相关的不良事件,应及时就诊。有条件者可设立个人的用药物记录本,以记录用药情况及不良反应或事件。家属要协助患者提高用药依从性。老年人由于记忆力减退,容易漏服、多服、误服药物,以致难以获得疗效或加重病情。家属必须定时检查老年患者的用药情况,做到按时、按规定剂量服药。

老年人用药存在潜在风险,用药安全是老年人医疗保健面临的一个主要挑战。因此,我们应该严格掌握用药指征,识别药物在体内吸收、分布、代谢的特点及 ADI 等,避免或减少老年人用药的药物不良反应发生,提高老年人的用药安全。

参 考 文 献

[1] Ulley J,Harrop D,Ali A,et al. Deprescribing interventions and their impact on medication adherence in community:dwelling older adults with polypharmacy:a systematic review[J]. BMC Geriatrics,2019,19(1):15.

[2] Chumney E C,Robinson L C. The effects of pharmacist interventions on patients with polypharmacy[J]. Pharm. Pract. (Granada),2006,4(3):103-109.

[3] 胡文娟,黄瑾,李璐奕,等.临床药师对多重用药病人潜在用药风险的分析和干预[J].药学服务与研究,2018,18(5):5.

[4] 李凤,王建华,宋开兰.老年病人多重用药的研究进展[J].护理研究,2020,34(23):4.

[5] 中国老年保健医学研究会老年内分泌与代谢病分会,中国毒理学会临床毒理专业委员会.老年人多重用药安全管理专家共识[J].中国全科医学,2018,26(9):13.

[6] 血脂异常老年人使用他汀类药物中国专家共识组,刘梅林,胡大一.血脂异常老年人使用他汀类药物中国专家共识[J].中华内科杂志,2015,54(5):467-477.

［7］ 代明彬,吕洋.老年人合理用药策略的研究进展[J].中华老年医学杂志,2016,35(1):5.

［8］ 纪宝华.关注 80 岁以上老年人抗血小板和抗凝治疗[J].中华内科杂志,2008,47(7):2.

［9］ 俞梦越.新型口服抗凝药在老年患者中的应用[J].中国心血管杂志,2020,25(1):4-8.

［10］ 海峡两岸医药卫生交流协会老年医学专业委员会.75 岁以上老年抗栓治疗专家共识[J].中国心血管杂志,2017,22(3):161-168.

［11］ 杨甫德,陈彦方.中国失眠防治指南[M].北京:人民卫生出版社,2012:1-452.

［12］ 周双,向倩,赵侠,等.老年人合并用药的安全性分析[J].中国临床药理学杂志,2015,31(24):3.

第七章 老年常见慢性病风险评估与干预

第一节 老年原发性高血压

一、老年高血压诊断标准

年龄≥65岁,在未使用降压药物的情况下,非同日3次测量血压,收缩压(Systolic Blood Pressure,SBP)≥140 mmHg(1 mmHg＝0.133 kPa)和(或)舒张压(Diastolic Blood Pressure,DBP)≥90 mmHg,可诊断为老年高血压。曾明确诊断为高血压且正在接受降压药物治疗的老年人,虽然血压<140/90 mmHg,也应诊断为老年高血压。老年高血压的分级方法与一般成年人相同(表7.1)。

表 7.1 老年血压的定义与分级

分级	收缩压(mmHg)	关系	舒张压(mmHg)
正常血压	<120	和	<80
正常高值	120~139	和(或)	80~89
高血压	≥140	和(或)	≥90
1级高血压	140~159	和(或)	90~99
2级高血压	160~179	和(或)	100~109
3级高血压	≥180	和(或)	≥110
单纯收缩期高血压	≥140	和	<90

上述定义与分类的依据是诊室坐位血压测量的结果。近年来,我国家庭自测血压与动态血压监测应用日益广泛,已成为诊室血压测量的重要补充。但由于血压测量设备的标准化与质量控制方面有待进一步完善,目前尚不把诊室外血压测量结果作为诊断老年高血压的独立依据。

二、老年高血压评估内容

(一) 确定血压水平

血压测量是评估血压水平、诊断高血压以及观察降压疗效的根本手段和方法。由于老年人可能具有血压波动大、夜间高血压、清晨高血压和体位性低血压等特点,应鼓励老年高血压患者开展家庭自测血压和动态血压监测,定期(如每年)进行双上肢及四肢血压和不同体位(立、卧位)血压的测量。需特别注意临睡前、清晨时间段和服药前的血压监测。

(二) 高血压危险分层

(1) 包括血压水平(1~3 级)、吸烟或被动吸烟、血脂异常(总胆固醇≥5.2 mmol/L或低密度脂蛋白胆固醇≥3.4 mmol/L)或高密度脂蛋白胆固醇、糖耐量受损(餐后 2 h 血糖 7.8~11 mmol/L)和(或)空腹血糖异常(6.1~6.9 mmol/L)、腹型肥胖(腰围:男性≥90 cm,女性≥85 cm)或肥胖(BMI≥28 kg/m^2)、早发心血管病家族史(一级亲属发病年龄<50 岁)等。

(2) 采用相对简便、花费较少、易于推广的检查手段,在高血压患者中检出无症状性亚临床靶器官损害是高血压诊断评估的重要内容。包括左心室肥厚(室间隔或左室后壁厚度≥11 mm 或左心室质量指数男性≥115 g/m^2,女性≥95 g/m^2),颈动脉内膜中层厚度增厚(≥0.9 mm)或斑块,颈动脉–股动脉脉搏波传导速度≥12 m/s,踝/臂指数<0.9,eGFR 降低[30~59 mL/(min·1.73 m^2)]或血清肌酐轻度升高(男性 115~133 μmol/L,女性 107~124 μmol/L),微量白蛋白尿(30~300 mg/24 h 或白蛋白/肌酐比值 30~300 mg/g)。一个患者可以存在多个靶器官损害。

(3) 伴发的相关临床疾病包括:心脏疾病(如心肌梗死、心绞痛、冠脉血运重建、充血性心力衰竭)、脑血管疾病(如缺血性卒中、脑出血、短暂性脑缺血发作)、糖尿病、肾脏疾病(如糖尿病肾病、肾功能受损)以及外周血管疾病。

(4) 危险分层。评估老年高血压患者的整体危险度,有助于确定降压治疗时机、优化治疗方案及心血管风险综合管理。因老年本身就是一种危险因素,故老年高血压患者至少属于心血管病的中危人群(表 7.2)。

表 7.2　老年高血压患者的危险分层

其他危险因素和病史	血压水平		
	1 级	2 级	3 级
1~2 个危险因素	中危	中危	很高危
≥3 个危险因素、靶器官损害或糖尿病	高危	高危	很高危
并存临床情况	很高危	很高危	很高危

（三）老年高血压还应评估衰弱和认知功能

对于高龄老年高血压患者，推荐在制定降压治疗方案前进行衰弱的评估，特别是近1年内在非刻意节食的情况下体重下降>5%或有跌倒风险的高龄老年高血压患者。

1. 老年高血压的衰弱评估

衰弱是衰老的表现之一，随着年龄增长其发生率显著升高。有研究发现，衰弱是影响高龄老年人降压治疗获益的重要因素之一。尽管有研究表明衰弱老年人也可从强化降压治疗中获益，但由于入选研究对象相对健康和评估方法不统一，衰弱对老年高血压预后的影响及衰弱老年人的血压控制目标尚需进一步研究。

衰弱筛查推荐采用国际老年营养和保健学会提出的 FRAIL 量表或步速测试。如有条件可进一步采用经典的 Fried 衰弱综合征标准进行评估。

2. 老年高血压与认知功能障碍

降压治疗可延缓与增龄相关的认知功能下降及降低痴呆发生的风险。老年人血压过高或过低均能增加认知功能障碍发生风险。对于老年高血压患者推荐早期筛查认知功能，结合老年生物学年龄和心血管危险分层确定合理的降压治疗方案和目标值。

三、治疗

老年高血压患者心血管风险较高，更能从严格的血压管理中获益（表7.3）。

表 7.3　推荐起始药物治疗的血压值和降压目标

推荐	推荐类别	证据水平
年龄≥65岁，血压≥140/90 mmHg，在生活方式干预的同时进行降压药物治疗，将血压降至小于140/90 mmHg	Ⅰ类	A级
年龄≥80岁，血压≥150/90 mmHg，即开始进行降压药物治疗，首先应将血压降至小于150/90 mmHg，若耐受性良好，则进一步将血压降至小于140/90 mmHg	Ⅱa类	B级
经评估确定为衰弱的高龄高血压患者，血压≥160/90 mmHg，应考虑进行降压药物治疗，收缩压控制目标为小于150 mmHg，但尽量不低于130 mmHg	Ⅱa类	C级
如果患者对降压治疗耐受性良好，不应停止降压治疗	Ⅲ类	A级

注：1 mmHg=0.133 kPa。

1. 非药物治疗

非药物治疗是降压治疗的基本措施，无论是否选择药物治疗，都要保持良好的生活方式，主要包括健康饮食、规律运动、戒烟限酒、保持理想的体重、改善睡眠和注意保暖。

（1）健康饮食

WHO 建议每日摄盐量应小于6 g，老年高血压患者应适度限盐。鼓励老年人摄入多种新鲜的蔬菜、水果、鱼类、豆制品、粗粮、脱脂奶及其他富含钾、钙、膳食纤维、多不饱和脂肪酸的食物。

（2）规律运动

建议老年人进行适当的规律运动,每周不少于 5 天、每天不低于 30 min 的有氧体育锻炼,如步行、慢跑和游泳等,不推荐老年人进行剧烈运动。

（3）戒烟限酒

老年人应限制酒精摄入,男性每日饮用酒精量应小于 25 g,女性每日饮用酒精量应小于 15 g,白酒、葡萄酒(或米酒)或啤酒饮用量分别小于 50 mL、100 mL、300 mL。

（4）保持理想的体重

维持理想的体重(BMI 为 20～23.9 kg/m^2)、纠正腹型肥胖(男性腹围≥90 cm,女性腹围≥85 cm)有利于控制血压,减少心血管病的发病风险,但老年人应注意避免过快、过度减重。

（5）改善睡眠

保证充足的睡眠并改善睡眠质量对提高生活质量、控制血压和减少心脑血管疾病并发症有重要意义。

（6）注意保暖

老年人对寒冷的适应能力和对血压的调控能力差,常出现季节性血压波动现象。应保持室内温暖,经常通风换气;骤冷和大风低温时应减少外出;适量增添衣物,避免血压大幅波动。

2. 药物治疗

（1）基本原则

a. 小剂量:初始治疗时采用较小的有效治疗剂量,并根据需要逐步增加剂量。

b. 长效:尽可能使用 1 次/天、24 h 持续降压作用的长效药物,有效控制夜间和清晨的血压。

c. 联合:若单药治疗的疗效不满意,可采用 2 种或多种低剂量降压药物联合治疗以增加降压效果,单片复方制剂有助于提高患者的依从性。

d. 适度:大多数老年患者需要联合降压治疗,包括在治疗起始阶段,但不推荐衰弱老年人和 80 岁及 80 岁以上的高龄老年人进行初始联合治疗。

e. 个体化:根据患者的具体情况、耐受性、个人意愿和经济承受能力,选择适合患者的降压药物。

（2）常用降压药物的种类和作用

常用降压药物包括:CCB、ACEI、ARB、利尿剂、β 受体阻滞剂。其他种类的降压药有时亦可用于某些特定人群。CCB、ACEI、ARB、利尿剂及单片固定复方制剂均可作为老年高血压降压治疗的初始用药或长期维持用药。根据患者的危险因素、亚临床靶器官损害及合并临床疾病的情况,优先选择某类降压药物(表 7.4)。降压药物的选择详见表 7.5。

表 7.4 特定情况下首选的药物

情况	药物
无症状靶器官损害	
·LVH	ACEI、CCB、ARB
·无症状动脉粥样硬化	ACEI、CCB、ARB
·微量白蛋白尿	ACEI、ARB
·轻度肾功能不全	ACEI、ARB
临床心血管事件	
·既往心肌梗死	βB、ACEI、ARB
·心绞痛	βB、CCB
·心力衰竭	利尿剂、βB ACEI、ARB、醛固酮受体拮抗剂
·主动脉瘤	βB
·房颤,预防	ACEI、ARB、βB、醛固酮拮抗剂
·房颤,心室率控制	βB、非二氢吡啶类 CCB
·外周动脉疾病	ACEI、CCB、ARB
其他	
·单纯收缩期高血压(老年人)	利尿剂、CCB
·代谢综合征	ACEI、ARB、CCB
·糖尿病	ACEI、ARB

注:LVH 为左心室肥厚;ACEI 为血管紧张素转化酶抑制剂;CCB 为钙离子拮抗剂;ARB 为血管紧张素 Ⅱ 受体拮抗剂;βB 为 β 受体阻滞剂。

表 7.5 老年高血压降压药物的选择

推荐	推荐类别	证据水平
推荐使用噻嗪类利尿剂、CCB、ACEI 和 ARB 进行降压的起始和维持治疗	Ⅰ类	A 级
对于大多数高于靶目标值 20 mmHg 以上的老年患者,起始治疗可采用两药联合	Ⅰ类	A 级
如果 2 种药物联合治疗血压仍不能达标,推荐采用噻嗪类利尿剂、CCB、ACEI 或 ARB 3 种药物联合治疗,或使用单片复方制剂	Ⅰ类	A 级
80 岁及 80 岁以上的高龄老年患者和衰弱的老年患者,推荐初始降压采用小剂量单药治疗	Ⅰ类	A 级
不推荐 2 种 RAS 抑制剂联用	Ⅲ类	A 级

注:RAS(Renin-angiotension System)为肾素-血管紧张素系统;1 mmHg=0.133 kPa。

3. 降压药物的联合应用

单药治疗血压未达标的老年高血压患者,可选择联合应用 2 种降压药物。初始联合治疗可采用低剂量联用方案,若血压控制不佳,则可逐渐调整至标准剂量。联合用药时,药物的降压作用机制应具有互补性,并可互相抵消或减轻药物不良反应,如 ACEI 或 ARB 联合小剂量噻嗪类利尿剂。应避免联合应用作用机制相似的降压药物,如 ACEI 联合 ARB。但噻嗪类利尿剂或袢利尿剂和保钾利尿剂在特定情况下(如高血压合并心力衰竭)可以联合应用;二氢吡啶类 CCB 和非二氢吡啶类 CCB 亦是如此。若需 3 种药联合应用时,二氢吡啶类 CCB＋ACEI(或 ARB)＋噻嗪类利尿剂组成的联合方案最为常用。对于难治性高血压患者,可在上述 3 种药联用的基础上加用第 4 种药物,如醛固酮受体拮抗剂、β 受体阻滞剂或 α 受体阻滞剂。单片复方制剂通常由不同作用机制的降压药组成。与自由联合降压治疗相比,其优点是使用方便,可增加老年患者的治疗依从性。目前,我国上市的新型固定配比复方制剂主要包括:ACEI＋噻嗪类利尿剂、ARB＋噻嗪类利尿剂、二氢吡啶类 CCB＋ARB、二氢吡啶类 CCB＋β 受体阻滞剂、噻嗪类利尿剂＋保钾利尿剂等。我国传统的单片复方制剂,如长效的复方利血平氨苯蝶啶片(降压 0 号),以氢氯噻嗪、氨苯蝶啶、硫酸双肼屈嗪、利血平为主要成分。因其价格低并能安全有效地降压,符合老年人降压药物应用的基本原则,且与 ACEI 或 ARB、CCB 等降压药物具有良好的协同作用,可作为高血压患者降压治疗的一种选择。

4. 降压治疗后的随访

适当的随访和监测可以评估治疗依从性和治疗反应,有助于血压达标,并发现不良反应和靶器官损害。进行新药或调药治疗后,需要每月随访以评价治疗依从性和治疗反应,直到降压达标。随访内容包括血压值达标情况、是否发生过体位性低血压、是否有药物不良反应、治疗依从性、生活方式改变情况、是否需要调整降压药物剂量,实验室检查包括电解质、肾功能情况和其他靶器官损害情况。进行降压药物治疗后,家庭测量血压、团队照护以及恰当的远程医疗均有助于改善老年患者的血压达标率。

四、合并其他疾病时的降压目标及药物选择

老年高血压患者常并发冠心病、心力衰竭、脑血管疾病、肾功能不全、糖尿病等,选择降压药物时应充分考虑这些特殊情况并确定个体化的治疗方案。合并不同疾病的老年高血压患者的降压目标值与药物选择见表 7.6。

表 7.6　老年高血压合并其他疾病时的降压目标及药物选择

老年高血压合并疾病的种类	推荐用药
冠心病	血压控制目标为小于 140/90 mmHg。如无禁忌证,首选 β 受体阻滞剂和 ACEI,伴有心绞痛症状也可首选长效 CCB
慢性心力衰竭	血压控制目标为小于 130/80 mmHg。若无禁忌证,首选 ACEI、β 受体阻滞剂及利尿剂。患者不能耐受 ACEI 时可用 ARB 替代
糖尿病	血压控制目标为小于 140/90 mmHg。若能耐受可进一步降低,首选 ACEI 或 ARB,不能耐受或血压不达标时可选用长效 CCB

老年高血压合并疾病的种类	推荐用药
肾功能不全	血压控制目标为小于 130/80 mmHg。若无禁忌证，首选 ACEI 或 ARB，必要时选用袢利尿剂
脑卒中	（1）急性缺血性脑卒中发病 24 h 内血压升高的患者应谨慎处理。血压持续升高大于或等于 200/110 mmHg，或伴有严重心功能不全、主动脉夹层、高血压脑病者，可选择静脉用药（如拉贝洛尔、尼卡地平等）缓慢降压，将收缩压降至 180～200 mmHg。准备溶栓者，血压应控制在 180/100 mmHg 以下。有高血压病史且正在服用降压药者，如病情平稳，可于卒中发病 24 h 后开始恢复使用降压药物。 （2）陈旧性脑卒中患者的血压控制目标为小于 140/90 mmHg，若能耐受可进一步降低，可选用长效 CCB、ARB、ACEI 或利尿剂。 （3）双侧颈动脉堵塞 75% 时降压治疗应慎重，建议收缩压目标值为 150～170 mmHg

五、高龄老年高血压

高血压患者年龄≥80 岁，称为高龄老年高血压。此类患者的降压治疗以维持老年人的器官功能、提高生活质量和降低总死亡率为目标，采取分层次、分阶段的治疗方案。降压药物的选择应遵循以下原则：① 小剂量单药作为初始治疗。② 选择平稳、有效、安全、不良反应少、服药简单、依从性好的降压药物，如利尿剂、长效 CCB、ACEI 或 ARB。③ 若单药治疗血压不达标，推荐低剂量联合用药。④ 应警惕多重用药带来的风险和药物不良反应。⑤ 治疗过程中，应密切监测血压（包括立位血压）并评估耐受性，若出现低灌注症状，应考虑降低治疗强度。

高龄老年高血压患者采用分阶段降压，血压≥150/90 mmHg，即进行降压药物治疗，首先将血压降至小于 150/90 mmHg，若能耐受，则收缩压可进一步降至 140 mmHg 以下。

六、围手术期高血压的处理

围手术期高血压是指从确定手术治疗到与手术有关治疗基本结束期间 SBP（收缩压）≥140 mmHg 和（或）DBP（输张压）≥90 mmHg，或血压升高幅度大于基础血压的 30%。约 25% 的非心脏大手术和 80% 的心脏手术患者会出现围手术期高血压，同时应警惕术中低血压的发生。因此，围手术期血压控制的目的是保证重要器官的血液灌注，维护心脏功能，减少围手术期并发症。管理推荐详见表 7.7。

表 7.7　老年围手术期高血压管理推荐

推荐	推荐类别	证据水平
对于择期手术,SBP≥180 mmHg 和(或)DBP≥110 mmHg 者推荐推迟手术	Ⅱa 类	C 级
对于围术期老年高血压患者,应将血压降至小于 150/90 mmHg;若合并糖尿病或慢性肾病,且耐受性良好,可进一步降至小于 140/90 mmHg	Ⅱa 类	C 级
围手术期血压波动幅度应控制在基础血压的 10% 以内	Ⅱa 类	C 级
长期服用 β 受体阻滞剂者,术前不应中断使用	Ⅲ 类	B 级
服用 ACEI 或 ARB 的老年患者,应在非心脏手术前停用	Ⅱa 类	C 级

注:1 mmHg=0.133 kPa。

七、老年人异常血压波动

1. 老年高血压合并体位性血压波动

(1) 体位性低血压(Orthostatic Hypotension,OH)

OH 指由卧位转为直立位时(或头部倾斜>60°),SBP 下降 20 mmHg 以上和(或)DBP 下降 10 mmHg 以上;根据发生速度分为早期型(≤15 s)、经典型(≤3 min)和迟发型(>3 min)。

OH 可增加心血管死亡、全因死亡、冠心病事件、心力衰竭和卒中的风险,还可以增加发生反复跌倒及衰弱的风险,严重影响患者的生活质量。因此,在老年高血压患者的诊疗过程中需要测量卧位、立位血压。

老年高血压合并 OH 的治疗目标如下:

① 首先需维持血压稳定,选择可改善大脑血流量的降压药物,如 ACEI 或 ARB,从小剂量起始,缓慢加量,避免降压过度。

② 避免使用 α 受体阻滞剂、利尿剂、三环类抗抑郁药物等。

③ 逐渐变换体位,起身站立时应动作缓慢,尽量减少卧床时间。

④ 通过物理对抗或呼吸对抗的手段改善体位不耐受的相关症状。

⑤ 如果经过非药物治疗,体位性低血压或体位不耐受症状仍持续存在,特别是神经源性体位性低血压,可以考虑药物治疗。药物主要包括米多君、屈昔多巴、氟氢可的松等,由于以上药物存在较多不良反应及治疗的个体差异,应谨慎使用。

(2) OH 伴卧位高血压

OH 伴卧位高血压是一类特殊的血压波动。OH 引起的低灌注和卧位高血压所致的靶器官损害均可对患者造成危害。该类患者应强调个体化的治疗方案,通常来讲,应在夜间尽量抬高床头(10°~15°),避免在白天仰卧,避免在睡前 1 h 内饮水。应根据卧位血压水平进行降压治疗,推荐在夜间睡前使用小剂量、短效降压药,如卡托普利或氯沙坦,并避免使用中长效降压药物或利尿剂。日间 OH 症状明显的患者,可在清晨使用米多君或氟氢可的松。

老年高血压合并体位血压异常如图 7.1 所示。

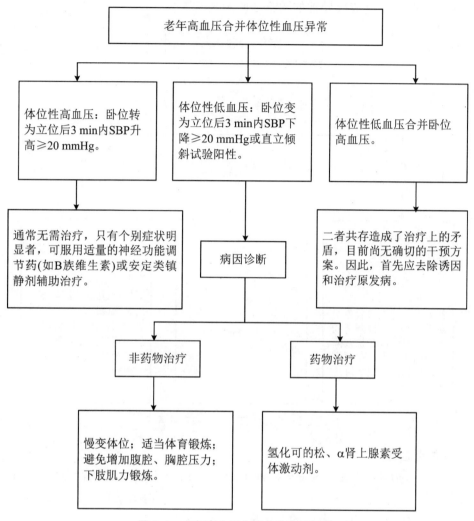

图 7.1　老年高血压合并体位血压异常

2. 昼夜节律异常

根据夜间血压(22:00～8:00)较白天血压(8:00～22:00)的下降率,把血压昼夜变化率的趋势和节律分为:杓型(10%～20%);非杓型(<10%);超杓型(>20%);反杓型(夜间血压高于白天血压)。

(1) 非杓型或反杓型

降低夜间血压,恢复杓型节律,可以显著减少心血管风险和不良事件。纠正血压节律异常可以通过:① 可于晚间(17:00～19:00)进行约 30 min 的有氧运动。② 药物首选 24 h 平稳降压的长效降压药物,单药或联合用药。③ 可将一种或数种长效降压药改为晚间或睡前服用。④ 在使用有效降压药的基础上,尝试在睡前加用中短效降压药。

(2) 超杓型

需要降低白天血压,应在非药物治疗(如体育锻炼)的基础上:① 清晨服用长效降压药(如氨氯地平、非洛地平缓释片和硝苯地平控释片等)。② 在长效降压的基础上,清晨加用中短效药物。③ 应避免夜间服用降压药。

老年人高血压昼夜节律异常如图 7.2 所示。

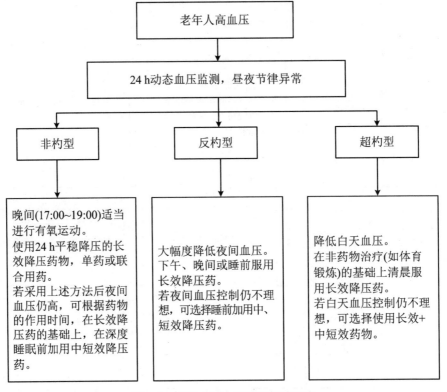

图 7.2　老年人高血压昼夜节律异常

3. 餐后低血压

餐后低血压指餐后 2 h 内 SBP 较餐前下降 20 mmHg 以上；或餐前 SBP≥100 mmHg，餐后 SBP＜80 mmHg；或餐后血压下降未达到上述标准，但出现餐后心脑缺血症状。餐后低血压在我国住院老年患者中的发生率高达 80.1%。

（1）非药物治疗

① 饮水疗法

餐前饮水 350～480 mL 可使餐后血压下降减少 20 mmHg。最佳的水摄入量应个体化制定，对于需要限水的严重心力衰竭及终末期肾病患者需慎重。

② 少食多餐

可以减少血液向内脏转移的量和持续时间。

③ 减少碳水化合物的摄入

中国人早餐以碳水化合物为主，因此，早餐后低血压最为多见，可适当改变饮食成分配比。

④ 餐后运动

餐后 20～30 min 间断进行低强度运动，但运动量过大则起到相反的效果。

（2）药物治疗

① 餐前血压过高可以导致更为严重的餐后低血压，因此，应通过合理的降压治疗使

血压达标,尤其是有效降低清晨血压。

② 老年人服用 50 mg 阿卡波糖,可显著降低餐后胃肠道的血流量,减少餐后 SBP 和DBP 的降低,适用于合并糖尿病的老年患者。

老年人餐后低血压如图 7.3 所示。

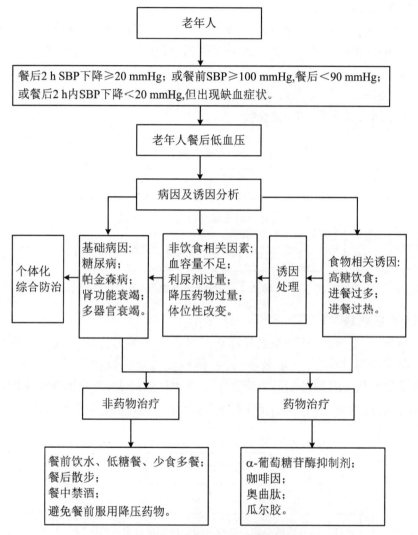

图 7.3　老年人餐后低血压

4. 晨峰血压升高

晨峰血压升高即清晨起床后 2 h 内的收缩压平均值减去夜间睡眠时收缩压最低值(夜间血压最低值前后共 3 次收缩压的平均值)≥35 mmHg。我国老年人晨峰血压增高的发生率为 21.6%,高血压患者较正常人更多见。

（1）生活方式干预

生活方式干预包括戒烟限酒,低盐饮食,避免情绪波动,保持夜间良好睡眠,晨起后继续卧床片刻、起床动作放缓,起床后避免马上进行较为剧烈的活动。

（2）药物治疗

① 选择 24 h 平稳降压的长效降压药可以控制清晨血压的大幅波动，并能减少因不能按时服药或漏服导致的晨峰血压增高。

② 维持夜间血压的适度下降（杓型血压），能够有效抑制血压晨峰。

5. 白大衣性高血压

白大衣性高血压（图 7.4）指诊室血压≥140/90 mmHg，但诊室外血压不高的现象。在整体人群中的发生率约 13%，老年人尤其高发，可达 40%。家庭自测血压和动态血压监测可以对白大衣性高血压进行鉴别。白大衣性高血压并非完全良性，发展为持续性高血压和 2 型糖尿病的风险更高，总体心血管风险增加。此类患者应完善心血管危险因素筛查，给予生活方式干预，并定期随访。

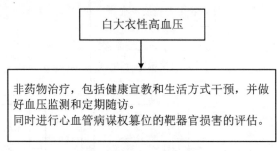

图 7.4　白大衣性高血压

6. 长时血压变异

血压具有季节变异性，特别是老年高血压患者。冬季血压明显高于夏季血压，这与气温下降、血管收缩、神经内分泌激活、肾脏排钠负荷增加等相关。对于老年高血压患者，应根据季节变化及时调整用药方案。老年人血压波动大，需要加强血压监测，只有全面了解了血压的波动情况，才能制定个体化的治疗方案，使血压平稳可控。长时血压变异如图 7.5 所示。

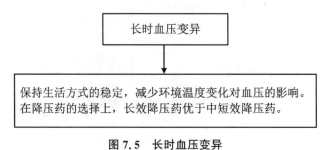

图 7.5　长时血压变异

参 考 文 献

［1］ Peters R，Beckett N，Forette F，et al. Incident dementia and blood pressure lowering in the hypertension in the very elderly trial cognitive function assessment（HYVET-COG）：a double blind，placebo controlled trial［J］. Lancet Neurol，2008，7（8）：683-689.

［2］ Pajewski N M，Williamson J D，Applegate W B，et al. Characterizing frailty status in the systolic blood pressure intervention trial[J]. J. Gerontol Biol. Sci. Med. Sci. ,2016(5):228.

[3] Williamson J D,Supiano M A,Pajewski N M. Intensive vs. standard blood pressure control for older adults-reply[J]. JAMA,2016,316(18):1923.

[4] Kojima,Gotaro. Frailty defined by FRAIL scale as a predictor of mortality:a systematic review and meta-analysis[J]. J. Am. Med. Dir. Assoc. ,2018,19(6):480-483.

[5] Yuichiro,Yano,Takashi. Walking speed is a useful marker of frailty in older persons[J]. JAMA Intern. Med. ,2013,173(4):325-326.

[6] Fried L P,Tangen C M,Walston J,et al. Frailty in older adults:evidence for a phenotype[J]. J. Gerontol Biol. Sci. Med. Sci. ,2001,56(3):146-156.

[7] Dent E,Lien C,Lim W S,et al. The Asia-Pacific clinical practice guidelines for the management of frailty[J]. J. Am. Med. Dir. Assoc. ,2017,18(7):564.

[8] Dix P,Howell S. Survey of cancellation rate of hypertensive patients undergoing anaesthesia and elective surgery[J]. Br. J. Anaesth,2002,86(6):789-793.

[9] Haas C E,Leblanc J M. Acute postoperative hypertension:a review of therapeutic options[J]. Am. J. Health Syst. Pharm. ,2004,61(16):7.

[10] 路岩,朱丹,郝宇,等. 住院老年高血压患者伴发餐后低血压的临床观察[J]. 中华高血压杂志,2017,25(2):145-151.

[11] 华琦,范利,李静,等. 老年人异常血压波动临床诊疗中国专家共识[J]. 中国心血管杂志,2017,22(1):1-11.

[12] Tientcheu D,Ayers C,Das S R,et al. Target organ complications and cardiovascular events associated with masked hypertension and white-coat hypertension:analysis from the Dallas heart study[J]. J. Am. Coll. Cardiol,2015,66(20):2159-2169.

第二节　老年慢性心力衰竭

　　心力衰竭是指各种原因造成的心脏结构和(或)功能异常改变,导致心室射血和(或)充盈功能障碍,从而引起以疲乏无力、呼吸困难和液体潴留(肺淤血、体循环淤血及外周水肿)为主要表现的一组复杂的临床综合征。慢性心衰是指持续存在的心衰状态,可稳定、恶化或出现失代偿。心力衰竭可导致患者活动耐力下降和反复住院,严重影响生活质量,是老年人死亡的主要原因。由于老年人的生理特点以及合并的疾病状态,心力衰竭可能呈现出不同的临床表现、治疗反应和预后,因此,对老年心衰患者进行综合评估尤为必要。

一、衰老与心力衰竭

　　心血管衰老是指心血管系统随年龄增长而发生的组织结构和生理功能的退行性改变。心脏衰老的典型特征有心脏收缩和舒张功能下降、左心室壁增厚、心肌肥大及死亡、间质纤维化增加、代谢重塑、蛋白质稳态失衡、线粒体功能异常等。血管老化则主要表现为血管僵硬度增加、血管钙化与重构、内皮细胞功能障碍、血管内斑块形成、氧化应激信号增加等。

在生理条件下,心脏主要依赖脂肪酸氧化分解获取能量,同时也通过丙酮酸和乳酸等碳水化合物的分解代谢获取少部分能量。在不同的生理和病理条件下,脂肪酸和碳水化合物的能量供给比例可发生动态调整,说明心脏对于底物的利用具有灵活性和可塑性。心血管衰老往往伴随代谢灵活性受损,包括氧化脂肪酸的能力下降和对葡萄糖代谢的依赖性增强。

心脏衰老同样伴随能量代谢相关通路及代谢中间产物丰度的异常变化。研究表明,能量代谢的关键调节因子 AMPK(腺苷酸激活蛋白激酶)的活性随着年龄的增长而下降,过表达酰基辅酶 A 合成酶1(ACLS1)可以激活 AMPK,能减小心脏脂质毒性,维持线粒体功能,延缓心衰进程。其下游靶标 mTOR 通路在细胞周期调控中起关键作用,是心血管衰老的重要调控枢纽。在细胞能量不足的状态下,通过 AMPK 磷酸化 GTPase激活蛋白 TSC2,可使 mTORCl 的活性受到抑制。在血流动力学应激刺激下,TSC2 的磷酸化可以抑制 mTORCl 的活性,抑制心肌细胞肥大并刺激心肌细胞自噬。此外,心脏衰老会增加心肌细胞的线粒体功能障碍,进而导致钙稳态失衡和钠受损,而肌浆网上的钙释放通道 RyR2 的糖基化损伤进一步促进了衰老心肌的钙泄漏和线粒体损伤。

端粒由哺乳动物染色体末端的重复核苷酸序列(TYAGGG)组成,能防止染色体末端融合及结构重排,维护染色体的稳定。研究显示,端粒长度与血管细胞衰老、钙化性主动脉瓣狭窄及动脉粥样硬化血栓形成事件等的发生概率具有显著的相关性。严重的端粒缩短可诱导持续的 DNA 损伤反应和基因组不稳定性,促进细胞衰老。除端粒损耗外,电离辐射、细胞代谢产物等多种刺激因素均可引起心肌细胞 DNA 损伤,导致 DNA 损伤积累和基因组稳定性降低,进而导致心肌细胞死亡和多种心血管病。

衰老的心肌细胞往往表现出体积增大、端粒缩短、线粒体功能障碍和收缩力降低等特征。并且,这些功能异常的衰老细胞随着年龄的增长而不断积累,干扰细胞间的通信,导致组织功能受损,促进慢性炎症,最终导致心肌细胞死亡和损失。心肌细胞发生坏死后,细胞成分的异常释放还会影响邻近心肌细胞的生存。由心肌肌浆网钙-三磷酸腺苷酶(SERCA2a)降低而引起的钙吸收下降是心肌细胞衰老的另一个关键特征,可导致舒张早期左心室充盈受损和心房收缩的代偿性增加。而心肌成纤维细胞的功能受损可加剧衰老心脏的不良重塑。

除衰老本身可引起一系列导致心功能下降的心血管变化外,老年患者往往合并多种心血管危险因素和共病,如慢性阻塞性肺病、高血压、糖尿病、慢性肾功能不全、贫血等。超过 75% 的老年心衰患者有 3 种及以上疾病,50% 的患者有 5 种及以上疾病,这些慢性病的存在与病情加重是导致心衰发生的重要基础与诱因。

二、老年心衰患者的综合评估与干预

《老年人慢性心力衰竭诊治中国专家共识(2021)》建议,在诊断老年心衰的同时,应完成包括老年综合评估的内容,以更好地个体化管理老年心衰。主要内容如下。

1. 老年日常生活活动能力评估

老年日常生活活动能力评估包括 BADL 和 IADL。BADL 临床最常用的评估量表是 Barthel 指数评定量表,而 IADL 多采用 Lawton IADL 量表。对心衰患者进行生活能力评估,有助于帮助临床医生掌握患者的基本情况,判断预后。老年心衰患者需要制定康复治疗方案,适度的运动不仅可改善慢性心衰患者的运动耐量,也可改变其精神状态。规范化的运动训练及体力活动锻炼可以提高心力衰竭患者的活动耐量,促进体能恢复,减缓自然病程,提高生活质量,常被作为一种改善临床状态的辅助治疗手段。将生活活动能力评估与 6 min 步行试验、脑钠钛等指标联合动态观察,有助于合理制定康复方案和评价心衰康复效果。对于生活活动能力较好的老年患者,运动形式以有氧运动为主,强调肌力训练和平衡协调训练,这对改善老年患者肌少症和减少跌倒风险有重要作用。呼吸肌训练对老年慢性心衰患者同样重要。当患者日常生活活动能力严重受损、危险分层较高、极高龄、长期卧床、失能、无主观运动意愿等而进行主动运动受限时,运动康复应以被动康复为主。

2. 衰弱

衰弱是指随着年龄的增长,机体各系统器官的生理储备降低。因抵抗应激的能力和维持自身稳态的能力降低,外界较小的刺激即可引发不良的后果,如失能、跌倒、骨折、死亡等。衰弱在一定程度上和心衰有相同的发病机制,涉及慢性炎性反应,包括心肌及骨骼肌细胞线粒体自噬异常、免疫细胞和免疫因子导致的动脉粥样硬化等。已有研究表明,衰弱能导致心衰患者的全因死亡风险和住院风险增加,心衰再住院及老年人活动受限又可加重衰弱。应用衰弱指数(Frailty Index,FI)尽早识别老年心衰的衰弱患者,有助于对预后的判断和制定个体化的治疗方案。常用评估工具为 Fried 衰弱综合征标准,包括 5 项内容,符合其中 3 项及以上的即为衰弱,符合 1 项或 2 项的为衰弱前期。对于衰弱的老年心衰患者,需结合个体情况,通过营养干预、康复锻炼等方式积极干预。

3. 痴呆与认知功能障碍

80 岁以上的心衰患者中约 1/3 合并认知功能障碍。谵妄在住院老年心衰患者中更常见,与缺氧、内环境紊乱、感染等多种因素有关,可造成老年患者的死亡风险增高、住院周期延长。认知功能障碍评估工具如下:① MMSE 量表。② Mini-Cog 评估量表,其简单快速。对于有认知功能障碍的老年心衰患者,除了进行认知干预外,还需考虑简化心衰用药策略,争取家庭支持,以保证治疗的顺应性。

4. 营养不良

营养不良在老年心衰患者中很常见,与心衰的不良预后密切相关。20%～42%的心衰患者存在营养不良。一方面,心衰患者由于肠道水肿和肠壁通透性增加,存在食物吸收障碍而导致营养不良;另一方面,很多心衰患者伴有厌食、能量消耗增加和合成代谢障碍等进一步加重了营养不良。而营养不良又会导致肌少症、衰弱,形成身体功能下降的恶性循环。因此,营养不良的评估是心力衰竭治疗的重要组成部分。老年心衰住院患者均应进行营养风险评估,评估工具可用 MNA-SF、NRS-2002 评估表等。对存在营养风险的患者需要进行营养干预。

5. 多重用药

多重用药会导致依从性降低、心衰恶化。因此,应加强对心衰症状、药物不良反应、肝肾功能、电解质等的监测,简化用药方案。对老年心衰患者要定期调整用药情况,避免潜在不合理用药。如在使用血管紧张素受体脑啡肽酶抑制剂（Angiotensin Receptor Neprilysin Inhibitor, ARNI）的过程中，老年患者应警惕出现症状性低血压、高钾血症、肾功能恶化、血管神经性水肿等不良反应。在 ACEI 治疗期间，血压太低的老年患者不宜使用 ARNI。尤其在联用醛固酮受体拮抗剂时更要注意高钾风险。

心衰是一种复杂的多病因、多机制、多种表现的心血管疾病综合征。老年心衰患者要从心衰加重的诱因、生活方式、药物治疗、康复、护理等多方面、多层次地进行综合管理，需要老年医学科、心血管科、康复科、营养科等组成的多学科团队进行综合照护，需要病房、门诊、社区联动，覆盖老年心衰患者从看门诊到住院，再到社区的长期治疗、随访和康复的全过程。

参 考 文 献

[1]　中华医学会老年医学分会心血管疾病学组.老年人慢性心力衰竭诊治中国专家共识（2011）[J].中华老年医学杂志,2021,40(5):550-561.

第三节　老年综合评估在糖尿病患者中的应用

老年糖尿病是指年龄≥65 岁，包括 65 岁以前和 65 岁及以后诊断的糖尿病。老年糖尿病以 2 型糖尿病为主。老年糖尿病的特点有：临床症状不典型，多无明显的"三多一少"症状；并发症和（或）伴发病较多，甚至以并发症或伴发病为首发表现；易发生低血糖，对低血糖的耐受性差，易出现无症状性低血糖及严重低血糖。CGA 是一项多维度、多学科的评估，依托多学科团队（如老年科医师、营养师、康复治疗师、临床药师和护士）的相互协作，对患者各个方面的情况进行综合评估，针对老年糖尿病患者的综合评估内容应包括血糖控制、血糖调节能力、合并症、并发症、脏器功能、用药情况和患者自我管理水平，患者自我管理水平包括 ADL 和 IADL、认知功能、精神状态、营养状态、医疗需求及费用等。医生应根据综合评估的结果制定老年糖尿病个体化及可长期坚持的治疗方案。

一、老年综合评估在糖尿病患者中应用的目的

（1）早期发现患者潜在的健康问题和功能缺陷。老年糖尿病患者除有病程长、并发症多、低血糖发生率高等特点外，常合并存在多种老年问题，如营养不良、多重用药、跌倒、认知功能下降、焦虑、抑郁、谵妄、睡眠障碍、视力障碍、听力障碍、压疮、尿失禁、便秘等，这些问题统称为老年综合征，也是影响老年糖尿病患者功能及健康状态的重要因素，及早发现和干预老年综合征有利于提高患者的生活质量。

（2）明确老年糖尿病患者的医疗和护理需求；明确患者本次入院主要解决的问题及根据 CGA 评估结果设定血糖管理的目标。

（3）制定可行的综合管理和干预策略。

（4）定期随访，评估干预效果，及时调整治疗计划和策略。

（5）安排患者合理使用慢性长期的医疗和护理服务。

二、老年综合评估在糖尿病患者中应用的对象

对所有 65 岁以上的 2 型糖尿病患者进行评估。照护人员可以配合调查者排除失能卧床患者和严重认知功能障碍患者。

三、老年糖尿病患者行老年综合评估的内容和方法

（一）老年综合评估的内容

（1）疾病情况评估包括糖尿病的病史及合并慢性病的情况、血糖控制情况、既往详细的用药史和目前用药情况、是否合并有急或慢性并发症。

（2）营养状态的评估。应尽早发现营养不良，在制定营养治疗方案时应注意适度增加蛋白质和能量摄入。

（3）老年综合征的评估。包括对听力、视力、牙齿、吞咽功能、尿失禁、便秘、慢性疼痛、睡眠等情况的评估。

（4）躯体功能、平衡能力、跌倒风险及运动风险的评估和运动能力的评估。

（5）认知和精神心理功能评估。

（6）社会经济支持评估。

（二）老年糖尿病患者的具体评估内容及方法

（1）老年糖尿病患者的血糖控制水平包括总体水平[HbA1c(糖化血红蛋白)]、实际血糖波动情况[通过动态血糖监测(Continous Glucose Monitoring,CGM)了解波动幅度大小和影响因素]、血糖变化特点(以空腹或餐后血糖升高为主，判断是短期还是长期高血糖)、影响血糖控制的因素(包括饮食和运动情况、已有的降糖治疗方案)、低血糖发生风险等。

（2）患者的血糖调节能力。有条件可在血糖检测时同步测定患者的血浆胰岛素和（或）C-P 浓度，结合病程、血糖变化情况，评估胰岛 β 细胞功能和胰岛素抵抗的程度。

（3）合并慢性病的情况，如高血压、血脂异常、高尿酸血症和肥胖等代谢性疾病。老年人应定期进行体重、血压测定。每年到医院检测空腹血糖、餐后 2 h 血糖、糖化血红蛋白、血脂四项、血尿酸，同时测定肝肾功能的血液指标，有条件者可测定血清白蛋白、电解质和同型半胱氨酸水平；且每年系统评估动脉粥样硬化心血管疾病(Atherosclerotic Cardiovascular Disease,ASCVD)的危险因素，包括超重和肥胖、高血压、血脂异常、吸烟、早发冠心病家族史、慢性肾脏病以及蛋白尿，对于合并上述 ASCVD 危险因素的老年糖尿病患者，应积极进行颈动脉和下肢动脉超声评估，判断是否存在外周血管病变，以

早期识别危险因素并进行干预。

（4）并发症和脏器功能。通过眼底检查、足部检测、UACR（Urinary Albumin/Creatinine Ratio，意为尿白蛋白与肌酐的比值）测定、颈动脉或下肢动脉 B 超检查等，进行糖尿病并发症早期筛查，了解是否存在糖尿病并发症及损伤程度。根据既往病史、体征、相关检查，了解包括心、脑、肺、肾和胃肠道（应用阿司匹林等抗血小板聚集药物有无出血风险）等主要脏器的功能。

（5）患者自我管理水平。鼓励患者主动接受口腔（牙龈和牙齿）检查，及时防治牙龈病变和龋病，并评估其吞咽功能。从智能（文化水平、理解能力和智力测评）、体能（肢体运动的灵活度、平衡能力和耐力，握力和 6 m 步行试验）、营养状况（使用 MNA 量表）、肌肉衰减情况（使用 SARC-F 问卷）评估其预期寿命；判断并评估患者的治疗依从性、躯体功能、跌倒和骨折的风险；从糖尿病知识获取程度和自我健康需求，判断并评估患者的自我约束力；必要时可进一步通过认知功能（使用 MMSE 量表、MoCA 量表、老年失能评估量表）、精神状态（老年抑郁焦虑量表）、视力和听力损害程度、日常生活活动能力（ADL 和 IADL）的评估，判断患者的个人行动能力。

（6）患者的实际医疗需求和医疗经费是否充足，需了解患者治病的医疗支出财力（个人、家属和社会支持总和）资源和社会支持度。具体评估方法和操作流程见表 7.8。

表 7.8　患者实际医疗需求和医疗经费是否充足等的具体评估方法和操作流程

评估内容	初步筛选的方法	进一步的评估和干预措施
疾病状态（血糖控制及合并症、并发症情况）	详细的病史询问和体格检查及糖尿病并发症的筛查	目标性的检验和检查
用药管理	完整的用药情况记录，包括非处方药物、中药及保健品	药物适应证、不良反应、相互作用，必要时请临床药师参与管理
营养评估	询问近 3 个月有无体重下降、食量减少；测量体重并计算 BMI	NRS-2002 评估表、MNA 量表
牙齿、吞咽功能	牙齿、牙龈检查，咀嚼和吞咽功能评估	口腔科就诊，防治龋齿，佩戴义齿；吞咽功能（洼田饮水试验）
听力	询问能否听到正常语调的谈话声，与患者沟通	听力测试；必要时进行五官科会诊，佩戴助听器
视力	询问日常生活如看电视、读书的情况，与患者沟通	视力测试，必要时进行眼科会诊，佩戴眼镜
尿失禁	询问有无不能控制排尿和尿湿裤子的情况（且每年是否超过 5 次），是否造成困扰需要治疗	排除可逆因素，药物干预，必要时进行泌尿外科会诊
便秘	询问大便次数、形状、排便特征及是否耗时费力	直肠指检，给予生活方式指导及综合处理

续表

评估内容	初步筛选的方法	进一步的评估和干预措施
慢性疼痛	有无疼痛	疼痛的部位、程度、持续时间及相关症状,寻找病因,控制疼痛症状
睡眠	询问睡眠质量如何,睡眠对生活的影响及是否打鼾	进一步询问睡眠问题(入睡困难、早醒、易醒、多梦),进行多导睡眠监测,并找出相关习惯及情感问题,必要时进行药物治疗
认知和心理评估	询问是否有丢三落四及记忆力减退的表现;CDT;观察交谈过程中有无抑郁或焦虑情绪	MMSE 量表、MoCA 量表、PHQ-9 抑郁筛查量表、GDS、SAS,评估后治疗,必要时进行精神科会诊
躯体功能评估	ADL 量表、IADL 评估量表	明确其功能缺失的原因,必要时进行康复科会诊
跌倒、步态和平衡评估	询问近 1 年内有无跌倒史及跌倒发生的频率;观察有无步态异常	肌力、平衡和步态的评估:5 次起坐试验、TUG 测试及 Tinetti 平衡与步态量表;进行防跌倒宣教等
社会经济支持评估	询问是否独居,有无经济负担,子女是否照顾及负担医疗费用	评估对健康造成的影响,医疗费用及社会经济支持等

四、特殊老年人群的血糖管理

(一) 肿瘤相关性高血糖的管理

肿瘤相关性高血糖是指由肿瘤本身或在肿瘤治疗过程中导致的高血糖以及肿瘤患者合并已知的糖尿病状态,即空腹血糖水平≥6.1 mmol/L,随机血糖水平≥7.8 mmol/L。肿瘤相关性糖尿病是指典型的糖尿病症状(三多一少症状)合并随机静脉血浆葡萄糖≥11.1 mmol/L、FPG(Fasting Plasma Glucose,意为空腹血糖)≥7 mmol/L 或口服葡萄糖耐量试验后 2 h 静脉血浆葡萄糖≥11.1 mmol/L。无典型症状者需改天复查确认。诊断的前提是在肿瘤患者人群中,且很多情况下是在肿瘤的治疗过程中,既往无糖尿病史的肿瘤患者,若 HbA1c≥6.5%,提示可能为新发的肿瘤相关性糖尿病。以上标准在诊断上仍然需要排除其他原因引起的血糖升高,如高糖饮食、药物损伤、肝功能异常、胰腺损伤等。

流行病学的研究结果发现,2 型糖尿病与一些恶性肿瘤的发病率关系密切,糖尿病患者的恶性肿瘤发生率明显增加,最常见的肿瘤为消化道肿瘤(如结肠癌、直肠癌、肝癌、胰腺癌、胃癌及胆管癌等),乳腺癌、子宫内膜癌及肾癌都与糖尿病有一定的相关性。另外,糖尿病人群的恶性肿瘤患病率较高,且肿瘤分期较晚,治疗效果较差,预后不良。

肿瘤发生高血糖的原因如下:

(1)肿瘤本身对糖代谢的影响与肿瘤细胞能量代谢的特点、分泌异位激素及肿瘤细胞的破坏作用密切相关。一方面,肿瘤患者血糖升高与肿瘤细胞在有氧条件下摄取葡萄糖并产生乳酸有关(Warburg效应);另一方面,嗜铬细胞瘤、肾上腺皮质肿瘤、垂体肿瘤、胰高血糖素瘤等使儿茶酚胺类激素、肾上腺皮质激素、胰高血糖素等拮抗胰岛素的升糖激素分泌增加,且小细胞肺癌等神经内分泌肿瘤可异位分泌激素(如胰高血糖素、促肾上腺皮质激素、肾上腺皮质激素、异源生长激素、血清胰淀粉样肽等),这些激素可诱发胰岛素抵抗,引起糖代谢异常与血糖升高。

(2)治疗所带来的血糖升高,如手术带来的应激引起血糖升高,或者免疫抑制剂、化疗药物等都可以引起血糖升高。

与普通糖尿病患者类似,肿瘤患者的高血糖也需要个性化管理,并强调医护共同参与。肿瘤患者的血糖控制目标见表7.9。

表7.9　肿瘤患者的血糖控制目标

目标分层	严格	一般	宽松
FPG或餐前血糖水平(mmol/L)	4.4～6.1	6.1～7.8	7.8～10
餐后2 h或随机血糖水平(mmol/L)	6.1～7.8	7.8～10	10～13.9
HbAlc(%)	<7	7～8	8～9

胰岛素治疗是很多肿瘤相关性高血糖患者普遍接受的一种疗法,对于危重患者而言,推荐制定个性化的血糖控制目标,持续静脉胰岛素输注并根据血糖波动和胰岛素剂量调整是实现血糖目标最有效的方法。对于非重症患者,基础胰岛素或基础＋餐时方案是口服降糖药物控制不佳或限制口服降糖药物的首选治疗方案。与很多普通糖尿病患者的推荐方案不同,对于营养摄入良好的肿瘤患者,应首选预混胰岛素方案,这点可根据患者的依从性作出选择。同时,对于每天接受多次注射胰岛素的肿瘤患者,在能够安全管理胰岛素泵的前提下应考虑使用胰岛素泵治疗,尤其对于老年患者来说,胰岛素泵持续皮下胰岛素输注是值得推荐和提倡的方式。患者进食时,可以通过短效或速效胰岛素为其提供所需的胰岛素的量,应根据患者食量的大小调整胰岛素剂量,不进食且正在接受持续的肠内或肠外营养的肿瘤患者,可每4～6 h注射1次胰岛素,应根据血糖监测情况调整胰岛素剂量。由于低血糖发生率较高,预混胰岛素方案在住院期间不常使用。同时,也不鼓励患者在住院期间总是根据检测血糖的结果来临时决定胰岛素注射剂量,而是要根据患者的病情将胰岛素的使用剂量进行长期的规划,这一方面有利于患者的依从性,保持大致恒定的胰岛素注射剂量;另一方面,也便于为患者后期康复出院做准备。

在制定降糖方案的过程中,还需要考虑药物对于血糖的影响。研究发现,一些抗肿瘤药物会对血糖产生影响,同时,很多降糖药物也会对肿瘤产生影响。胰岛素在肿瘤患者中的使用一直以来就备受争议。有体外实验发现,胰岛素与肿瘤细胞的增殖及分化有一定的相关性;在一些回顾性分析中也发现,胰岛素尤其是甘精胰岛素的使用似乎与多种肿瘤的发生、发展有一定的联系。但同时也有大型随机对照研究并未发现甘精胰岛素或地特胰岛素的使用与肿瘤发生、发展有关,其大剂量使用的致癌性还需进一步探讨,而德谷胰岛素在这方面尚缺乏相应的证据。也有研究发现,部分磺脲类降糖药的使用与恶性肿瘤相关的死亡率及患癌风险增加密切相关,但缺乏进一步严格的随机对照试验和基础研究证据。二甲双胍作为广泛用于 2 型糖尿病的一线药物,大量的临床研究均证实其具有一定抗肿瘤作用,尤其是在乳腺癌领域。但二甲双胍对癌细胞的直接抑制作用还缺乏大规模随机对照的前瞻性临床研究数据的支持。有研究发现,噻唑烷二酮类药物的使用可抑制部分肿瘤细胞的生长,但也有研究发现,吡格列酮的使用似乎与膀胱癌的发生有一定联系,但该研究随后的结果又显示这种趋势会随着时间的推移而消失。而罗格列酮在这方面的研究较少且时间较短,评价其安全性尚待时日。肠促胰素类似物和 DPP-4 抑制剂对于肿瘤的影响也是众说纷纭。有研究发现,GLP-1(胰高血糖素样肽-1)似乎与胰腺癌的发生有关,而在临床研究中并未能重现该结果,同时 GLP-1 可促进降钙素的释放,增加患甲状腺髓样癌的风险,但大规模临床研究发现,对于其他类型的甲状腺癌,GLP-1 的使用是安全的,因此,GLP-1 主要禁用于胰腺癌和甲状腺髓样癌。而对于 DPP-4 抑制剂来说,有研究发现,其能促进部分肿瘤的发生、发展,而在另一些研究中,DPP-4 抑制剂不仅与肿瘤发生率无关,甚至会增加化疗的敏感性。还有研究认为,DPP-4 抑制剂对于肿瘤主要是促进其侵袭和转移,与其发生、发展无关。因此,DPP-4 抑制剂对肿瘤的影响较为复杂,需要进行进一步的临床和基础研究。对于 SGLT2 抑制剂而言,目前有少量研究发现,SGLT2 抑制剂的使用与部分恶性肿瘤的发病率升高有相关性,但也有研究指出,使用 SGLT2 抑制剂与未使用 SGLT2 抑制剂相比,并未增加恶性肿瘤的发生率,甚至有抗癌作用,因此,其安全性尚需进一步大规模随机对照临床研究证实。

(二) 围手术期血糖的管理

(1) 成人围手术期糖尿病患者的血糖控制目标分为宽松标准、一般标准和严格标准,建议普通手术采用宽松标准,器官移植手术、身体状况良好、无心脑血管并发症风险的非老年患者或单纯应激性高血糖采用一般标准。

(2) 术前对缺血性心脏病高危的糖尿病患者和有自主神经病变或肾衰竭的患者应进行风险评估。

(3) 在没有麻醉风险的情况下二甲双胍应在手术当天保留,此外,二甲双胍有引起乳酸酸中毒的风险,肾功能不全者术前应停用 24～48 h。

(4) SGLT2 抑制剂必须在手术前 3～4 天停用。

(5) 在手术当天早晨停用任何其他口服葡萄糖制剂,给予一半剂量的中效胰岛素或 75%～80% 剂量的长效类似物或泵注基础胰岛素,长时间大手术、术后无法恢复进食的糖尿病患者,手术日应换用短效胰岛素持续静脉泵注以控制血糖。门诊小手术者,手术当天可保留中长效胰岛素,剂量不变或减少 1/3～1/2,停用餐前短效胰岛素。

(6) 至少每 2～4 h 检测 1 次血糖,同时患者不口服任何降糖药物,并根据需要使用短效或速效胰岛素。

（7）目前还没有关于围手术期中 GLP-1 受体激动剂或超长效胰岛素类似物的使用和（或）对血糖影响的研究数据。

（8）避免术前不必要的长时间禁食，糖尿病患者择期手术应安排在当天第 1 台进行。

（三）老年 1 型糖尿病患者的血糖管理

由于现代糖尿病管理的成功，1 型糖尿病患者的寿命更长，并且超过 65 岁的患者人数正在增长。然而，该群体具有独特的挑战性，需要有不同的治疗方案。与 2 型糖尿病患者不同，胰岛素是 1 型糖尿病患者必不可少的，用以维持生命治疗。为了避免糖尿病酮症酸中毒，患有 1 型糖尿病的老年人需要某种形式的基础胰岛素，即使他们无法进食。胰岛素可通过胰岛素泵或注射输送。CGM 可在改善糖化、降低血糖波动性和降低低血糖风险方面发挥重要作用。

（四）接受姑息治疗或临床关怀的老年患者的血糖管理

接受姑息治疗或临终关怀的老年患者的管理是一种独特的情况。总体而言，姑息治疗可增加预期寿命有限患者的舒适度，增强症状控制和预防的效果（如疼痛、低血糖、高血糖和脱水），维护患者的尊严并保证其生活质量。在姑息治疗中，医护人员应结合患者的个人实际情况判断其糖尿病治疗的目标和强度；严格的葡萄糖和血压控制可能与高生活质量与高舒适度相悖。患者有权拒绝检测和治疗，而医护人员可考虑撤销治疗并限制诊断检测，包括降低血糖监测的频率。血糖目标应为预防低血糖和高血糖，治疗干预需要关注生活质量，有必要对口服摄入进行仔细监测。决策过程可能需要患者、家庭和诊治人员参与，从而制定出既方便又有效的诊治计划，以实现诊治目标。可将口服药剂作为一线治疗方案，并制定简要的胰岛素方案。如有需要，可实施基础胰岛素治疗，辅以口服药剂，无需使用速效胰岛素。在这种情况下，可导致恶心或体重过度减轻等胃肠道症状的药物可能不是好的选择。随着症状的进展，一些药物可能会逐渐减量并停用。

对于晚期疾病患者的糖尿病管理，主要有以下几种不同类别的患者。

1. 病情稳定的患者

继续患者此前的治疗方案，重点是预防低血糖和通过血糖检测管理高血糖。对于将血糖水平保持在肾阈值以下及预防高血糖介导的脱水，HbA1c 监测没有任何作用。

2. 器官衰竭患者

预防低血糖最重要，必须预防和治疗脱水。对于 1 型糖尿病患者，胰岛素给药可能会随着口服食物摄入量的减少而减少，但不应停用。对于 2 型糖尿病患者，应减少可能导致低血糖的药物剂量。主要目标是避免低血糖，使葡萄糖值处于所需目标范围的上限水平。

3. 濒死患者

对于 2 型糖尿病患者，停用所有药物可能是一种合理的方法，因为患者不太可能口服任何药物。对于 1 型糖尿病患者，目前尚无共识，但少量基础胰岛素可维持血糖水平，预防急性高血糖并发症。

五、老年糖尿病的慢性病管理

（一）老年 2 型糖尿病的三级预防

1. 一级预防

一级预防即预防发病（治未病）。对于处于糖尿病前期的老年人，要进行常态化的防治糖尿病及相关代谢疾病的科普宣教，提倡健康的生活方式，推动落实全体老年人群定期糖尿病筛查的医保政策，力争早发现异常、早开始管理，降低糖尿病的发病率。相关研究报告显示，治疗性生活方式改变成功延缓了糖尿病发病，也有益于改善脏器损害。

2. 二级预防

二级预防即预防糖尿病并发症，保护脏器功能。在全国糖尿病调查中，有约 30% 的老年糖尿病患者，其中约半数新诊断的糖尿病患者以前处于未知状态，首次因并发症就诊的现象很普遍。约 2/3 步入老年后罹患糖尿病者均有机会优化血糖管理，减少并发症危害。积极促进三级医疗机构共同筛查和管理糖尿病患者，完善互联网信息获取、机构＋医保联合监管，提高患者的知晓率、治疗率、达标率和自我管理水平，有效减少糖尿病并发症的发生和发展，维护心脑肾脏器功能。

3. 三级预防

三级预防即降低并发症相关的致死、致残率。定期进行糖尿病并发症和脏器功能的评估，针对已有糖尿病并发症的患者，规范糖尿病管理流程，辅导和帮助患者进行科学的饮食、运动管理，自我监测血糖，及时合理用药，努力控制各项代谢异常指标，积极处置并发症，保护脏器功能，综合控制伴存的其他心脑血管病变危险因素，降低并发症相关的致残、致死率。

（二）糖尿病宣教

（1）对于初诊或新就诊的糖尿病患者，要尽可能清晰地告知患者糖尿病的性质、危害以及患者自我管理的重要作用，使患者能够理解长期管理（治疗）的必要性，主动参与日常自我管理和定期医疗机构的检查评估。

（2）根据三级防治的原则，有针对性地讲解糖尿病基本管理（如饮食、运动、血糖监测、健康行为）的要点和实施方法，血糖控制和并发症防治的近期和远期目标，日常生活中如何调整心态、护理皮肤、防跌倒等，使患者选择有利于疾病控制、改善不良结局的生活方式。可以采取多种形式对糖尿病（及糖尿病前期）患者和家属及可能罹患糖尿病的高危人群，进行糖尿病防治知识和自我管理方式的教育。

（3）为应用降糖药治疗的患者介绍药物应用方法及注意事项，尤其是应用胰岛素促泌剂和（或）胰岛素治疗时防止低血糖发生的知识，有利于提高药物治疗的效果和患者的依从性。对自我管理能力较强的患者，可告知其在日常生活方式（如饮食量、运动量）变换时，如何根据血糖监测情况自己小剂量调整降糖药量的技巧，以保持血糖稳定、防止低血糖的发生。

（4）吸烟可加重老年糖尿病患者血管病变、肺功能异常，要力劝戒烟。不断更新、循序渐进的糖尿病知识再教育是必不可少的环节；为患者制定相应的随访和医患沟通计划并落实，督促和帮助患者实施有效的管理策略，促进糖尿病患者长期带病健康生存。

（5）促进三级以上中心医院组建"六师"（由老年糖尿病专科医师、专科护师、专科药师、心理咨询师、营养师和运动管理师组成）共管的团队十分有必要，提高二级、三级医院专科医师进行糖尿病教育的主动性，提高社区基层全科医师糖尿病防治知识的宣教能力，特别是针对老年糖尿病患者提出适老管理方案，是改善糖尿病整体管理水平的必要措施。

（三）老年糖尿病患者血糖的自我监测

（1）自我血糖监测（Self Monitoring of Blood Glucose，SMBG）有助于患者了解自己的病情并为降糖治疗提供依据。SMBG 是患者了解自己血糖控制状态和提高自我血糖管理水平的必要措施，有助于促进血糖的理想控制。根据病情，有计划地进行血糖调节，有助于患者的自我管理，协助降糖方案的调整，促进血糖的理想控制。病情变化时，多点血糖监测或连续血糖监测为更好地调整降糖治疗方案提供了有力的保证。

（2）血糖监测以三餐前（空腹）、三餐后 2 h 及睡前血糖（称为 7 点血糖）为标准模式，结合并记录每餐摄入食物和餐后运动的情况，分析血糖变化的影响因素并修正不利于血糖控制的生活习惯。根据血糖控制情况和患者自我管理能力的提高，7 点血糖可以根据治疗对血糖监测的需求采取多种组合。早、晚餐前的血糖简单地反映了全天的基础血糖（模式 1）；三餐前和睡前血糖全面反映了全天的基础血糖（模式 2），且与 HbA1c 的相关性最好；7 点血糖能反映患者全天基础血糖和餐后血糖的变化情况（模式 3）；连续血糖监测仪能精确显示 24 h 血糖的变化情况（模式 4）。新诊断或从未进行 SMBG 的老年糖尿病患者，若有条件则首选模式 3 或模式 4，以测定调整饮食和降糖药物的过程中全天的血糖变化情况，也可选模式 2，待基础血糖降至理想水平（6.5 mmol/L 以下）后再关注餐后血糖。血糖控制稳定的患者可酌情选择模式 5，即隔 1～2 天轮换进行不同的餐前和餐后 2 h 的配对血糖监测。如果餐后 2 h 血糖较餐前增幅＞5 mmol/L，首先要调整的是主食量和进餐方式，再调整或辅用侧重降低餐后血糖的药物。有夜间低血糖嫌疑者还可增加夜间 3:00 左右的血糖测定（模式 6），不推荐没有餐前血糖作对照的单点餐后血糖测定。血糖控制相对稳定的患者可选择模式 1，每周 1～2 天观察可能的血糖变化，以便发现问题并及时调整治疗方案。模式 1 也适合自己操作，有困难的老年患者可到社区医疗站进行血糖监测。病情变化或合并急性、重症疾病时，应根据病情和医疗条件选择模式 2、模式 3、模式 4，便于及时观察血糖变化和调整治疗方案。在 SMBG 的过程中需告知患者如下注意事项：① 需仔细阅读血糖仪说明书，按照操作程序进行血糖测定。日常所用的快速血糖测定仪是采用外周毛细血管血测定血糖，连续血糖监测仪是通过葡萄糖传感器测定皮下组织间液的葡萄糖，虽然这些检测仪都进行过系统校正，但与通常静脉采血测定的血清血糖值还会有一定程度的误差。建议在首次使用任一款血糖仪之初，有计划地在静脉测定血糖的同时用自己的血糖仪测定血糖以进行比较，了解大概的差值。② 学习不同时间点的血糖和 7 点血糖的控制标准,通过记录自我测定的血糖数值可以计算 TIR(葡萄糖达标时间百分比)(是否大于 70%),了解自己血糖控制水平。③ 根据患者的血糖控制水平,需要每 3~6 个月到医院测定 HbA1c(有条件者加测糖化白蛋白),了解总体血糖控制情况,并与医生交流,调整降糖治疗方案。

(四) 老年糖尿病慢性并发症的管理

糖尿病慢性并发症是指长期高血糖对人体血管损伤及相应脏器组织细胞功能受损甚至衰竭、威胁生命的一系列病变过程。临床主要归类为糖尿病大血管病变和微血管病变。

1. 糖尿病大血管病变

由于多重心血管危险因素共存,加之增龄效应,缺血性心脑血管病变是老年 2 型糖尿病患者的主要致亡原因,在我国,卒中比冠心病的危害更大。

(1) 老年糖尿病合并冠心病的综合管理

应每年评估心血管疾病(Cardiovascular Disease,CVD)的风险因素;多因素综合优质管理(控制"四高",即高血压、高血糖、高血脂、高尿酸,及抗血小板聚集治疗)可显著改善 CVD 和死亡风险;伴有多支冠状动脉病变者,可出现无症状心肌梗死、非典型心力衰竭、心源性猝死等严重心血管事件;合并 ASCVD 者或无禁忌证时选择联合 GLP-1RA、SGLT-2i 类降糖药。

(2) 老年糖尿病合并脑血管病的管理

确诊糖尿病的老年患者均需对脑血管病变的风险因素进行评估;脑梗死的一级预防包括生活方式管理和戒烟,控制血压、血糖、低密度脂蛋白胆固醇(Low Density Lipoprotein Cholesterol,LDL-C)在理想水平。脑梗死二级预防,需将 LDL-C 控制在小于 1.8 mmol/L,血压不宜控制过严,小于 150/85 mmHg 即可,待病情稳定后逐步调整到小于 140/80 mmHg;在饮食管理的基础上,单药或联合 2 种以上非胰岛素促泌剂治疗的老年患者,力争 HbA1c<7%,需胰岛素或胰岛素促泌剂治疗的患者,有低血糖风险,血糖控制标准需酌情放宽,HbA1c<8.5% 为可接受标准,餐后或随机血糖应小于 13.9 mmol/L。尤其要避免发生高血糖高渗综合征,加重或诱发再次脑梗死。

(3) 老年糖尿病外周血管病变的管理

除心脑血管动脉粥样硬化性病变外,将人体其他大动脉粥样硬化性病变统称为外周动脉疾病。广义的动脉疾病还包括少见的易发生于中青年的自身免疫性大动脉炎,与动脉畸形相关的动脉瘤、动静脉瘘、血栓形成等。老年糖尿病患者如有相关病史者需对后遗症进行评估。老年糖尿病患者发生静脉血栓的风险会明显增加,也需注意防范。

(4) 下肢血管(动脉粥样硬化)病变的管理

应定期行足背动脉搏动触诊筛查,酌情行下肢动脉超声检查及周围血管造影检查;纠正不良的生活方式(如戒烟、限酒、增加运动、控制体重等),良好地控制血糖、血压、LDL-C、血尿酸等,可以预防下肢动脉病变的发生;对明确合并下肢动脉病变者,需严格控制各项代谢指标,并进行抗血小板聚集治疗;西洛他唑推荐用于下肢动脉病变有间歇性跛行症状后的长期治疗。

(5) 缺血性肠病的管理

缺血性肠病是肠系膜动脉或静脉血栓或栓塞引起供血区局部肠坏死所致的病症，临床上分为急性肠系膜缺血、慢性肠系膜缺血和缺血性结肠炎。高血压、糖尿病、高脂血症、高尿酸血症所致动脉粥样硬化，以及心房颤动、心瓣膜病、血管炎性病变引起的血栓脱落均是致病因素。合并外周动脉粥样硬化的老年糖尿病患者是易发人群，出现腹痛、恶心、呕吐、腹泻、便血等肠道病变症状需注意鉴别诊断。腹部 B 超、CT、磁共振的选择性血管造影有助于明确病变部位。尽早确诊，采取肠道减压、禁食、营养支持、维持水电解质平衡、控制血糖血压、抗炎、脏器功能维护等支持治疗方式，酌情采取扩张血管、溶栓、抗凝、血管介入或血管手术等病因治疗，发生肠坏死、腹膜炎、局部脓肿伴脓毒血症时需手术治疗。多数患者诊疗及时预后较好，伴发其他脏器功能不全者诊疗不及时可致死亡。

2. 糖尿病微血管病变

(1) 糖尿病肾病及慢性肾脏病的管理

推荐所有患者每年至少进行 1 次 UACR 和 eGFR 评估，以指导糖尿病肾脏病(Diabetic Kidney Disease，DKD)的诊断及治疗。有效的降糖治疗、血压控制可延缓 DKD 的发生和进展。老年 DKD 患者需根据其个体化治疗原则，优先选择 RAS 阻断剂、SGLT-2i 或 GLP-1RA 治疗，以改善患者的肾脏结局。DKD 患者需注意生活方式干预(DKD 的生活方式管理包括饮食治疗、适度运动、戒烟、限酒、限制盐摄入、控制体重等)，合理控制蛋白摄入量，目前对非透析患者推荐约 0.8 g/(kg·d)优质蛋白摄入，合并低蛋白血症的患者蛋白摄入可适当放宽。存在肾损伤的患者更需严格控制血糖、血压、血尿酸、血脂和体重。对已有肾动脉狭窄、长期高血压、脑动脉硬化严重的老年患者需放宽血压控制标准，收缩压酌情控制在 130～150 mmHg。对病程长、血糖长期控制差、利用胰岛素或胰岛素促泌剂治疗的老年糖尿病患者，需放宽血糖控制标准，HbA1c<7.5%，FPG<7.5 mmol/L，餐后 2 h 血糖<11.1 mmol/L 即可。如患者 eGFR<30 mL/(min·1.73 m^2)，进展为肾病综合征或尿毒症，并有难以控制或纠正的高血压、顽固性水肿、心力衰竭等表现，合并严重贫血、消化道中毒症状，蛋白质能量消耗、严重代谢紊乱等，需要进行血液透析或腹膜透析治疗，应与肾病专科配合进行下一步治疗。

(2) 糖尿病眼部疾病的管理

应每年进行综合性眼检查，及时发现病变，及早开始治疗；良好地控制血糖、血压和血脂可预防或延缓糖尿病视网膜病变的进展；对出现黄斑水肿、中度及以上的非增值性糖尿病视网膜病变者，应由眼科专科医师进一步管理。处于中度以上的病变者，有条件使各项代谢指标达标也能降低失明风险。对多脏器功能受损、低血糖风险大、预期寿命有限的老年糖尿病患者需放宽标准，注意眼病获益和严重心血管事件发生的平衡。

(3) 糖尿病周围神经病变(Diabetic Peripheral Neuropathy，DPN)的管理

DPN 是指因糖尿病所致的颅神经、脊神经、远端神经及自主神经病变，是糖尿病最常见的慢性并发症，老年糖尿病患者，特别是有 10 年以上糖尿病病史者约半数以上被累及，其中以远端对称性多发性神经病变最具代表性。肌电图神经传导速度的异常是诊断的关键。确诊糖尿病即应进行 DPN 筛查，之后每年 1 次；远端末梢神经病变和自主神

经病变的筛查与早期管理对患者的预后有益;急性痛性神经病变和慢性远端神经病变伴痛刺觉异常的预后不同,需注意鉴别并对症治疗;合并颅神经、脊神经根病变应积极治疗,多能缓解症状。预防 DPN 需从诊断糖尿病开始,严格控制血糖及各项代谢异常可防止和延缓 DPN 的发展,尤其是老年新发糖尿病患者。无神经病变症状的老年糖尿病患者,应该每年进行皮肤温痛觉、针刺觉、压力觉及下肢音叉震动觉和踝反射、位置觉、卧立位血压的检查,尽早发现异常并开始干预。

（4）糖尿病足病

糖尿病足病是指因 DPN 所致的下肢远端感觉神经(为主)或运动神经功能异常,伴随不同程度的下肢血管病变引起供血不足,致足部皮肤(干燥、皲裂、溃疡、感觉减退)、软组织(皮下组织、肌萎缩)、骨关节受损变形(夏科氏关节),甚至足缘或足趾局部缺血性坏死(干性坏疽)。在此慢性病变的基础上,一旦因足部皮肤破损后合并细菌感染,可快速延伸至深层软组织而形成脓肿(湿性坏疽),若治疗不及时,感染扩散可引发菌血症、败血症,甚至威胁生命,需截肢控制感染扩散的一系列病变过程。在糖尿病足病患者中,老年患者约占半数,是老年糖尿病患者致死、致残的严重慢性并发症之一。不良的生活方式,血糖、血压、LDL-C 长期控制不佳,是糖尿病足的致病因素,老龄也是截肢风险增加的独立危险因素。发生糖尿病足则意味着存在全身动脉粥样硬化,糖尿病患者发生足溃疡后死亡风险会增加 1 倍以上,主要死亡原因为心脑血管疾病、猝死。对于老年糖尿病患者而言,糖尿病足病的总体防治原则是早预防、早检查、早发现、早治疗。对已发生的足部溃疡(缺血性溃疡、神经性溃疡、缺血)和坏疽(干性坏疽、湿性坏疽、干湿性坏疽)需根据损伤情况分级处置。局部处置主要是患肢减压、局部有效的清创引流(负压吸引),对促进溃疡愈合很重要。全身处置包括改善全身营养状态、控制血糖、有效抗感染、神经营养、改善血循环(血运重建)等综合治疗。及时有效地控制感染和改善下肢血运、及时的多学科会诊和转诊、外科医生的及时介入有利于糖尿病足溃疡的早日愈合和降低截肢率。

（5）老年骨质疏松

老年糖尿病患者伴发骨脆性增加,骨折风险高于非糖尿病患者。DXA 测量的骨密度 T 值和骨折风险评估工具等常常低估了糖尿病患者的骨折风险,对于老年糖尿病患者的骨质疏松应尽早治疗。血糖的良好控制有利于降低骨质疏松病变的进展。在可能和非禁忌的情况下,优先使用二甲双胍、GLP-1RA 和 DPP-4 等对骨代谢及骨折风险影响较小的降糖药物。双膦酸盐仍然是糖尿病患者骨质疏松症治疗的首选药物,但对于年龄较大和(或)肾功能下降的糖尿病患者,可考虑将特立帕肽或地舒单抗作为备选方案。中国老年人血液中的维生素 D 含量较低,一般需要同时补充普通维生素 D 制剂,推荐摄入量为 600 IU(15 μg)/天,可耐受的最高摄入量为 2000 IU(50 μg)/天,服用后需定期复查血钙磷和维生素 D_3、甲状旁腺激素、24 h 尿钙,以便剂量调整,避免高尿钙引发肾结石,每年复查骨密度。对血糖的管理:原则上需良好控制血糖,近年来多个有关骨折风险和血糖控制的观察性研究显示,严格血糖控制(HbA1c 为 6.5%～6.9%)会使骨折风险降低,HbA1c≥7%会增加骨折风险。而低血糖和高血糖都与骨折和跌倒的风险增加有关。为避免低血糖增加跌倒的风险,在老年糖尿病患者中应酌情选择个体化和相对宽松的血糖控制目标。

参 考 文 献

[1] 陈旭娇,严静,王建业,等.老年综合技术应用中国专家共识[J].中华老年医学杂志,2017,36(5):471-477.

[2] 中国老年2型糖尿病防治临床指南编写组,中国老年医学学会老年内分泌代谢分会,中国老年保健医学研究会老年内分泌与代谢分会,等.中国老年2型糖尿病防治临床指南:2022年版[J].中华内科杂志,2022,61(1):12-50.

[3] 中华医学会糖尿病学分会.中国2型糖尿病防治指南(2020年版)[J].中华糖尿病杂志,2021,13(4):95.

第四节　老年骨质疏松症

骨质疏松症是一种以骨量低下、骨微结构破坏、骨脆性增加、骨强度下降、骨折风险增高为特征的全身性、代谢性骨骼系统疾病。年龄作为骨质疏松症的重要危险因素,随着年龄增长发病率增高。目前,社会人口老龄化已成为全球普遍现象,骨质疏松症的发病率不断上升。研究表明,2018年中国65岁以上的老年人骨质疏松症患病率为32%,其中男性为32.1%,女性为51.6%,这说明骨质疏松症已成为我国面临的重要公共卫生问题。由于低骨量或骨质疏松症人群早期通常没有明显的临床表现,导致公众对骨质疏松症的危害认知不足,及早发现老年骨质疏松症及骨折的高危人群是防治疾病的关键。

一、骨质疏松症的危险因素评估

骨组织由破骨细胞破坏并吸收旧骨,成骨细胞形成新骨,重建平衡机制不断进行新陈代谢,而骨质疏松症患者的这种平衡机制被打破,导致骨量流失,将会增加脆性骨折的风险。骨质疏松由遗传因素、环境因素及其他多方面因素共同作用所致,又可分为可控因素与不可控因素。对个体进行骨质疏松症风险评估,可以于早期发现高危人群,并给予相应干预,为疾病早期防治提供有益的帮助,防治骨质疏松及骨折的发生。

1. 骨质疏松症的危险因素

（1）可控因素

患者拥有不健康的生活方式,包括体力活动少、吸烟、过量饮酒、过多饮用含咖啡因的饮料、营养失衡、蛋白质摄入过多或不足、钙和(或)维生素D缺乏、高钠饮食、体质量过低等。合并影响骨代谢的疾病,包括多种内分泌系统疾病、风湿免疫性疾病、胃肠道疾病、血液系统疾病、神经肌肉疾病、慢性肾脏及心肺疾病等。服用影响骨代谢的药物,如糖皮质激素、抗癫痫药物、芳香化酶抑制剂、促性腺激素释放激素类似物、抗病毒药物、噻唑烷二酮类药物、质子泵抑制剂和过量甲状腺激素等。

（2）不可控因素

增龄、种族（患骨质疏松症的风险：白种人＞黄种人＞黑种人）、女性绝经、脆性骨折家族史。

其中，年龄作为骨质疏松的重要危险因素，可能与以下因素有关。老年人由于骨髓基质细胞向成骨细胞方向分化受抑，成骨细胞分裂增殖缓慢及骨形成因子合成代谢受阻，由破骨细胞转变为成骨细胞的过程受到抑制，活性衰退致骨形成期延长、骨形成率降低，同时破骨细胞分化、成熟和骨吸收活性却仍处于活跃状态，所以可导致骨质疏松的发生。此外，在人体衰老的过程中，激素水平的变化，尤其是性激素水平的降低和类固醇激素的相对增高，会严重影响骨重建的平衡，并且性激素水平的降低会降低骨密度，增加骨折风险。维生素 D 作为影响骨代谢的重要因素，其缺乏会导致骨矿化及增加骨折风险，维生素 D 经体内羟化形成 $1,25(OH)_2D_3$，可促进破骨细胞和成骨细胞分化、成熟，增加骨形成因子和 Ⅰ 型胶原、骨基质蛋白合成，可促进类骨质矿化，并直接和间接地抑制甲状旁腺激素的合成和分泌，从而下调骨吸收。而老年人群由于肾功能生理性减退，继而使 $1,25(OH)_2D_3$ 的合成减少，导致骨破坏增加。

2. 骨质疏松症风险评估工具

对于有以上危险因素的老年人群，可先通过风险筛查工具进行评估，筛查出骨质疏松症的高风险人群，再通过 DXA 进行骨密度检测或进行定量 CT 检查（Quantitative Computed Tomography，QCT）明确诊断。骨质疏松症风险评估工具包括：

（1）IOF（国际骨质疏松症基金会）骨质疏松风险 1 min 测试题

用于骨质疏松症风险初筛，可根据患者的简单病史，从中选择与骨质疏松相关的问题，由患者判断是与否，从而初步筛选出可能具有骨质疏松风险的患者。通过测试题的方式进行评估，简单快速，易于操作。

（2）亚洲人骨质疏松自我筛查工具（Osteoporosis Self-assessment Tool for Asians，OSTA）

用于绝经后妇女骨质疏松症风险初筛，该工具基于亚洲 8 个国家和地区绝经后妇女的研究，搜集多项骨质疏松危险因素，并进行骨密度测定，从中筛选出 11 项与骨密度显著相关的危险因素。经多变量回归模型分析，得出较好地体现敏感度和特异度的 2 项简易筛查指标，即年龄和体重。计算方法为：OSTA 指数＝[体质量（kg）－年龄（岁）]× 0.2，OSTA 指数大于－1 为低风险，－1 与－4 之间为中风险，小于－4 为高风险，该指数通过年龄与体重筛查骨质疏松症的风险，特异性不高，需结合其他危险因素进行判断。

3. 骨质疏松性骨折的风险预测

对于有一个或多个危险因素且经 DXA 检测骨量减少的老年人群，或初筛为高风险的老年人群，推荐行骨质疏松性骨折的风险评估，预测未来发生骨折的风险，推荐使用骨折风险评估工具来预测骨质疏松性骨折的风险。

骨折风险评估工具可以用于评估患者未来 10 年髋部骨折及主要骨质疏松性骨折（椎体、前臂、髋部或肩部）的概率，为世界卫生组织推荐的骨折风险评估简易工具，它根据患者的临床危险因素及股骨颈骨密度建立模型，通过输入临床信息及骨密度值，可计算出任何主要的骨质疏松性骨折概率及髋部骨折概率,针对中国人群的骨折风险评估工具可通过登录相关网站获得。当骨折风险评估工具预测的髋部骨折概率≥3%及任何主要骨质疏松性骨折概率≥20%时为骨质疏松性骨折高危患者,建议给予治疗。

二、跌倒评估

中国疾病监测系统的数据显示,跌倒已经成为我国65岁以上老年人因伤致死的首位原因。因受伤到医疗机构就诊的老年人中,一半以上是因为跌倒。跌倒的发生比例随着年龄的增长而增加,而随着中国老年化程度加重,跌倒问题逐步成为日益凸显的社会问题。跌倒是老年人受伤的主要原因,是骨质疏松性骨折的独立危险因素,可以导致骨折、颅脑伤、软组织挫伤等,进而导致老年人残疾甚至死亡,并且影响老年人的身心健康。

1. 跌倒的危险因素

跌倒的危险因素包括环境因素和自身因素及与神经肌肉骨骼相关的因素等,特别是对于老年骨质疏松症患者,应重视对以下跌倒相关危险因素的评估及干预。

(1)环境因素

光线昏暗、路面湿滑、地面障碍物、地毯松动、卫生间未安装扶手等。

(2)自身因素

年龄老化、视觉异常、既往跌倒史、维生素D不足、营养不良、脱水、心脏疾病、体位性低血压、焦虑和激动、抑郁症、精神和认知疾患药物(如安眠药、抗癫痫药及治疗精神疾病的药物)、急迫性尿失禁等。

(3)神经肌肉骨骼相关因素

驼背、本体感觉下降、平衡能力下降、肌力下降或肌少症、神经肌肉疾病、活动能力下降、缺乏运动、步态异常等。

2. 跌倒风险评估

对于有跌倒高危因素的人群,建议进行跌倒风险评估,还可以进行综合评估及躯体功能评估,其中综合评估通过量表评分的方式,根据患者的既往病史、用药史、有无跌倒的情况、当前的运动和感觉状态进行评分,较为全面地评估老年人的跌倒风险。躯体评估更多关注老年人的运动功能、平衡状态、协调性、视听功能等方面,而这些功能随着年龄的增长,均会出现不同程度的减退,从而增加跌倒的风险。

(1)MFS

该量表包括对近3个月有无跌倒史或视觉障碍、超过1个医疗诊断、接受药物治疗、使用助行器具、步态、精神状态等6个条目的评分,量表总分为125分。得分越高,表明受试老年人发生跌倒的风险越高。跌倒风险评定标准:<25分为低度风险,25~45分为中度风险,>45分为高度风险。评估过程简单,应用广泛。

(2)FRASE

该量表包括对运动、跌倒史、精神状态不稳定、自控能力、感觉障碍、睡眠状态、用药史和相关病史等8个方面共计35个条目的评估,每个条目均有0~3分,总分为53分。分数越高,表示跌倒的风险越大。结果评定标准:1~2分为低危,3~9分为中危,10分及以上为高危。

（3）BI 评定量表

该量表包含了大小便的控制、打扮自己（指洗脸、刷牙、刮脸、梳头等）、如厕、进食、床-椅转移（指从床到椅子然后回来）、步行、穿衣、上下楼梯、洗澡等 10 个条目，从完全依赖到完全自理计 0 分、5 分、10 分、15 分，部分条目完全自理计 5 分或 10 分，满分为 100 分。得分越高，表明受试老年人的独立性越好，依赖性越小。ADL 能力缺陷程度的评定是：100 分为完全自理，75～95 分为轻度功能缺陷，50～70 分为中度功能缺陷，25～45 分为严重功能缺陷，0～20 分为极严重功能缺陷。

（4）TUG 测试

此测试主要用于评估老年人的移动能力和平衡能力。受试者穿舒适的鞋子，坐在有扶手的靠背椅上，身体紧靠椅背，双手放在扶手上。当测试者发出"开始"指令后，受试者从靠背椅上站起，待身体站稳后，按照尽可能快的走路形态向前走 3 m，然后转身迅速走回到椅子前，再转身坐下，靠到椅背上。测试者记录被测试者背部离开椅背到再次坐下（靠到椅背）所用的时间，以秒为单位。被测试者在测试前可以练习 1～2 次，以熟悉整个测试过程。结果评定：<10 s 表明步行自如（评级为正常）；10～19 s 表明有独立活动的能力（评级为轻度异常）；20～29 s 表明需要帮助（评级为中度异常）；≥30 s 表明行动不便（评级为重度异常）。

（5）Berg 平衡量表（Berg Balance Scale，BBS）

BBS 被视为平衡功能评估的金标准。该量表要求受试者做由坐到站、独立站立、独立坐下、由站到坐、床-椅转移、双足并拢站立、闭眼站立、上臂前伸、弯腰拾物、转身向后看、转身 1 周、双足前后站立、双足交替踏台阶、单腿站立等 14 个项目，每个项目根据受试者的完成情况评定为 0～4 分，满分为 56 分。得分越低表明平衡功能越差，跌倒的可能性也越大。

（6）Tinetti 平衡与步态量表

此量表包括平衡和步态测试两部分，其中平衡测试包括坐位平衡试验、起身、尝试站起、瞬间的站立平衡（前 5 s）、站立平衡、用肘轻推、闭眼、转体 360°和坐下共计 9 个条目，满分为 16 分，步态测试包括起步、抬脚高度、步长、步态连续性、步态对称性、走路路径、躯干稳定和步宽共计 8 个条目，满分为 12 分，Tinetti 量表总满分 28 分。测试得分越低，表明跌倒的风险越高。结果评定标准：<19 分为跌倒高风险，19～24 分为存在跌倒风险。

（7）功能性伸展测试

此测试通过对受试者上肢水平向前伸展能力的测试来评定其体位控制和静态平衡能力。受试者双足分开站立与肩同宽，手臂前伸，肩前屈 90°，在足不移动的情况下测量受试者前伸的最大距离。前伸距离<17.5 cm 提示跌倒风险高。

3. Tetrax 平衡功能诊断与训练系统

平衡功能是身体维持姿势稳定及受外力作用时躯体进行自我调整防止跌倒的能力，是维持站立、行走以及各种日常活动的重要保障。平衡状态需要通过作用于身体的各种力量达到，影响平衡的因素包括重心高度、支撑面大小、重力线与支撑面边缘的距离,人体通过自发、无意识、反射性的活动调整姿势,使人体重心的垂线落在支撑面内,通过视觉、前庭及本体感觉进行平衡控制的感觉输入,经中枢整合后进行运动控制。

老年人群因生理功能减退,常常存在平衡能力受损,这极大地增加了跌倒的风险。对老年人的能力进行全面、量化的评估,对跌倒事件的预测及干预有着重要的意义。平衡能力除了通过 BBS、Tinetti 平衡与步态量表、功能性伸展测试评估外,还可以通过一种姿势描记的方法对人体的平衡进行评估,即 Tetrax 平衡功能诊断与训练系统。由于人体在直立时为保持平衡而产生晃动,这种晃动在直立时表现为脚底的压力变化,产生各自独立的压力波动信号,而 Tetrax 平衡功能诊断与训练系统通过分布于足底 4 个部位的压力传感器信号获得每一点的摆动模式,并在此基础上评价 4 个部位之间的相互作用关系,综合感受器输入的信息来描记人体晃动,并分析人体晃动的各种参数,最终与标准数据库进行比对分析后得出平衡的总体能力及补偿平衡障碍的能力。

Tetrax 平衡功能诊断与训练系统模型如图 7.6 所示,Tetrax 平衡功能诊断与训练系统操作如图 7.7 所示。

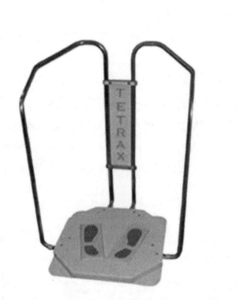
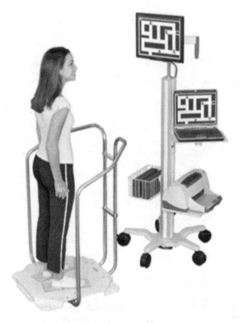

图 7.6 Tetrax 平衡功能诊断与训练系统模型图   图 7.7 Tetrax 平衡功能诊断与训练系统操作示意图

Tetrax 是目前唯一采用四点测量平衡功能的系统,能够更敏感地检测出姿势反应中肉眼不能观察到的微小变化。Tetrax 系统通过 8 种检查模式测得不同部位的力台数据,通过比较分析,该系统不仅能够及时发现平衡功能障碍或身体稳定性下降的问题,而且能够找出发生障碍的原因所在,区别本体感觉、视觉、听觉及脊柱对于病人平衡功能的影响。除了传统的平衡测量数据外,还可获得新的姿势控制参数,如同步性参数、对角线体重转移参数、体重分配和谐参数等。这些平衡参数为临床医生提供了其他平衡检查设备所不能提供的重要诊断信息。

通过应用 Tetrax 平衡功能诊断与训练系统能够早期筛查平衡功能受损人群,发现导致平衡障碍或跌倒的基础病,以及评估病人的平衡功能状况,能够定量和定性监测病人在治疗过程中的功能变化,从而为跟踪疗效和修改治疗方案提供可靠的依据。

对于跌倒高危人群及骨质疏松症人群,可完善 Tetrax 检测,对平衡功能进行分析,预测和判断跌倒风险。计算 Tetrax 跌倒指数,根据病人的跌倒风险将病人归类为轻度、中度及高度跌倒风险。跌倒指数信息和骨密度信息可以帮助医生确定病人的训练计划、营养指导、是否需要平衡辅助设备等。干预措施的使用,包括平衡和下肢力量训练、家庭安全设施、助行器(如拐杖、拐棍等)等,能够显著提高老年病人的生活质量,帮助他们更长时间地保持自理能力。

三、骨质疏松症的干预

1. 生活方式

(1) 充足日照

通过充足的日照可以补充维生素 D,有效防止骨质疏松。推荐日照时间为上午 11 点至下午 3 点,可进行日照的部位为四肢及面部,推荐日照时长为 15～30 min,推荐日照频次为每周至少 2 次,应避免隔着遮挡物(如玻璃)晒太阳。

(2) 体力活动

运动可增强活动能力、增加肌肉强度、提高应急能力和协调性、改善平衡力和减少摔倒的危险。老年人可以通过太极、快步走等方式循序渐进地增加运动量,在运动过程中需注意避免跌倒。

(3) 均衡膳食

低盐高钙饮食,戒烟限酒,限咖啡及碳酸饮料,多选择富含钙质的食物,如牛奶、奶制品等,保证摄入足够的维生素 D 及蛋白质,推荐蛋白质摄入目标量为每天 0.8～1 g/kg。

2. 钙剂与维生素 D

(1) 钙剂

老年人群由于消化吸收功能下降、生活自理能力减退,常常可见营养低下。充足的钙摄入对于获得理想骨峰值,减缓骨丢失,改善骨矿化和维护骨骼健康有益。根据 2013 年版《中国居民膳食营养素参考摄入量》建议,50 岁及以上人群每日钙推荐摄入量为 1000～1200 mg,应尽可能通过饮食摄入充足的钙,饮食中钙摄入不足时,可给予钙剂补充,如碳酸钙、枸橼酸钙,高钙血症和高钙尿症时应避免使用。我国老年人平均每日从饮食中获钙约 400 mg,故平均每日应补充的元素钙量为 600 mg。

(2) 维生素 D

维生素 D 在促进肠道钙吸收、促进骨骼矿化、保持肌力、改善平衡能力和降低跌倒风险有着重要的意义,维生素 D 缺乏可诱发继发性甲状旁腺功能亢进,从而引起或加重骨质疏松症,同时可以影响抗骨质疏松药的效果。老年骨质疏松病人可以通过增加阳光照射,服用维生素 D 及其类似物来补充维生素 D。2013 版《中国居民膳食营养素参考摄入量》建议,对于 65 岁以上的中老年人,推荐维生素 D 的摄入量为 600 IU(15 μg/天);在用于预防治疗骨质疏松时剂量可为 800～1200 IU/天。

3. 抗骨质疏松药物

抗骨质疏松药物按作用机制可分为骨吸收抑制剂、骨形成促进剂、其他机制类药物及传统中药。

双膦酸盐为焦磷酸盐的稳定类似物,是目前临床上应用最为广泛的抗骨质疏松药物。双膦酸盐与骨骼羟基磷灰石的亲和力高,能够特异性地结合到骨重建活跃的骨表面,抑制破骨细胞的功能,从而抑制骨吸收。双膦酸类药物可以有效降低骨质疏松性骨折的风险,提高骨密度。对于可以口服且依从性较好的患者,可以给予阿仑膦酸钠,对于不能口服或依从性差的患者,可以选择唑来膦酸静脉应用,其可降低骨质疏松患者的骨折风险并增加骨密度。对于肌酐清除率<35 mL/min 的病人,禁用静脉输注的双磷酸盐类药物。长期使用双膦酸盐类药物会增加下颌骨坏死和非典型性股骨骨折风险,因此一般认为,口服双膦酸盐 5 年或静脉应用唑来膦酸钠 3 年后,要对患者的病情进行评估,必要时考虑药物假期。

雷洛昔芬是一种选择性雌激素受体调节剂,与雌激素受体结合后,不同的靶组织会导致受体空间构象发生不同的改变,从而产生拮抗雌激素的不同生物效应。骨骼与雌激素受体结合,可发挥类雌激素的作用,抑制骨吸收,增加骨密度,降低椎体骨折发生的风险。

甲状旁腺素类似物是促骨形成的代表性药物,如重组人甲状旁腺素氨基端 1-34 活性片段(rhPTH1-34),间断使用小剂量能激发成骨细胞的活性,促进骨形成,增加骨密度,改善骨质量,降低椎体和非椎体骨折的发生风险。通过其上市前的动物实验结果发现,使用甲状旁腺素类似物后有形成骨肉瘤的风险,因此目前该药物使用说明书明确规定治疗时间不超过 2 年。

骨质疏松症是一种慢性病,其治疗是一个长期的过程,在治疗过程中应注意随诊监测治疗的效果,应定期复查骨密度,实验室检查如血钙、维生素 D 水平、尿钙、尿磷等水平的监测同样重要,注意观察药物的不良反应,对治疗的依从性的随访及新出现的可能改变治疗预期效果的共患病也需要综合监测与评估。

参 考 文 献

[1] Bijlsma A Y,Meskers C,Westendorp R G,et al. Chronology of age-related disease definitions:osteoporosis and sarcopenia[J]. Ageing Research Reviews,2012,11(2):320-324.

[2] Osnes E K,Lofthus C M,Meyer H E,et al. Consequences of hip fracture on activities of daily life and residential needs[J]. Osteoporosis International,2004,15(7):567-574.

[3] Carmeliet G,Dermauw V,Bouillon R. Vitamin D signaling in calcium and bone homeostasis:a delicate balance[J]. Best Practice & Research Clinical Endocrinology & Metabolism,2015,29(4):621-631.

[4] Kanis J A,Harvey N C,Johansson H,et al. A decade of FRAX:how has it changed the management of osteoporosis? [J]. Aging Clinical and Experimental Research,2020,32(2):187-196.

[5] Phelan E A,Ritchey K. Fall prevention in community-dwelling older adults[J]. Annals of Internal Medicine,2018,169(11):81-96.

[6] Ang G C,Low S L,How C H. Approach to falls among the elderly in the community[J]. Singapore Medical Journal,2020,61(3):116-121.

[7] 张丽,黎春华,瓮长水,等. Tetrax 平衡测试系统用于老年人平衡功能测试的重测信度[J]. 中国康复理论与实践,2011,17(7):3.

[8] Kim K H,Leem M J,Yi T I,et al. Balance ability in low back pain patients with lumbosacral radicu-lopathy evaluated with tetrax:a matched case-control study[J]. Annals of Rehabilitation Medicine,2020,44(3):195-202.

[9] Tekkarismaz N,Doruk A P,Ozelsancak R,et al. Effect of kidney transplant on balance and fall risk[J]. Experimental and Clinical Transplantation,2020,18(1):73-77.

[10] 中国营养学会. 中国居民膳食营养素参考摄入量速查手册:2013 年版[M]. 北京:中国标准出版社,2014.

[11] Kavanagh K L,Guo K,Dunford J E,et al. The molecular mechanism of nitrogen-containing bisphos-phonates as antiosteoporosis drugs[J]. Proceedings of the National Academy of Sciences of the United States of America,2006,103(20):7829-7834.

[12] Byun J H,Jang S,Lee S,et al. The efficacy of bisphosphonates for prevention of osteoporotic fracture:an update meta-analysis[J]. Journal of Bone Metabolism,2017,24(1):37-49.

[13] Loures M R,Zerbini C F,Danowski J S,et al. Guidelines of the Brazilian society of rheumatology for the diagnosis and treatment of osteoporosis in men[J]. Revista Brasileira de Reumatologia,2017,57(2):497-514.

[14] Radominski S C,Bernardo W,Paula A P,et al. Brazilian guidelines for the diagnosis and treatment of postmenopausal osteoporosis[J]. Revista Brasileira de Reumatologia,2017,57(2):452-466.

[15] Beth-Tasdogan N H,Mayer B,Hussein H,et al. Interventions for managing medication-related osteo-necrosis of the jaw[J]. The Cochrane Database of Systematic Reviews,2017,10(10):1-57.

[16] Song S,Guo Y,Yang Y,et al. Advances in pathogenesis and therapeutic strategies for osteoporosis[J]. Pharmacology & Therapeutics,2022,237:108-168.

[17] Um M J,Cho E A,Jung H. Combination therapy of raloxifene and alendronate for treatment of osteo-porosis in elderly women[J]. Journal of Menopausal Medicine,2017,23(1):56-62.

[18] Boonen S,Marin F,Obermayer-Pietsch B,et al. Effects of previous antiresorptive therapy on the bone mineral density response to two years of teriparatide treatment in postmenopausal women with osteo-porosis[J]. The Journal of Clinical Endocrinology and Metabolism,2008,93(3):852-860.

第五节 老年慢性阻塞性肺病

慢性阻塞性肺病简称慢阻肺,是一种常见的、可以预防和治疗的疾病,以持续性呼吸道症状和气流受限为特征,通常因明显暴露于有害颗粒或气体而导致气道和(或)肺泡异常。老年人是慢阻肺的高发人群,对慢阻肺的知晓率低、诊断不足的问题严重。老年慢阻肺患者的临床症状缺乏特异性,常合并存在多种疾病,同时老年人具有相应的病理生理特点,因此老年人群慢阻肺的诊治面临着挑战。

我国将 60 周岁以上的人群定义为老年人。2018 年发表的中国肺部健康研究(The China Pulmonary Health Study,CPH)结果显示,我国慢阻肺患病率随年龄增长呈显著上升趋势,60~69 岁为 21.2%,70 岁及 70 岁以上老年人的患病率高达 35.5%。老年人群中男性慢阻肺患病率为 31.8%,显著高于女性(13.8%)。中国肺部健康研究结果表明,确诊的慢阻肺患者中仅 2.6% 意识到自己的慢阻肺疾病状况,只有 12% 的报告曾经接受过肺功能检查。随着中国人口老龄化进程的加速,慢阻肺患者数量和疾病负担将进一步上升。

　　老年人是慢阻肺的高发人群,但慢阻肺诊断延迟的问题在老年人群中尤其显著。识别慢阻肺的危险因素(表7.10),有助于早期发现慢阻肺。当老年人出现活动后气短、慢性咳嗽、慢性咳痰任何一种症状,或反复下呼吸道感染,或存在表7.10中任何一项重要的危险因素时,均应怀疑慢阻肺。确诊慢阻肺需要进一步行肺功能检查,明确存在持续气流受限,同时排除支气管哮喘(哮喘)、支气管扩张症、肺结核及慢性心功能不全等与慢阻肺具有相似症状的疾病,诊断流程图7.8所示。

表7.10　慢阻肺的危险因素

分类	重要危险因素	可能的危险因素
环境因素	吸烟、接触职业粉尘或有毒有害化学气体、接触生物燃料、长期被动吸烟、长期居住在空气污染严重的地区	肺发育不良、低出生体重、婴幼儿时期反复下呼吸道感染
宿主因素	α1-抗胰蛋白酶缺乏	气道高反应性、直系亲属慢阻肺家族史

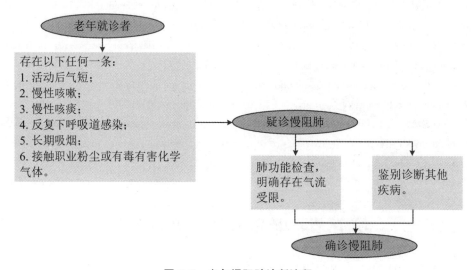

图7.8　老年慢阻肺诊断流程

一、老年慢阻肺初始诊断后的全面评估

　　老年慢阻肺确诊后需要对患者进行肺功能、症状、急性加重风险、并发症、是否合并哮喘及其他合并症等进行全面评估(图7.9),以指导选择个体化的治疗方案,进行长期管理。

1. 评估慢阻肺气流受限的严重程度

　　慢阻肺全球倡议(Global Initiative for Chronic Obstructive Lung Disease,GOLD)推荐,以应用支气管舒张剂后 FEV1 占预计值的百分比作为分级标准,评估气流受限的严

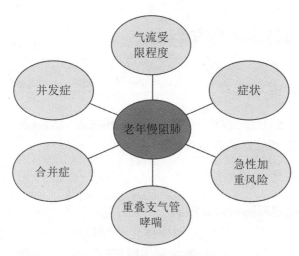

图 7.9　老年慢阻肺的全面评估

重程度。

2. 症状评估

采用慢阻肺患者自我评估测试(COPD Assessment Test,CAT)问卷和改良版英国医学研究委员会(Modified British Medical Research Council,mMRC)呼吸问卷进行症状评估。CAT≥10 分或 mMRC 2 级或以上提示患者症状较多,生活质量明显下降。

3. 急性加重风险评估

根据治疗急性加重慢阻肺所需的医疗干预强度,将慢阻肺急性加重分为轻度、中度和重度。轻度:仅需增加短效支气管舒张剂的用量便可控制;中度:短效支气管舒张剂联合抗菌药物和(或)口服糖皮质激素控制;重度:需要住院或急诊就诊。根据过去 1 年急性加重史预测未来的急性加重风险。患者过去 1 年中度急性加重 2 次及 2 次以上或重度急性加重 1 次及 1 次以上为急性加重高风险人群。

4. 哮喘-慢阻肺重叠(Asthma-COPD Overlap,ACO)评估

哮喘和慢阻肺都是常见的慢性呼吸道疾病,二者重叠较为常见。老年人是慢阻肺高发人群,因此老年人群中 ACO 更为常见。与单纯慢阻肺相比较,ACO 患者症状多、肺功能下降快、生活质量差、急性加重频繁、病死率高,合并症也更为常见,如胃-食管反流性疾病、骨关节炎、骨质疏松、焦虑、抑郁等。治疗方面与单纯慢阻肺不同,ACO 患者吸入激素可有所获益。因此,识别老年慢阻肺患者是否合并 ACO 很重要。目前,对 ACO 的认识还处于初期阶段,ACO 尚无明确的定义和诊断标准。目前推荐采用科本奥(Cosio)等人提出的 ACO 诊断标准,并建议在长期管理中对 ACO 进行反复评估。

5. 并发症的评估

慢性肺源性心脏病和慢性呼吸衰竭是慢阻肺常见的并发症。老年人确诊慢阻肺后,需要进一步评估是否并发肺源性心脏病和呼吸衰竭。

6. 合并症的评估

老年慢阻肺患者常合并存在多种合并症,影响慢阻肺的整体预后,需要纳入评估,积极治疗。

二、老年慢阻肺稳定期的管理

(一) 稳定期管理目标

减轻当前症状,包括缓解症状、改善运动耐力和改善健康状况;降低未来的风险,包括预防疾病进展,预防和治疗急性加重,减少病死率。

(二) 稳定期药物治疗

1. 老年慢阻肺稳定期药物治疗原则

老年慢阻肺稳定期药物治疗应遵循个体化治疗原则。应综合考虑疾病严重程度、急性加重风险、合并症、肝肾功能、药物的副作用、药物的可及性和治疗费用、患者对药物的治疗反应、吸入装置的性能、患者对吸入装置的偏好等,应权衡利弊并制定个体化的治疗方案。

2. 老年慢阻肺稳定期治疗药物

迄今为止,没有一种治疗慢阻肺的药物可以改变肺功能的长期下降情况。慢阻肺稳定期常用的治疗药物见表 7.11。

表 7.11　慢阻肺稳定期常用的治疗药物

通用名称	吸入装置	雾化	口服	注射	持续时间
$β_2$ 受体激动剂					
・短效(SABA)					
沙丁胺醇	MDI、DPI	√	片剂糖浆、缓释片	√	4～6 h 12 h(缓释片)
特布他林	DPI	√	片剂	√	4～6 h
・长效(LABA)					
福莫特罗	DPI	√			12 h
茚达特罗	DPI				24 h
沙美特罗	MDI、DPI				12 h
抗胆碱能药					
・短效(SAMA)					
异丙托溴铵	MDI	√			6～8 h
・长效(LAMA)					
格隆溴铵	DPI		溶液	√	12～24 h
噻托溴铵	DPI、SMI				24 h
乌美溴铵	DPI				24 h

续表

通用名称	吸入装置	雾化	口服	注射	持续时间
双联长效支气管舒张剂（LABA/LAMA）					
福莫特罗/阿地溴铵	DPI				12 h
福莫特罗/格隆溴铵	MDI				12 h
茚达特罗/格隆溴铵	DPI				12～24 h
维兰特罗/乌美溴铵	DPI				24 h
奥达特罗/噻托溴铵	SMI				24 h
茶碱类					
氨茶碱			溶液	√	变化,最长 24 h
茶碱（缓释）			片剂	√	变化,最长 24 h
吸入性糖皮质激素联合长效 β_2 受体激动剂（ICS/LABA）					
福莫特罗/丙酸倍氯米松	MDI				
福莫特罗/布地奈德	DPL、MDI				
福莫特罗/糠酸莫米松	MDI				
沙美特罗/氟替卡松	MDI、DPI				
维兰特罗/糠酸氟替卡松	DPI				
固定剂量三联疗法（ICS/LAMA/LABA）					
布地奈德/格隆溴铵/福莫特罗	MDI				
氟替卡松/乌美溴铵/维兰特罗	DPI				
倍氯米松/格隆溴铵/福莫特罗	MDI				
抗氧化剂					
N-乙酰半胱氨酸			片剂		

注：MDI 为定量吸入气雾剂,DPI 为干粉吸入器,SMI 为软雾吸入装置。

3. 老年慢阻肺稳定期的药物治疗方案

慢阻肺稳定期药物治疗选择如图 7.10 所示,老年慢阻肺稳定期的药物治疗方案如下：

（1）《中国老年慢性阻塞性肺疾病临床诊治实践指南》推荐首先识别慢阻肺患者是否存在 ACO,ACO 推荐首选 ICS/LABA 治疗。使用 ICS/LABA 治疗仍不能有效控制症状或出现急性加重时,若吸入技术及依从性均良好且无明显激素相关不良反应,可加用 LAMA。不推荐单独吸入 LABA。需要随访评估 ACO 的诊断及治疗效果。

（2）对于轻、中度气流受限且急性加重风险低的患者,如症状较少（mMRC 0～1 级或 CAT<10 分）推荐首选 SABA 或 SAMA 按需吸入,如不能掌握吸入技术或症状控制不满意,可以规律吸入 LABA 或 LAMA。症状较多的患者（mMRC≥2 级或 CAT≥10 分）,应根据患者的具体情况,可首选 LABA 或 LAMA 吸入,若控制不满意可进一步调整为 LABA/LAMA 吸入,也可首选吸入 LABA/LAMA。

（3）对于重度或极重度气流受限或急性加重高风险患者，推荐首选吸入 LABA/LAMA，如仍反复急性加重且吸入技术及依从性均良好，可以调整为 ICS/LAMA/LABA。如仍反复急性加重、吸入技术及依从性均良好且无明显激素相关不良反应，可根据患者的情况加用 PDE-4 抑制剂或大环内酯类抗菌药物和（或）抗氧化剂。

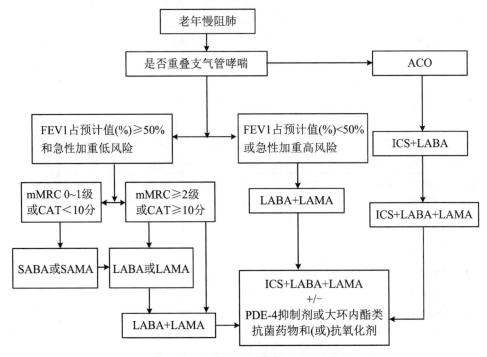

图 7.10　慢阻肺稳定期药物治疗选择

（三）老年慢阻肺患者吸入装置的选择

老年慢阻肺患者肺功能常受损明显，易合并关节炎、神经系统疾病、认知功能障碍等，影响吸入能力和掌握吸入装置的使用方法。选择合适的吸入装置对老年慢阻肺的控制尤为重要。目前常用的吸入装置包括压力定量吸入气雾剂（Pressurized Metered Dose Inhaler，pMDI）、pMDI＋储雾罐、干粉吸入器（Dry Powder Inhaler，DPI）、软雾吸入装置（Soft Mist Inhaler，SMI）和雾化吸入器。pMDI 对吸气流速（10～30 L/min）的要求较低，但对患者的手口配合能力要求较高。采用共悬浮技术（Aerosphere）的新型 pMDI 输出药物中微粒的比例为 61%～69%，肺部沉积率可高达 48%，比传统 pMDI 药物肺部沉积率提高 1 倍多，有助于肺功能较差、吸气能力较弱，但手口能够较好配合的老年慢阻肺患者吸入。如手口协调性差，可将 pMDI 连接储雾罐使用。DPI 所需的吸气流速为 20～60 L/min，使用时需要快速用力吸气。SMI 为自动喷雾装置，所需的吸气流速低（10～30 L/min），独特的软雾发生装置使气溶胶运行速度慢（0.8 m/s），持续时间长（近 1.5 s），有利于老年慢阻肺患者有效吸入。雾化吸入器不需患者刻意配合，适用于肢体协调性差、吸气流速不足的老年患者，或使用 DPI 存在困难的患者。针对老年慢阻肺患者需要综合考虑患者、吸入装置和药物本身的因素，合理选择吸入装置。

（四）慢阻肺稳定期非药物治疗

1. 健康教育

健康宣教是慢性病管理模式中的重要环节，自我管理的目的是激励、指导患者积极参与、适应并培养技能，以便在日常生活中更好地管理自身疾病。通过提高患者的自我疾病管理能力，改善治疗依从性和预后。老年人对慢阻肺疾病的知晓率较低，应格外重视健康教育。

2. 减少危险因素暴露

戒烟是延缓肺功能下降与慢阻肺进展的重要干预措施，尤其对于老年慢阻肺患者。在发展中国家，室内烹饪时使用的现代和传统生物燃料暴露易使女性患慢阻肺。暴露于生物燃料的个体罹患慢阻肺的可能性是非暴露者的 1.38 倍，因此对于肺功能减退的老年患者，减少生物燃料接触尤为重要。

3. 疫苗接种

慢阻肺患者规律接种流感疫苗可降低急性加重和严重并发症及病死率，因此推荐所有慢阻肺患者应用流感疫苗，尤其是 65 岁以上的老年人。13 价肺炎球菌疫苗（PCV13）及 23 价肺炎球菌多糖疫苗（PPSV23），可有效预防肺炎球菌肺炎，降低慢阻肺急性加重的风险，推荐 65 岁以上的老年慢阻肺患者使用 PCV13 和 PPSV23。

4. 氧疗

有氧疗指征的稳定期慢阻肺患者应给予长期氧疗。长期氧疗（>15 h/天）可增加存在严重静息低氧血症的慢性呼吸衰竭患者的存活率，尤其是对于伴有心血管疾病的老年患者。慢阻肺合并阻塞性睡眠呼吸暂停患者有明确的持续气道正压通气（Continuous Positive Airway Pressure, CPAP）指征。白天有明显高碳酸血症和部分近期曾住院的患者，可考虑无创通气支持治疗。

5. 手术与支气管镜介入治疗

部分存在均质性或非均质性肺气肿、严重过度充气的患者，可考虑采用外科或支气管镜下肺减容术；部分巨大肺大疱患者可选择肺大疱切除术；极重度慢阻肺患者，若疾病呈进行性进展，BODE 指数为 7~10 分，则不适合行肺减容治疗，可考虑进行肺移植。

6. 营养支持

由于反复感染、焦虑、缺氧等因素的影响，患者长期处于应激和高分解状态，会加剧能量消耗；手术或机械通气患者由于受气管插管、切开的影响，营养物质摄入不足；心功能不会全导致胃肠道淤血或缺氧，高碳酸血症或低氧血症会导致电解质紊乱和消化功能紊乱，故老年慢阻肺患者应当积极预防营养不良。因老年慢阻肺患者的呼吸做功增加，在饮食结构中可多摄入高蛋白、低碳水化合物食物，并适度摄入脂肪。

（五）远程智能监控在老年慢阻肺稳定期管理中的作用

远程智能监控在慢阻肺管理中扮演重要的角色，对老年慢阻肺患者的居家管理可能更具优势。目前有许多不同的移动设备可用于监测老年慢阻肺患者的生理、行为和周围环境参数，无论是原始信号，还是预处理的结果，都可以无线传输到患者的个人计算机设备(Personal Computer Device,PCD)中,如智能手机、平板电脑、智能手表等,借助 PCD 分析这些数据,分析后的数据被上传到云端进行进一步处理和存储,并将最终结果传递给医护人护,医护人员将进行反馈处理。远程智能监控能够根据患者的预期反应和个人风险量身定制治疗和护理方案,达到个性化医疗的效果。远程智能监控主要在以下情况发挥作用:① 日常活动中持续监控,以便早期发现病情恶化和危及生命的事件,及时处理,降低住院率。② 在家中治疗,病情轻度恶化的患者。③ 监控氧疗。④ 监控运动锻炼。此外,借助远程智能监控,能够更好地指导、支持、促进老年慢阻肺患者的自我管理,提高治疗的依从性。可以期待在未来将远程智能监控系统整合到医疗系统中,在老年慢阻肺长期管理中发挥作用。

三、老年慢阻肺急性加重期的管理

慢阻肺急性加重为基线呼吸道症状的恶化,超出了日常变异范围,需要额外的治疗。慢阻肺急性加重是慢阻肺临床过程中的重要事件,影响患者的健康状况和预后。

(一) 老年慢阻肺急性加重常见的诱因

慢阻肺急性加重最常见的诱因是呼吸道感染。病毒和(或)细菌是引起慢阻肺急性加重的重要原因。通常慢阻肺急性加重患者痰液分离的细菌中常见流感嗜血杆菌、卡他莫拉菌和肺炎链球菌,老年患者中铜绿假单胞菌、肺炎克雷伯杆菌增加;住院的老年患者中铜绿假单胞菌、鲍曼不动杆菌和肺炎克雷伯杆菌增加,且耐药性呈逐年上升趋势。不同地区慢阻肺急性加重患者呼吸道分离病原体的种类和耐药性不同,监测和掌握这些病原菌的局部流行和耐药情况对治疗慢阻肺急性加重十分重要。慢阻肺急性加重的非感染诱因包括吸烟、空气污染、天气变化、变应原吸入、睡眠不足或活动过量、停用慢阻肺药物、外科手术等,但仍有近 30% 的慢阻肺急性加重诱因尚不清楚。

(二) 老年慢阻肺急性加重的诊断、病情评估及治疗场所的选择

1. 老年慢阻肺急性加重的诊断

目前,慢阻肺急性加重的诊断完全依靠临床症状,但是相关的实验室检查(如血常规、C 反应蛋白、降钙素原、动脉血气分析、痰病原学检查等)对于明确慢阻肺急性加重的诱因(尤其感染及可能的病原体)和判断慢阻肺急性加重的严重程度具有重要意义。老年慢阻肺临床症状缺乏特异性,常合并冠心病、心功能不全、心律失常等多种合并症。因此,在进行慢阻肺急性加重诊断时,需要结合患者的基础疾病、临床表现和相关检查(如心电图、X 线胸片或胸部 CT、血浆 D-二聚体、血脑钠肽等),排除与慢阻肺急性加重具有相似临床表现的疾病,如肺炎、充血性心力衰竭、急性冠脉综合征、气胸、胸腔积液、肺栓塞和心律失常等。

2. 病情评估及治疗场所的选择

老年慢阻肺急性加重明确诊断后,需进一步评估疾病的严重程度,指导治疗场所和治疗措施的选择。老年慢阻肺急性加重的评估需要特别关注共患病、并发症、基础肺功

能、认知功能及全身营养状况等对疾病严重程度的影响,可参照表 7.12 的注意事项进行病史采集、体格检查和相应的实验室检查,综合判断老年慢阻肺急性加重的严重程度。根据疾病严重程度和(或)基础疾病严重程度的不同,判断老年慢阻肺急性加重患者是否需要住院治疗(表 7.13)以及是否需要入住 ICU 治疗(表 7.14)。

表 7.12　慢阻肺急性加重病史采集、体格检查、实验室检查注意事项

病史采集	体格检查	实验室检查
既往急性加重的频率和严重程度;稳定期气流受限程度	辅助呼吸肌参与呼吸运动;呼吸胸壁矛盾运动	脉搏血氧测量:如果血氧饱和度低于 90%,应考虑住院治疗。如果怀疑有呼吸衰竭,应进行动脉血气分析测定
症状恶化持续时间和严重程度	发绀	胸部平片:如果初次和随访的平片结果有明显差异,应考虑住院治疗
合并症(特别是心脏疾病)	外围水肿	心电图检查:以确定是否伴有心脏病
目前的治疗情况	血流动力学不稳定	血常规:检查是否贫血,是否有红细胞增多症和白细胞增多症
家庭氧疗	意识状态改变	血液生化检查:检查电解质失衡和血糖;痰液检查:根据痰液的特征判断,如果痰液呈脓性,可能需要抗菌药物治疗。痰培养可能有助于选择抗菌药物

表 7.13　慢阻肺急性加重住院治疗指征

症状	体征	脉搏血氧测定	其他
由于呼吸困难导致日常生活活动明显减少	使用辅助呼吸肌做功	SpO_2(血氧饱和度)<90%	存在严重的合并症(如心力衰竭、新出现的心脏异常伴胸壁运动心律失常等)
意识状态改变	中心性发绀	初始治疗失败	
新出现的发绀	收缩压<90 mmHg;呼吸率>30 次/min;心率>110 次/min;扑翼样震颤;意识状态改变	缺乏社会支持	

注:具有以上任何一种情况即存在住院指征,最终是否住院取决于医生的整体临床评估结果;1 mmHg=0.133 kPa。

表 7.14　慢阻肺急性加重入住 ICU 指征

序号	指征
1	严重的呼吸困难,对最初的紧急治疗反应不佳
2	意识状态改变(意识模糊、嗜睡、昏迷)

续表

序号	指征
3	尽管补充氧气和无创通气,仍持续或恶化的低氧血症[PaO$_2$(血氧分压)<40 mmHg]和(或)严重恶化的呼吸性酸中毒(pH<7.25)
4	需要有创机械通气
5	血液动力学不稳定的慢阻肺患者需要应用血管升压药

(三) 老年慢阻肺急性加重的治疗

1. 老年慢阻肺急性加重的治疗目标

尽可能减轻当前急性加重产生的负面影响,并预防再次发生急性加重。

2. 老年慢阻肺急性加重药物治疗

(1) 支气管舒张剂

吸入性短效 β$_2$ 受体激动剂(SABA)及吸入性短效抗胆碱能药(SAMA)是治疗慢阻肺急性加重的首选。如果 SABA 和(或)SAMA 无效,则可以静脉使用甲基黄嘌呤类药物。

(2) 激素

全身激素治疗可以缩短住院和恢复时间,改善肺功能和氧饱和度,降低早期复发和治疗失败的风险,是中、重度慢阻肺急性加重治疗的关键。给药方式包括全身和局部给药。老年慢阻肺急性加重选择全身激素治疗需要权衡可能的获益与风险,建议给予泼尼松龙 30～40 mg/天,疗程为 5～14 天,口服与静脉给药的疗效相同。使用全身激素不良反应明显增加者,可以根据病情选择单独雾化吸入布地奈德混悬液替代口服激素治疗。病情较重的患者,还可以采用雾化吸入布地奈德联合口服或者静脉激素,根据病情变化调整口服或静脉激素的剂量和疗程。

(3) 抗菌药物

抗菌治疗可以降低慢阻肺急性加重治疗的失败率和病死率。当患者出现呼吸困难加重、痰量增加和痰液呈脓性 3 种主要症状或出现其中 2 种症状(包括脓性痰),或需要机械通气呼吸支持时,推荐使用抗菌药物。抗菌药物的选择应以当地细菌流行病学资料及耐药情况为依据。建议根据慢阻肺急性加重病情的严重程度,结合是否存在铜绿假单胞菌感染的危险因素进行分层选择(图 7.11)。铜绿假单胞菌感染的危险因素包括近期住院史;经常(>4 次/年)或近期(近 3 个月内)抗菌药物应用史,气流受限严重。虽然更倾向于口服抗菌药,但给药途径(口服或静脉)还是取决于患者对抗菌药的药代动力学情况。推荐抗菌药使用疗程为 5～7 天。老年患者因肝肾代谢功能下降,且合并症较多,常同时应用多种治疗药物,在选择抗菌药物治疗时,应首选安全性较好,药物相互作用少的药物。慢阻肺是侵袭性肺曲霉病(Invasive Pulmonary Aspergillosis,IPA)的独立危险因素。老年慢阻肺急性加重者真菌的检出率明显高于非老年慢阻肺急性加重者,老年慢阻肺急性加重患者真菌感染不容忽视。临床上,老年慢阻肺急性加重患者尽管接受了广谱抗生素和激素治疗,但仍表现出呼吸困难加重及临床状况恶化的状况,当肺部出现新的浸润影以及在痰中检测到曲霉时,应高度怀疑 IPA,若条件允许应尽可能进一步明确诊断,必要时可考虑经验性抗真菌治疗。

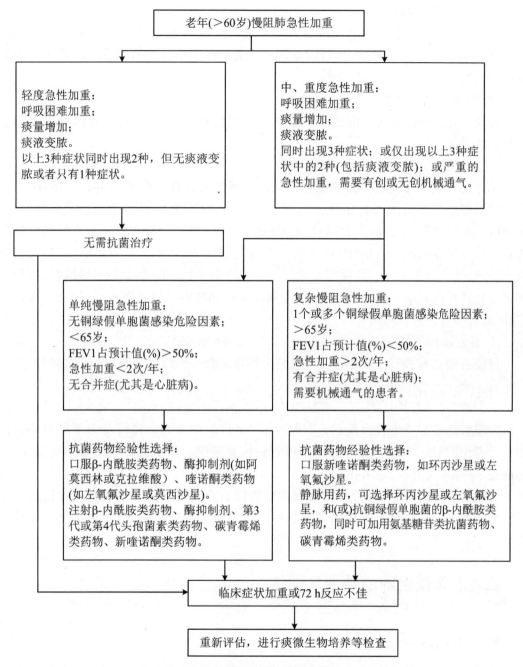

图 7.11　老年慢阻肺急性加重抗菌药物分层选择

3. 老年慢阻肺急性加重呼吸支持治疗

（1）氧疗

① 控制性氧疗

氧疗是慢阻肺急性加重患者住院治疗中的关键部分。调节吸入氧浓度使合并低氧血症的患者的氧饱和度改善到 88％～92％。一旦氧疗开始,应密切监测血气分析以确保氧合满意且不出现二氧化碳潴留和(或)酸血症加重。

② 经鼻高流量氧疗

对于意识清楚的急性低氧血症合并高碳酸血症的患者,可在密切监测下尝试经鼻高流量氧疗,若 1 h 后病情加重,建议立即更换无创呼吸机或气管插管。不建议将经鼻高流量氧疗作为常规一线治疗手段。

(2)呼吸机支持治疗

对氧疗和药物治疗无反应的严重恶化患者可能需要呼吸机支持治疗,分为无创通气和有创通气。

① 无创通气(Noninvasive Ventilation,NIV)

无创通气应作为慢阻肺急性加重持续性高碳酸血症性呼吸衰竭的首选治疗方法。老年慢阻肺急性加重患者易出现多器官功能障碍、营养不良和其他合并症及并发症。无创机械通气比有创通气(气管插管和正压通气)更适合作为老年慢阻肺急性加重住院患者急性呼吸衰竭的一线治疗,只要患者无需气道管理(如无气道分泌物过多、误吸风险小等)则建议尽早使用。高碳酸血症所致意识改变并非 NIV 的禁忌,肺性脑病意识障碍者可在密切的观察下应用 NIV,有可能通过降低动脉血二氧化碳水平,纠正呼吸性酸中毒,改善患者的意识障碍。

② 有创机械通气(Invasive Mechanical Ventilation,IMV)

目前有创机械通气已经不再是慢阻肺急性加重合并急性呼吸衰竭的一线治疗。

(四) 出院随访和急性加重预防

慢阻肺急性加重患者出院前,应尽早启动维持治疗方案。建议对老年慢阻肺急性加重患者出院后尽早随访(1 个月内),以评估恢复情况。随访项目包括吸烟情况、肺功能测定、动脉血气分析、是否正确掌握吸入技术、急性加重情况、营养状况等。早期随访可评估长期氧疗的需求,并可根据情况调整当前治疗方案。此后进入慢阻肺稳定期循环管理模式,每 3~6 个月进行随访评估并相应地调整治疗策略,预防再次急性加重的发生。

四、老年慢阻肺的肺康复训练

(一) 肺康复概述

肺康复是以呼吸专业医生为主导的多学科团队治疗模式,强调整体和全程治疗理念,涵盖预防和治疗 2 个医学目的。基于对患者全面评估而量身定做的综合干预治疗方案,包括但不仅限于运动训练、教育、行为改变,其目标是改善慢性呼吸系统疾病患者的身体和心理状况,并且长期坚持改善健康行为。肺康复治疗可减少慢阻肺患者的呼吸困难症状,提高运动能力及健康状况,改善生活质量,增加患者参加社会生活的能力,已成为慢阻肺患者管理中的重要部分。肺康复治疗的人员包括呼吸医师、康复医师、康复护士、康复治疗师或运动治疗师、营养师、心理咨询师、药剂师、志愿者或社会工作者及患者家属等。肺康复治疗可以在任何场所进行,如在重症监护病房、普通病房、康复病房、社区及家庭均可因地制宜地开展;可走路、爬楼梯、在座位上反复坐下站起,用水瓶代替哑铃等进行训练,只要频率和强度与标准肺康复方案一致,效果不低于在医院内进行的有医疗器械辅助的、面对面的康复治疗即可。

(二)肺康复的内容

肺康复的内容包括患者的评估(明确诊断和评估严重程度);建立长期治疗与随访计划;制定运动锻炼和呼吸锻炼方案;健康教育;营养支持和社会心理支持等。

在实施肺康复计划前,应对每一位患者进行评估,包括评估潜在的需求(吸氧)、疾病评估、体能评估、营养状态和认知功能评价,鉴别导致运动受限的原因,目的是掌握患者病情的严重程度,确保运动安全,以制定个体化的运动处方。

1. 疾病评估

记录患者的病史并确定患者的社会心理问题和需要。病史包括疾病的诊断、症状的严重程度、合并疾病病史(如糖尿病、冠心病、焦虑和抑郁状态、电解质紊乱、胃肠道出血、营养不良等)、是否曾经参加康复计划、患者的依从性如何。实验室资料包括肺功能、运动试验、血气分析、胸部 X 线检查、心电图和血生化检查等。确认目前是否存在潜在的急性加重或诱发疾病急性加重的因素,如吸烟、气管和支气管的病毒或细菌感染、肺栓塞、自发性气胸、不适当吸氧、不适当使用安眠药或利尿药、呼吸肌疲劳等。认知力和情感功能的评价常采用问卷形式来了解,这关系到康复方法的接受程度及预期效果。

2. 体能评估

在康复运动实施前后进行基础肺功能和运动耐力的测定以制定合理的运动量并评价康复治疗的疗效。运动耐力的评价可以通过步行试验来完成,如 6 min 步行试验和运动平板或踏车测试,同时可确定患者的运动负荷量。临床中常使用相对简便易行的自主感觉劳累分级表(RPE 表)、视觉模拟评分量表(Visual Analogue Scale,VAS)、mMRC问卷等对患者进行症状评估。Berg 平衡量表和 TUG 测试可用于筛选出在平衡训练中受益的患者,并预测跌倒风险,监测干预措施的有效性。日常活动能力是衡量患者病情严重程度的指标,也是评价患者治疗效果最重要的指标。一些患者通过肺康复虽然不能得到肺功能的显著改善,但是通过改善呼吸模式及日常生活活动能力和技术的训练,仍然可以使患者保持较好的日常生活活动能力。

3. 肺康复训练

肺康复训练包括呼吸训练、排痰训练和运动训练等,其中运动训练是肺康复的基石。

(1) 呼吸训练

呼吸训练包括专门的吸气训练和呼气训练。吸气训练通常采用提供一定阻力的吸气训练器进行。膈肌起搏法可锻炼患者的呼吸肌,包括植入式膈肌起搏器和体外膈肌起搏器。呼气训练的核心在于通过缓慢的腹式呼吸、缩唇呼吸降低患者的动态肺过度充气,也可以采用阻力相当于最大呼气压的呼气训练器进行。

(2) 排痰训练

排痰训练包括体位引流、胸部叩击和震颤、咳嗽训练。目的是促进呼吸道分泌物排出,减小气流阻力,减少支气管肺的感染。

（3）运动训练

运动训练是肺康复的核心内容。常用的干预方法包括耐力训练(步行、使用运动平板、骑脚踏车)、阻力或力量训练、上肢训练、呼吸肌锻炼、神经肌肉电刺激、身体柔韧性训练及呼吸方式训练等。阻力训练是通过重复举起一定的负荷来训练某一组肌肉,适用于肌肉量减少、肌肉萎缩、肌肉虚弱、骨质疏松的患者,用以改善肌肉总量、肌肉力量、骨矿物质沉积。神经肌肉电刺激通过选择合适的强度、频率、时间和波形刺激肌肉,一般为$35\sim50$ Hz,用于有严重通气功能和心脏功能不全的患者;家用型器具适用于虚弱不能离家且需长期无创通气的患者,有助于改善肌肉力量、减轻神经性肌病和呼吸困难的症状。

在制定运动训练方案时,原则上应与健康的同龄人甚至是运动员的训练原则一致。康复训练的运动负荷应当超过日常运动量,以提高有氧代谢能力和肌肉力量,并且需要随患者运动能力的改善逐渐增加训练强度,通过6 min步行试验和运动平板或踏车测试来确定患者的运动负荷量。训练强度以RPE表$12\sim14$分为宜,或以目标心率(Target Heart Rate,THR)作为大多数慢阻肺患者运动强度的指标。THR的计算需了解患者的最高心率(Peak Heart Rate,PHR)和静息心率(Resting Heart Rate,RHR),THR$=[0.6(PHR-RHR)]+RHR$。运动训练主要包括耐力训练、间歇训练、力量训练、神经肌肉电刺激及呼吸肌肉训练等。标准的肺康复方案为每周进行2次至少30 min的有氧运动训练和抗阻或力量训练,需持续$6\sim8$周,可改善慢阻肺患者的呼吸困难和健康状况,提高运动耐力。

中国传统的太极拳、易筋经、五禽戏等,虽然运动强度较低,但可提高患者锻炼的信心、运动耐力,促进机体的全面调整和修复,在帮助增强膈肌、腹肌及下肢肌肉的同时,使呼吸肌做功能力增强,进而帮助改善肺功能,可以作为正规肺康复治疗的有益补充。

经过合理的康复训练,可以有效地延缓肺功能的减退,提高生活质量,降低急性加重的次数和程度。高龄并不影响肺康复的进行。

4. 肺康复的长期获益性

在不坚持锻炼的情况下,肺康复的获益在$6\sim12$个月后逐渐消失,生活质量的下降比运动能力的下降略慢。长期获益依赖于坚持锻炼(低强度)和重复进行肺康复计划。

5. 慢阻肺急性加重期的肺康复治疗

慢阻肺急性加重进行肺康复应选择在因慢阻肺急性加重而住院的第$3\sim8$天,或在3周之内,或在出院后。锻炼方式以下肢的阻力训练和神经肌肉的电刺激为主。由于急性加重对通气功能的影响,常用的耐力训练患者很难完成。通过运动康复,可以减少慢阻肺急性加重的再次住院率,减少就诊次数,减轻症状,改善生活质量,降低病死率。

6. 运动安全

当患者在运动过程中出现胸痛、呼吸困难(RPE评分$\geqslant6$分)、有强烈的疲劳感(RPE评分>6分)、眩晕、恶心、呕吐、面色苍白、大汗、SBP上升到180 mmHg(1 mmHg$=0.133$ kPa)以上或下降20 mmHg以上、$SpO_2\leqslant85\%$等情况时,需立即停止训练。运动诱发严重低氧血症时,康复运动训练期间需要采用氧疗;运动未诱发低氧血症时,在高强度运动训练期间进行氧疗可进一步改善运动耐力;无创通气可作为严重慢阻肺患者运动训练的辅助治疗方法。

参考文献

［1］ Global Initiative for Chronic Obstructive Lung Disease. Global strategy for the diagnosis，management and prevention of chronic obstructive pulmonary disease 2019 report［EB/OL］. (2018-12-02)［2022-12-03］. https://goldCOPD. org/gold-reports/.

［2］ Wang C,Xu J,Yang L,et al. Prevalence and risk factors of chronic obstructive pulmonary disease in China［the China Pulmonary Health (CPH) study］:a national cross-sectional study［J］. Lancet,2018, 391(10131):1706-1717.

［3］ Cosio B G,Soriano J B,López-Campos J L,et al. Defining the asthma-COPD overlap syndrome in a COPD cohort［J］. Chest,2016,149(1):45-52.

［4］ Sana A,Somda S M A,Meda N,et al. Chronic obstructive pulmonary disease associated with biomass fuel use in women:a systematic review and meta-analysis［J］. BMJ Open Respir. Res. ,2018,5 (1):e000246.

［5］ Weder W,Ceulemans L J,Opitz I,et al. Lung volume reduction surgery in patients with homogeneous emphysema［J］. Thorac. Surg. Clin. ,2021,31(2):203-209.

［6］ Williams V,Price J,Hardinge M,et al. Using a mobile health application to support self-management in COPD:a qualitative study［J］. Br. J. Gen. Pract. ,2014,64(624):392-400.

［7］ Ye F,He L X,Cai B Q,et al. Spectrum and antimicrobial resistance of common pathogenic bacteria isolated from patients with acute exacerbation of chronic obstructive pulmonary disease in mainland of China［J］. Chin. Med. J. (Engl.),2013,126(12):2207-2214.

［8］ 刘晓立,高维. 老年慢性阻塞性肺病急性加重期患者呼吸道致病菌分布及耐药性分析［J］. 临床肺科杂志,2016,21(10):4.

［9］ Co-Chair W J A E,Miravitlles M,Hurst J R,et al. Management of COPD exacerbations:a European respiratory society/American thoracic society guideline［J］. Eur. Respir. J. ,2017,49(3):13.

［10］ Finamore P,Scarlata S,Delussu A S,et al. Frailty impact during and after pulmonary rehabilitation ［J］. COPD,2021,18(5):518-524.

第六节 老年胃食管反流病

　　胃或十二指肠内容物(包括胃酸、胃蛋白酶、胆中的非结合胆盐和胰酶)反流至食管，引起食管黏膜破损(又称反流性食管炎，Reflux Esophagitis，RE)或不适(又称非糜烂性胃食管反流病，Non-erosive Gastroesophageal Reflux Disease，NERD)，统称胃食管反流病(Gastroesophageal Reflux Disease，GERD)。目前，老年人胃食管反流病患者增加，临床症状不典型，容易误诊或漏诊。同时，患者易发生重度食管炎，出现食管狭窄及Barrett 食管等情况，易合并食管外损伤、其他器官损害等。

一、病因和发病机制

1. 食管衰老

老年患者食管上下括约肌压力下降、松弛不完全,食管壁顺应性减退,食管感觉功能异常,我们称其为"老年食管",同时老年患者唾液分泌减少、吞咽频率下降。这些老年病理、生理改变是老年胃食管反流的重要原因。

2. 食管裂孔疝

老年人食管裂孔疝发生率增加,是老年胃食管反流的原因之一。

3. 老年慢性共病与老年胃食管反流有关

老年患者糖尿病、帕金森病、COPD 等均与胃食管反流有关。

4. 老年综合征与老年胃食管反流有关

老年便秘、吞咽障碍、误吸、失眠、焦虑或抑郁、衰弱等与老年胃食管反流互为因果;腹型肥胖、呼吸睡眠暂停综合征也是老年胃食管反流的原因。

5. 老年多重用药是老年胃食管反流的原因之一

由于老年患者慢性共病多见,常用药物如茶碱类药物、止痛药、抗胆碱能药、钙离子拮抗剂、硝酸甘油、NSAID 等均可引起老年病理反流。

二、老年胃食管反流病评估

1. 老年胃食管反流病症状不典型

尽管反酸、"烧心"是胃食管反流病的常见临床症状,但单纯从反酸、"烧心"评估老年胃食管反流病易漏诊;老年胃食管反流病食管症状不典型,如胸痛、吞咽障碍等,要注意与心肺疾病相区别。

2. 老年胃食管反流病食管症状与食管炎程度不一致

老年胃食管反流病食管症状轻,但可能食管炎程度重,易合并食管溃疡、食管狭窄,即老年胃食管反流病食管症状的严重程度与食管炎严重程度不一致。因此,应重视胃镜检查和评估。

3. 老年胃食管反流病中 Barrett 食管发生率高

在老年胃食管反流病中,Barrett 食管发生率高,且患食管腺癌的风险大,因此应重视胃镜检查和评估。

4. 老年胃食管反流病食管外症状多见

老年胃食管反流病食管症状不典型,但食管外症状常见,如咳嗽、哮喘、声嘶、癔球症、咽喉炎、鼻窦炎等;老年患者常存在隐形误吸,酸或碱反流则会引起气管、支气管及肺泡损伤,导致吸入性肺炎反复加重或纤维化,因此,反复肺部感染的老年患者应注意胃食管反流病的评估。

三、老年胃食管反流病干预

1. 老年胃食管反流病要注意慢性病管理

管理好糖尿病、帕金森病、COPD 等可减少慢性共病诱发或加重胃食管反流。

2. 处理老年综合征

呼吸睡眠暂停综合征要及时处理,腹型肥胖患者应注意减肥;老年便秘、吞咽障碍、误吸、失眠、焦虑、抑郁、衰弱等与老年胃食管反流互为因果,应采用老年综合评估的方法找到诱因并干预这些老年综合征,同时进行吞咽康复训练、心理疏导等。

3. 调整老年多重用药

核查引起胃食管反流的药物,并进行调整,注意是否存在用法不当。

4. 调整生活方式

头侧床腿加高 10～20 cm;少食多餐,少吃甜食、脂肪含量高的食物,避免吃冷食、饮酒等。

5. 药物治疗

药物治疗以食管黏膜愈合、生活质量改善为目标。目前治疗的药物包括抗酸药、抑酸药、促胃肠道动力药、调节内脏神经药物、中药及中成药等。

（1）抗酸药

碳酸钙、铝碳酸镁、氢氧化铝、氢氧化镁等抗酸药物均可用于胃酸过多相关性疾病。其中,铝碳酸镁能中和胃酸、保护胃黏膜、吸附和结合胃蛋白酶及胆汁酸、吸附溶血磷脂酰胆碱等,在老年 GERD 患者中治疗效果好,临床较常使用,但在肾功能不全的老年患者中的使用需谨慎,在肌酐清除率＜30 mL/min 的患者中禁用,肌酐清除率在 30～80 mL/min 的患者中应谨慎使用,需注意监测血清铝水平（不可超过 40 μg/L）。有研究表明,在存在餐后反流的老年肥胖患者中,盖胃平因含有海藻酸盐,能有效减少反流次数及程度;在合并便秘的老年患者中,因抗酸治疗会加重便秘,甚至会出现机械性肠梗阻的风险,建议慎用。

（2）抑酸药

大多数老年 GERD 患者需长期维持抑酸治疗,抑酸药物包括 H_2 受体拮抗剂及质子泵抑制剂、钾离子竞争性酸阻滞剂。其中,H_2 受体拮抗剂类药物包括一代西咪替丁、二代雷尼替丁、三代法莫替丁及尼扎替丁、四代罗沙替丁,因其药效时间短、易出现耐药性,且一代药物参与 CYP450 酶的催化,会影响华法林、茶碱和苯妥英钠的代谢,目前推荐将二、三、四代药物用于病情较轻的老年 GERD 患者,因可能存在导致老年人神志不清和认知功能障碍的不良反应,在伴有精神疾病的患者中禁用。

质子泵抑制剂类药物包括奥美拉唑、兰索拉唑、泮托拉唑、雷贝拉唑、艾司奥美拉唑、艾普拉唑,各种药物的代谢途径存在差异,其中奥美拉唑、艾司奥美拉唑主要通过 CYP2C19 代谢,对 CYP2C19 的竞争性抑制作用较强,兰索拉唑主要通过 CYP3A4 代谢,泮托拉唑除通过 CYP3A4 代谢外,还可转硫基旁路代谢,雷贝拉唑对 CYP2C19 的依赖性较小。老年患者因多种疾病并存而同时服用多种药物,药物的代谢途径会影响各种药物的治疗效果,如心脑血管疾病常使用抗血小板聚集药物氯吡格雷,其主要通过CYP2C19 代谢,因此不宜同时使用对 CYP2C19 竞争性抑制作用较强的药物,服用氯吡格雷的老年 GERD 患者宜选用对 CYP2C19 抑制强度低的药物,如雷贝拉唑、泮托拉唑。在长期使用质子泵抑制剂的老年患者中存在"酸突破"现象,可加用 H_2 受体拮抗剂抑制夜间和各种刺激诱发的胃酸分泌;同时需密切关注长期使用质子泵抑制剂导致的维生素 V_{12} 缺乏、难辨梭状芽孢杆菌感染、钙镁等矿物质营养吸收不良等风险。

目前上市的钾离子竞争性酸阻滞剂包括瑞伐拉赞、沃诺拉赞、特戈拉赞,因其具有较强的抑酸作用及起效迅速的特点,不受饮食影响,能有效促进食管黏膜炎症的愈合及反流症状的缓解,推荐用于重度老年 GERD 患者。

(3)促胃肠道动力药

常用的促胃肠道动力药物包括多潘立酮、莫沙必利、伊托必利、甲氧氯普胺、巴氯芬,促胃肠道动力药物联合抑酸药使用能有效改善老年 GERD 患者的症状,但需关注其副作用(如锥体外系反应及 Q-T 间期延长所致的心血管不良事件),如甲氧氯普胺能跨越血脑屏障,对患有精神疾病及脑血管疾病的患者会产生中枢神经系统不良反应,不推荐使用。

(4)调节神经药物

内脏高敏感是老年 GERD 患者食管对酸敏感性增加的主要原因,同时老年 GERD 患者中伴发焦虑、抑郁的比例较高,神经调节药物如三环类抗抑郁药、5-羟色胺再摄取抑制剂、氟哌噻吨美利曲辛等是老年 GERD 患者临床常用药,但需遵循从小剂量起步应用的原则,有效即可,避免因大剂量使用而导致药物不良反应。

(5)中药及中成药

根据中医的辨证论治思想,将胃食管反流病分为肝胃不和证、寒热错杂证和脾虚气阻滞,根据不同的症状给予宣肺气、健脾胃、疏肝气、通腑气方剂治疗。中成药如枳术宽中胶囊对胃食管反流病也有一定的治疗作用。

参 考 文 献

［1］ Xiao Y L,Zhou L Y,Hou X H,et al. Chinese expert consensus on gastroesophageal reflux disease in 2020［J］. Journal of Digestive Diseases,2021,22(7):12.

［2］ Maret-Ouda J,Markar S R,Lagergren J. Gastroesophageal reflux disease:a review［J］. JAMA,2020, 324(24):2536-2547.

［3］ Oor J E,Koetje J H,Roks D J,et al. Laparoscopic hiatal hernia repair in the elderly patient［J］. World J. Surg. ,2016,40(6):1404-1411.

［4］ Mei L,Dua A,Kern M,et al. Older age reduces upper esophageal sphincter and esophageal body responses to simulated slow and ultraslow reflux events and post-reflux residue［J］. Gastroenterology, 2018,155(3):760-770.

［5］ Gutschow C A,Leers J M,Schroder W,et al. Effect of aging on esophageal motility in patients with and without GERD［J］. Ger. Med. Sci. ,2011,9:22.

［6］ 张梦宇,肖英莲. 老年人胃食管反流病的临床特点及诊断方法筛选［J］. 中国临床保健杂志,2022 (2):25.

［7］　Gyawali C P，Fass R. Management of gastroesophageal reflux disease［J］. Gastroenterology，2018，154
　　　　（2）：302-318.

［8］　谢胜，陈广文，李蕾，等. 老年人胃食管反流病临床特点及诊疗［J］. 中国老年学杂志，2017，37（18）：4.

［9］　张宁，曲璇，孙晓红. 老年人胃食管反流病的诊疗策略［J］. 中国临床保健杂志，2020，23（3）：4.

［10］　Chapelle N，Ben G I，Barkun A，et al. The pharmacotherapeutic management of gastroesophageal
　　　　reflux disease（GERD）［J］. Expert Opin. Pharmacother，2021，22（2）：219-227.

［11］　中华人民共和国国家卫生健康委员会. 质子泵抑制剂临床应用指导原则（2020 年版）［J］. 中国实用
　　　　乡村医生杂志，2021，28（1）：9.

［12］　Yoshiji H，Nagoshi S，Akahane T，et al. Evidence-based clinical practice guidelines for liver cirrhosis
　　　　2020［J］. J. Gastroenterol，2021，56（7）：593-619.

［13］　Jung D H，Huh C W，Lee S K，et al. A systematic review and meta-analysis of randomized control
　　　　trials：combination treatment with proton pump inhibitor plus prokinetic for gastroesophageal reflux
　　　　disease［J］. J. Neurogastroenterol Motil. ，2021，27（2）：165-175.

［14］　Fass R，Boeckxstaens G E，El-Serag H，et al. Gastro-oesophageal reflux disease［J］. Nat. Rev. Dis.
　　　　Primers，2021，7（1）：55.

［15］　张敏，王凤云，唐旭东，等. 从"治中焦如衡"论治胃食管反流病［J］. 中华中医药杂志，2020，35（2）：
　　　　660-663.

［16］　龙云，杨莉，张朝瑞，等. 枳术宽中胶囊联合奥美拉唑钠肠溶片治疗老年胃食管反流病的疗效及对食
　　　　管 24 小时 pH 值、生活质量的影响［J］. 陕西中医，2016（4）：2.

［17］　杨小军. 老年人胃食管反流病中西医结合治疗进展［J］. 中国临床保健杂志，2022（2）：25.

第七节　老年脑卒中

　　脑卒中可防可控。对脑卒中的危险因素进行积极有效的干预，可以明显降低脑卒中的发病率，减轻脑卒中疾病负担。脑卒中的危险因素分为可干预与不可干预 2 种。不可干预因素主要包括年龄、性别、种族、遗传因素等；可干预因素包括高血压、糖代谢异常、血脂异常、心脏病、无症状性颈动脉粥样硬化和生活方式等。证据充分的危险因素具体如下。

一、高血压

　　22 个国家缺血和出血性中风的危险因素研究结果显示，90％的脑卒中可归于 10 个常见的危险因素，高血压是卒中可控危险因素之首。除了诊室血压，各国的指南及建议均推荐关注家庭血压监测与动态血压监测。在调整诊室血压等因素后，24 h 动态血压监测及家庭血压监测均能更好地预测致死或非致死性卒中事件的发生。有研究显示，血压水平与卒中发生风险密切相关，SBP 每升高 10 mmHg，卒中发生风险增加 53％。2015年，中国脑卒中一级预防研究结果显示：平均 SBP 高于 130 mmHg 或低于 120 mmHg，卒中风险均会增加；平均 DBP≥80 mmHg 的患者，卒中风险显著增加。老年人高血压试验（The Hypertension in the very Elderly Trial，HYVET）显示，对于年龄≥80 岁的高血压

患者,将血压控制在 150/90 mmHg 以下可显著降低致死性脑卒中发生率及心血管事件和全因死亡的发生率。同时应关注血压变异性,不同的监测方式获得的血压变异性均对心脑血管事件发生及死亡有显著的影响。《2014 年美国成人高血压治疗指南》根据年龄,将 60 岁以上人群的 SBP 目标值定为 150 mmHg。2015 年在《新英格兰医学杂志》发表的收缩压干预研究(SPRINT 研究)为降压治疗领域的"里程碑式研究",该研究主要针对年龄＞50 岁、SBP 为 130～180 mmHg 以及心血管事件风险增加的人群(包括确诊心血管疾病、慢性肾脏病、10 年心血管风险≥15％、年龄≥75 岁),探究强化降压治疗(SBP＜120 mmHg)相较于标准降压治疗(SBP＜140 mmHg),是否可显著降低未来心血管事件的发生风险。在老年高血压(≥75 岁,$n=2636$)亚组分析中,分析结果显示强化降压治疗亦可使心血管获益。2021 年 8 月 30 日,《新英格兰医学杂志》在线发表了中国医学科学院阜外医院牵头发起的全国多中心、随机、对照临床试验"中国老年高血压患者降压靶目标的干预策略研究(STEP 研究)"。结果显示,对于 60～80 岁的老年高血压患者,将 SBP 降低至小于 130 mmHg,可使发生心脑血管事件的风险显著降低。STEP 研究与 SPRINT 研究均排除了有脑卒中病史的患者,因此合并脑卒中病史的高血压人群是否可通过强化降压治疗获益,仍需更多的临床证据。对于高龄(＞80 岁)以及合并脑卒中、心力衰竭、肾功能损伤的老年高血压患者,应制定个体化的降压治疗方案和降压目标,使患者获益。

高血压患者管理流程如图 7.12 所示。

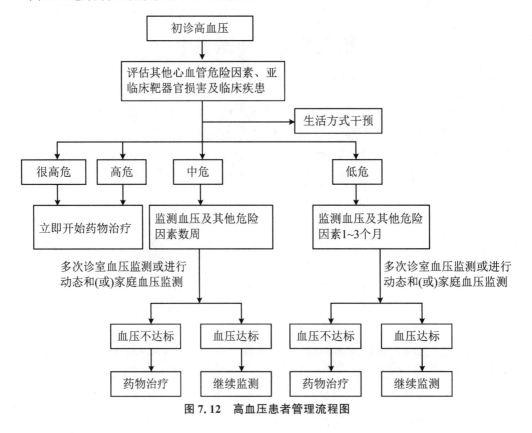

图 7.12　高血压患者管理流程图

脑卒中一级预防管理流程如图 7.13 所示。

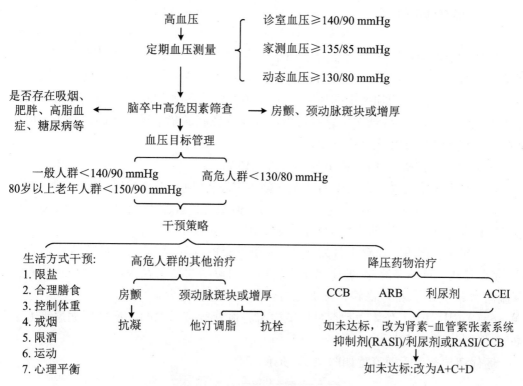

图 7.13　脑卒中一级预防管理流程

脑卒中二级预防血压管理流程如图 7.14 所示。

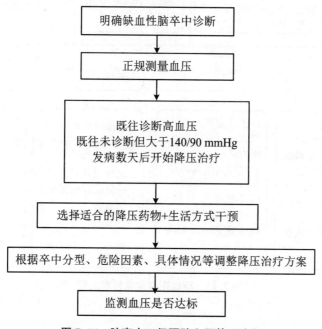

图 7.14　脑卒中二级预防血压管理流程

二、糖代谢异常

糖尿病前期及糖尿病均会显著增加卒中发生的风险。2012 年发表的一项 Meta 分析显示,空腹血糖受损(Impaired Fasting Glucose,IFG)及糖耐量受损(Impaired Glucose Tolerance,IGT)均可增加卒中的风险。2014 年发表的一项 Meta 分析显示,糖尿病是脑卒中的危险因素,且女性糖尿病患者较男性糖尿病患者的卒中风险更高。给予糖尿病患者降压、降脂治疗,均能降低卒中的发生风险。

脑卒中一级预防、二级预防的血糖管理具体如下:

(1) 对于无糖代谢异常病史的缺血性脑卒中患者,应该筛查血糖,检查空腹血糖、糖化血红蛋白和(或)进行口服葡萄糖耐量试验,但是应该注意空腹血糖和口服葡萄糖耐量试验的结果可受急性脑卒中事件本身的影响。

(2) 对于有严重低血糖事件发生史,预期寿命短,存在严重的微血管或大血管并发症,存在其他严重的并发症,糖尿病病史长且应用包括胰岛素在内的多种药物都难以控制血糖的老年患者,可考虑将目标糖化血红蛋白水平提高为 8%。

(3) 应用 GLP-1 受体激动剂可以减少有心血管危险因素的 2 型糖尿病患者心血管事件(包括脑卒中)的发生。

糖代谢异常者管理流程如图 7.15 所示。

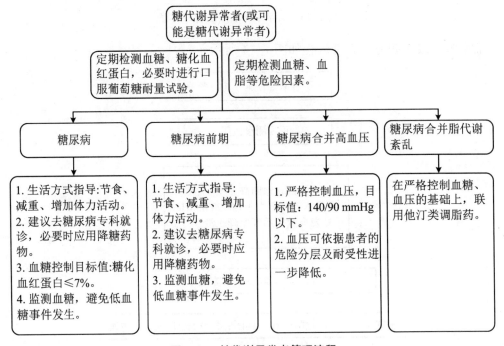

图 7.15　糖代谢异常者管理流程

三、血脂异常

1. 总胆固醇(Total Cholesterol,TC)与卒中

TC 升高与缺血性卒中发生风险升高有关,与出血性卒中发生风险呈负相关。2003 年一项 Meta 分析显示,TC 每升高 1 mmol/L,致死或非致死性缺血性卒中的发生风险升高 25%。

2. 甘油三酯(Triglyceride,TG)与卒中

由于 TG 空腹或非空腹的定义不同。对于 TG 与缺血性卒中发生的关系目前的研究结果显示并不一致,但多项研究显示,TG 与缺血性卒中的发生呈负相关。

3. LDL-C 与卒中

LDL-C 的浓度与卒中发生风险密切相关。

一项纳入了 16 项研究的 Meta 分析显示,LDL-C 每升高 1 mmol/L(39 mg/dL),缺血性卒中的发生风险升高 33%。另一项纳入了 24 项研究的 Meta 分析显示,LDL-C 每降低 1 mmol/L(39 mg/dL),缺血性卒中的发生风险降低 21.1%。

发表于《柳叶刀》(Lancet)的 FOURIER 试验的二次分析显示,心脑血管疾病患者的 LDL-C 越低越好,甚至低于 0.2 mmol/L。不过,有 Meta 分析显示,LDL-C 的降低与出血性卒中发生风险升高相关。

4. 高密度脂蛋白(High Density Lipoprotein Cholesterol,HDL-C)与卒中

一项纳入了 18 项研究(包括队列研究和病例对照研究)的综述提示,HDL-C 每升高 10 mg/dL,缺血性卒中发生风险降低 11%~15%。

尽管低 HDL-C 和 CVD 风险相关,但目前对于如何有效升高 HDL-C 及其治疗目标值均不明确,尚不支持将其作为干预靶点。

对于适合一级预防且预测 10 年严重 ASCVD 风险≥7.5% 的患者,建议开始中或高强度他汀治疗。

对于预测 10 年严重 ASCVD 风险为 5%~7.5% 的患者,建议开始中强度他汀类药物疗法。

血脂异常管理流程如图 7.16 所示。

脑卒中一级预防、二级预防的血脂管理具体如下:

(1) 缺血性脑卒中患者无论是否进行药物调脂治疗,都必须坚持控制饮食和改善生活方式。

(2) 对于非心源性缺血性脑卒中患者,长期使用他汀类药物可以预防缺血性脑卒中的复发。

(3) 患者一旦确诊为缺血性脑卒中,均属于 ASCVD 极高危人群,无论病因是否为动脉粥样硬化以及胆固醇水平是否正常,均建议使用他汀类药物治疗以降低血管性事件复发风险。

(4) 对于非心源性缺血性脑卒中患者,无论是否伴有其他动脉粥样硬化的证据,均推荐给予他汀类药物长期治疗,以减少脑卒中和心血管事件的风险;推荐 LDL-C 目标

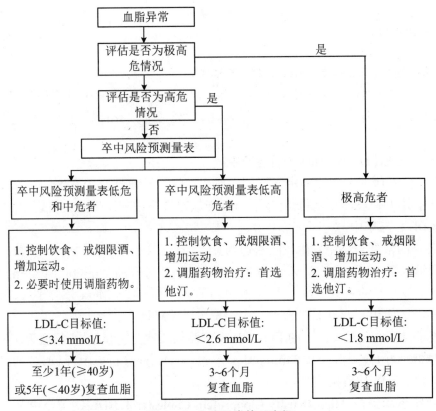

图 7.16　血脂异常管理流程

值<1.8 mmol/L(70 mg/dL)或者至少降低 50%。如基线 LDL-C 已达到该目标值,仍需要使 LDL-C 进一步降低 30%。

（5）临床上依据患者的血脂基线水平判断是否开始应用中等强度他汀类药物,根据个体调脂疗效和耐受情况,适当调整剂量,若胆固醇水平不达标,与其他调脂药物联合应用,可获得安全有效的调脂效果。

（6）如果使用最大耐受剂量的他汀类药物和依折麦布治疗后,LDL-C 水平仍大于或等于 70 mg/dL(1.8 mmol/L),则加用前蛋白 PCSK9 抑制剂是合理的,但长期(>3 年)使用的安全性尚未确定。

（7）对于有脑出血病史的缺血性脑卒中患者,应权衡风险和获益,合理使用他汀类药物。

四、房颤

2016 年发表的一项纳入 30 项队列研究的 Meta 分析显示,房颤可显著增加卒中发生风险。2014 年发表的一项研究显示 CHADS2 和 CHA2DS2-VASc 评分每增加 1 分,卒中复发风险上升 22%。延长 24 h 动态心电图或长时监测能够提高隐源性卒中患者的房颤检出率。房颤患者根据风险分层选择抗栓药物可减少卒中发生风险。

房颤患者脑卒中风险评估与抗凝策略具体如下:

非瓣膜病心房颤动脑卒中的风险评估与非瓣膜病心房颤动根据血栓栓塞(脑卒中)

风险评估决定抗凝策略。

CHA2DS2-VASc评分(表 7.15)是临床上最常用的非瓣膜病心房颤动患者脑卒中风险的评分系统,临床上通过计算每一项的分值,将心房颤动患者进行风险分层。随着评分的增加,栓塞风险增加。根据这一评分系统,如果男性评分≥2分、女性评分≥3分推荐抗凝治疗。评分为1分(除女性得分外)者,根据获益与风险衡量,可考虑口服抗血小板药。若评分为0分,则不需要口服抗凝及抗血小板药物。女性在无其他脑卒中危险因素存在时不增加脑卒中风险。推荐非瓣膜病心房颤动患者应用 CHADS2 或 CHA2DS2-VASc 评估缺血性卒中风险。后者较前者更利于识别真正的低危患者。

表 7.15 CHA2DS2-VASc 评分系统

危险因素	评分(分)
充血性心力衰竭、左心室收缩功能障碍	1
高血压至少 2 次静息血压＞140/90 mmHg	1
年龄≥75 岁	2
糖尿病 空腹血糖＞125 mg/天(7 mmol/L)或需要口服降血糖药物和(或)胰岛素治疗	1
脑卒中/TIA/血栓栓塞史	2
血管疾病 既往心肌梗死、外周动脉疾病或主动脉斑块	1
年龄 65～74 岁	1
女性	1
最高累计分	9

注:TIA 为短暂性脑缺血发作,英文全称为 Transient Ischemic Attack。

出血风险评估见表 7.16。

表 7.16 出血风险评估

危险因素分类	具体危险因素
可纠正的危险因素	1. 高血压(尤其是 SBP＞160 mmHg)
	2. 服用维生素 K 拮抗剂时不稳定的 INR 达到治疗目标范围值的时间＜60％
	3. 合并应用增加出血倾向的药物,如抗血小板药物及非甾体抗炎药
	4. 嗜酒(≥8 次/周)
潜在可纠正的危险因素	1. 贫血
	2. 肾功能受损(血肌酐＞200 μmol/L)
	3. 肝功能受损[慢性肝病或显著肝功能异常的生化证据(如胆红素＞2 倍正常上限,天冬氨酸转氨酶、丙氨酸转氨酶、碱性磷酸酶＞3 倍正常上限)]
	4. 血小板数量减少或功能降低

续表

危险因素分类	具体危险因素
不可纠正的危险因素	1. 年龄（＞65岁）
	2. 大出血史
	3. 既往脑卒中病史
	4. 需要透析治疗的肾脏病或肾移植术后
	5. 肝硬化
	6. 恶性疾病
	7. 遗传因素
出血危险因素的生物标志物	1. 高敏肌钙蛋白
	2. 生长分化因子-15
	3. 血肌酐或估测的肌酐清除率

出血风险增高者亦常伴有栓塞风险增高，若患者具备抗凝治疗适应证，同时出血风险亦高时，需对其进行更为谨慎的获益风险评估，纠正导致出血风险的可逆性因素，严密监测，制定适宜的抗凝治疗方案。这些患者接受抗凝治疗仍能净获益，因而不应将出血风险增高视为抗凝治疗的禁忌证。对缺血性脑卒中风险高同时伴有出血风险的患者，应在严密的监测下进行抗凝治疗；对出血风险高而脑卒中风险较低的患者，应慎重选择抗栓治疗的方式和强度，并应考虑患者的意愿。

五、无症状性颈动脉粥样硬化

曾有一项纳入1121例无症状性颈动脉狭窄患者的研究，平均随访8年，发现颈动脉狭窄进展加重的有222例，未改变的有856例，斑块减小的有43例。亚组分析显示颈动脉进展性狭窄可增加卒中发生风险。

无症状性颈动脉粥样硬化管理流程具体如下：

（1）对于颈动脉内膜中层增厚患者，无缺血性脑卒中症状，建议控制高血压、糖尿病、血脂异常和吸烟饮酒等相关危险因素。如果血脂在正常范围以内，则不建议使用他汀类药物治疗。

（2）颈动脉不稳定性斑块或斑块伴狭窄50％以上者，如无缺血性脑卒中症状，无论血脂是否异常，建议使用他汀类药物治疗。

（3）确诊的无症状性颈动脉重度狭窄（狭窄＞70％）且预期寿命大于5年者，建议其可以在有条件的医院（围手术期脑卒中和死亡发生率＜3％的医院）行颈动脉内膜切除术（Carotid Endarterectomy，CEA）治疗，同时推荐联合应用阿司匹林治疗。

（4）具有CEA手术适应证，但手术风险较高的无症状性颈动脉重度狭窄患者，可以考虑做血管内支架成形术（Carotid Artery Stenting，CAS），但CAS与单纯药物治疗相比，其有效性尚未得到充分证实。

六、生活方式

多项研究显示,吸烟、饮酒、缺乏锻炼、肥胖、低膳食营养等是脑卒中的重要危险因素。

七、风险评估工具

在卒中首次发病的危险因素多项研究中最著名的是弗雷明翰研究,根据其研究成果研发的弗雷明翰10年卒中风险评估可用于预测一定时间内个体卒中事件发生的风险,是国内外广泛应用的卒中风险评估工具,其危险因素包括年龄,SBP,是否合并糖尿病、心血管疾病及房颤史,心电图是否提示有左室高压,现时吸烟状况等,但该证据主要来源于20世纪六七十年代。在此基础上,在不同的人种和地区衍生出了众多预测模型。2021年版《中国脑卒中防治指导规范》推荐在缺血性脑卒中一级预防风险评估中使用改良的弗雷明翰卒中量表(表7.17)、汇集队列方程(表7.18)等工具进行脑卒中发生风险的评估。缺血性脑卒中二级预防风险评估量表包括ABCD评分系统(表7.19)、Essen量表(表7.20)和卒中预测工具SPI-Ⅱ量表(表7.21)等。

表7.17 改良的弗雷明翰卒中量表(男性、女性)

男性	分值										
	0	1	2	3	4	5	6	7	8	9	10
年龄(岁)	54~56	57~59	60~62	63~65	66~68	69~72	73~75	76~78	79~81	82~84	85
未治疗SBP (mmHg)	97~105	106~115	116~125	126~135	136~145	146~155	156~165	166~175	176~185	186~195	196~205
治疗后SBP (mmHg)	97~105	106~112	113~117	118~123	124~129	130~135	136~142	143~150	151~161	162~176	177~205
糖尿病	否		是								
吸烟	否			是							
心血管疾病	否				是						
心房纤颤	否				是						
左心室肥厚	否						是				

分值	10年卒中风险(%)	分值	10年卒中风险(%)	分值	10年卒中风险(%)
1	3	11	11	21	42
2	3	12	13	22	47
3	4	13	15	23	52
4	4	14	17	24	57
5	5	15	20	25	63
6	5	16	22	26	68
7	6	17	26	27	74
8	7	18	29	28	79
9	8	19	33	29	84
10	10	20	37	30	88

女性	分值										
	0	1	2	3	4	5	6	7	8	9	10
年龄(岁)	54～56	57～59	60～62	63～64	65～67	68～70	71～73	74～76	77～78	79～81	82～84
未治疗 SBP (mmHg)		95～106	107～118	119～130	131～143	144～155	156～167	168～180	181～192	193～204	205～216
治疗后 SBP (mmHg)		95～106	107～113	114～119	120～125	126～131	132～139	140～148	149～160	161～204	205～216
糖尿病	否					是					
吸烟	否						是				
心血管疾病	否			是							
心房纤颤	否								是		
左心室肥厚	否					是					

分值	10年卒中风险(%)	分值	10年卒中风险(%)	分值	10年卒中风险(%)
1	1	11	8	21	43
2	1	12	9	22	50
3	2	13	11	23	57
4	2	14	13	24	64
5	2	15	16	25	71
6	3	16	19	26	78
7	4	17	23	27	84
8	4	18	27		
9	5	19	32		
10	6	20	37		

注:根据患者的各项危险因素得分计算出总评分值,每一个总评分值对应一个相应的10年卒中发病风险,男性评分值为1～30分,10年卒中发病风险从3%逐渐上升至88%;女性评分值1～27分,10年卒中发病风险从1%逐渐上升至84%。其中心血管疾病包括心肌梗死、心绞痛、冠状动脉功能不全、间歇性跛行、充血性心力衰竭等;左心室肥厚指心电图诊断的心室肥厚。例如,一位70岁女性(5分),治疗后SBP为135 mmHg(6分),患有心房纤颤(6分),有吸烟史(3分),无糖尿病病史(0分),无左心肥厚病史(0分),总分为20分,对应的10年卒中发病风险为37%。1 mmHg=0.133 kPa。

表 7.18　汇集队列方程

危险因素	单位结果	结果范围
性别		男性或女性
年龄	岁	20～79
种族	非洲裔、白种人或其他	非洲裔、白种人或其他
总胆固醇	mg/dL	130～320
HDL-C	mg/dL	20～100
SBP	mmHg	90～200
降压治疗	是或否	是或否
糖尿病	是或否	是或否
吸烟	是或否	是或否

注:填写相关项目计算未来 10 年 ASCVD 的发生风险。

表 7.19　ABCD 评分系统

评分方法	ABCD	ABCD2	ABCD3-I
年龄≥60 岁	1	1	1
血压≥140/90 mmHg	1	1	1
临床表现			
单侧肢体无力	2	2	2
言语障碍不伴肢体无力	1	1	1
症状持续时间			
≥60 min	2	2	2
10～59 min	1	1	1
糖尿病	无	1	1
双重短暂性脑缺血发作病史	无	无	2
影像学			
DWI 高信号	无	无	2
颈动脉狭窄≥50%	无	无	2
总分	0～6	0～7	0～13

注:ABCD 评分系统总分为 6 分,≤3 分为低危,>3 分为高危;ABCD2 评分法总分为 7 分, <4 分为低危,4～5 分为中危,>5 分为高危;ABCD3-I 评分法总分为 13 分,≤3 分为低危,4～ 7 分为中危,≥8 为高危。DWI 为核磁共振中的弥散加权成像,英文全称为 Diffusion Weighted Imaging。

表 7.20　Essen 量表

危险因素	分值
年龄 65~75 岁	1
年龄＞75 岁	2
高血压	1
糖尿病	1
既往心肌梗死	1
其他心血管疾病（除心肌梗死和心房颤动外）	1
周围动脉疾病	1
吸烟	1
既往短暂性脑缺血发作或缺血性卒中	1
总分	9

注：0~2 分为卒中复发低风险患者，3~6 分为卒中复发高风险患者。

表 7.21　SPI-Ⅱ量表

危险因素	分值
年龄＞70 岁	2
重度高血压	1
糖尿病	3
冠心病	1
充血性心力衰竭	3
既往卒中	3
卒中（非短暂性脑缺血发作）	2
总分	15

注：0~3 分为低危，4~7 分为中危，8~15 分为高危；重度高血压：SBP ≥180 mmHg 和（或）DBP≥100 mmHg。

参 考 文 献

[1]　Huo Y,Li J,Qin X,et al. Efficacy of folic acid therapy in primary prevention of stroke among adults with hypertension in China:the CSPPT randomized clinical trial[J]. JAMA,2015,313:1325-1335.

[2]　Hyvet Study Group. Treatment of hypertension in patients 80 years of age or older[J]. N. Engl. J. Med. ,2008,358:1877-1898.

[3]　Wright J T,Williamson J D,Whelton P K,et al. A randomized trial of intensive versus standard blood-pressure control[J]. N. Engl. J. Med. ,2015,373(22):2103-2116.

[4]　Williamson J D,Supiano M A,Applegate W B,et al. Intensive vs. standard blood pressure control and cardiovascular disease outcomes in adults aged ≥75 years:a randomized clinical trial[J]. JAMA,

2016,315(24):2673-2682.

[5] Zhang W,Zhang S,Deng Y,et al. Trial of intensive blood-pressure control in older patients with hypertension[J]. N. Engl. J. Med. ,2021,385(14):1268-1279.

[6] Sabatine M S,Giugliano R P,Keech A C,et al. Evolocumab and clinical outcomes in patients with cardiovascular disease[J]. N. Engl. J. Med. ,2017,376:1713-1722.

[7] Dufouil C,Beiser A,McLure LA,et al. Revised Framingham stroke risk profile to reflect temporal trends[J]. Circulation,2017,135(12):1145-1159.

[8] Goff D C,Lloyd-Jones D M,Bennett G,et al. 2013 ACC/AHA guideline on the assessment of cardiovascular risk:a report of the American college of cardiology/American heart association task force on practice guidelines[J]. Circulation,2014,129(25):49-73.

[9] Rothwell P M,Giles M F,Flossmann E,et al. A simple score (ABCD) to identify individuals at high early risk of stroke after transient ischaemic attack[J]. Lancet,2005,366(9479):29-36.

[10] Thompson D D,Murray G D,Dennis M,et al. Formal and informal prediction of recurrent stroke and myocardial infarction after stroke:a systematic review and evaluation of clinical prediction models in a new cohort[J]. BMC Med. ,2014,12:58.

[11] Caprie Steering Committee. A randomised,blinded,trial of clopidogrel versus aspirin in patients at risk of ischaemic events(CAPRIE). CAPRIE Steering Committee[J]. Lancet,1996,348(9038):1329-1339.

[12] 中华医学会神经病学分会,中华医学会神经病学分会脑血管病学组. 中国缺血性脑卒中风险评估量表使用专家共识[J]. 中华神经科杂志,2016,49(7):519-525.

第八章　老年围手术期风险评估与干预

第一节　老年围手术期麻醉风险

一、术前管理

(一) 总体评估与准备

老年患者术前访视和评估是实施麻醉手术前至关重要的一步,目的是客观评价老年患者对麻醉手术的耐受力及其风险,同时对患者的术前准备提出建议,在条件允许的情况下,尽可能提高患者对麻醉手术的耐受力,降低围手术期并发症与死亡风险。

1. ASA 分级

根据 ASA(美国麻醉师协会)分级及患者年龄可以初步预测围手术期的死亡率,ASA 分级与围手术期死亡率的关系见表 8.1。对麻醉与手术相关死亡率的研究发现,整体人群的死亡率为 1.2%,其中 60~69 岁组为 2.2%,70~79 岁组为 2.9%,80~89 岁组为 5.8%,90 岁以上组为 8.4%。

表 8.1　ASA 分级与围手术期死亡率的关系

分级	定义	因素	死亡率(%)
Ⅰ级	身体健康,各器官功能正常	健康,不吸烟、不饮酒或少量饮酒	0~0.08
Ⅱ级	合并轻度系统性疾病,器官功能代偿健全	吸烟,饮酒,肥胖($30\ \text{kg/m}^2 < \text{BMI} < 40\ \text{kg/m}^2$),糖尿病、高血压控制良好,轻度肺部疾病	0.2~0.4
Ⅲ级	合并重度系统性疾病,器官功能受到限制	高血压、糖尿病控制差,COPD,重度肥胖($\text{BMI} > 40\ \text{kg/m}^2$),活动性肝炎,酒精依赖或酗酒,心脏起搏器植入术后心脏射血分数中度下降,终末期肾病进行定期规律透析,心肌梗死,脑血管意外,短暂性脑缺血发作病史,冠状动脉疾病有冠状动脉支架植入(发病至今超过 3 个月)等	1.8~4.3

续表

分级	定义	因素	死亡率(%)
Ⅳ级	合并重度系统性疾病,经常面临生命危险	近3个月内发生过心肌梗死、脑血管意外、短暂性脑缺血或冠状动脉疾病有冠状动脉支架植入,合并有心肌缺血或严重心脏瓣膜功能异常、心脏射血分数重度下降、脓毒症、DIC、ARDS或终末期肾病未接受定期规律透析等	7.8~23
Ⅴ级	垂死的患者,如不接受手术,则无生存的可能	胸或腹主动脉瘤破裂、严重创伤、颅内出血合并占位效应、缺血性肠病面临严重心脏病理性改变或多器官及系统功能障碍	9.4~50.7
Ⅵ级	已宣布脑死亡患者,准备作为供体对其器官进行取出移植手术	—	—

注:DIC(Disseminated Intravascular Coagulation)为弥散性血管内凝血;ARDS(Acute Respiratory Distress Syndrome)为急性呼吸窘迫综合征;"—"表示此项无内容。

2. 老年状态全面评估

老年状态全面评估是以老年医学科为主的多学科对老年患者合并症、机体功能、心理和社会学特点进行全面的评估。老年患者的认知、功能、营养及衰弱状态等情况与围手术期不良事件的发生率明显相关,现已成为老年患者术前评估的重要部分(表8.2)。术前应尽可能改善老年患者的身体功能和营养状态,纠正导致围手术期认知下降的危险因素,提高老年患者对手术应激的耐受性,降低围手术期不良事件的发生率。

表8.2　老年患者术前评估项目

项目	评估方法
痴呆	用 Mini-Cog 评估量表进行筛查; 如果阳性,则继续用 MoCA 量表进行评估
谵妄	在手术前明确易感因素和诱发因素; CAM
抑郁	GDS
功能状态	ADL 量表; IADL 评估量表
营养状态	MNA 量表; 6 个月内意外减重 10%~15%; BMI<18.5 kg/m^2; 无肝肾疾病时白蛋白水平<30 g/L
衰弱状态	Fried 衰弱表型中的 5 条诊断标准; MFS

（1）认知功能

老年患者认知功能受损会增加术后并发症和死亡的风险,谵妄、痴呆和抑郁是评估认知功能的重要考虑因素,且术前评估的结果可以作为术后认知功能评估的基线值。Mini-Cog 评估量表是术前常用的快速痴呆筛查工具,MoCA 量表则用以明确是否存在认知功能减退。谵妄被定义为一种意识混乱和注意力不集中的急性状态,可能伴随意识水平的改变和思维混乱,它与术后的不良结局相关,包括住院时间延长、肺部并发症、院内跌倒、脱水和感染等。通过评估易感因素和诱发因素的数量可以确定患谵妄的风险。针对危险因素的治疗可以减少谵妄的发生并降低其严重程度。术前有抑郁症状的老年患者,发生术后功能恢复不良的概率增加,更容易发展成术后谵妄,而且谵妄的持续时间更长。GDS 是简单有效的抑郁症筛查工具。

（2）日常生活功能

老年患者的功能状态评估可以使用 ADL 量表和 IADL 评估量表。功能受损患者术后产生并发症的风险增加,包括功能下降及需要住院治疗。日常活动功能缺陷患者生活或行动困难,应接受进一步评估及适当的术前治疗。经证明,包括家庭锻炼、营养评估、放松疗法和疼痛管理在内的多种方法预处理能改善术后的功能状态。

（3）营养状态

术后营养不良可导致伤口裂开、吻合口瘘、感染、谵妄、死亡率增加和住院时间延长。MNA 量表是敏感性和特异性最强的术前营养状态评估工具。高危患者应在手术前请营养师制定并实施围手术期营养补充计划。

（4）衰弱状态

衰弱状态是因生理储备下降而出现抗应激能力减退的非特异性状态,涉及多系统的生理学变化,包括神经肌肉系统、代谢及免疫系统改变,这种状态增加了死亡、失能、谵妄及跌倒等负性事件发生的风险。通过临床表型（衰弱表型）定义的衰弱诊断标准包括5 条:① 近 1 年内意外减重 4.5 kg,或随访时体重下降超过 5%。② 握力下降。③ 感到疲劳。④ 步行速度减慢(测量行走 4.5 m 所用的时间)。⑤ 低体力活动水平(以每周千卡消耗量衡量)。符合 3 条以上,诊断为衰弱;符合 1~2 项,诊断为衰弱前期;符合 0 项诊断为非衰弱。这一标准主要从生理层面界定衰弱,是其他评估标准的基础,简便易行,因此目前被广泛应用。基于 CGA 的 MFS、ASA 分级、步速及握力都能预测术后并发症的发生率,与其他风险分层指标相比,MFS 是术后并发症和 6 个月死亡率的最佳评估工具。

（二）外科手术类型、创伤程度与手术风险评估

手术本身可显著影响围手术期风险,包括外科手术类型、创伤程度、出血以及对重要脏器功能的影响。表浅性手术的围手术期不良预后风险较胸腔、腹腔或颅内手术低。手术风险较大的有重要器官的手术、急诊手术、失血量大的手术、对生理功能干扰剧烈的手术、新开展的复杂手术(或者技术上不熟练的手术)和临时改变术式的手术。同类手术在施行急诊或择期手术时,急诊手术的不良预后是择期手术的 3~6 倍。不同的手术方式对麻醉风险的影响不同,应根据手术类型有针对性地对患者及家属交代风险。

（三）围手术期老年患者脏器术前管理策略与评估流程

1. 心肌保护

（1）术前管理策略

① 通过诊断、优化和规范术前并存心血管疾病的药物和干预治疗，优化老年患者的心脏功能。② 高血压药物治疗。③ 抗凝药物治疗。④ 抗心力衰竭治疗。⑤ 抗心律失常或起搏治疗。⑥ 心脏球囊扩张。⑦ 冠状动脉支架等。⑧ 外科医师术前制定与其严重心脏并发症风险相对应的手术方案，如控制创伤程度、降低出血量以及缩短手术时间。⑨ 尽量避免机械性灌肠。⑩ 术前 2 h 可经口摄入碳水化合物饮料<400 mL。

（2）评估流程

术前应重点评估患者是有症状还是无症状的冠状动脉疾病及患者的体能状态。活动性心脏病患者需进行内科治疗，病情稳定后才能行择期手术，是否进行进一步评估取决于患者和手术的具体因素及患者的体能状态，需要特别关注那些体能状态差的高危患者。具体如图 8.1 所示。

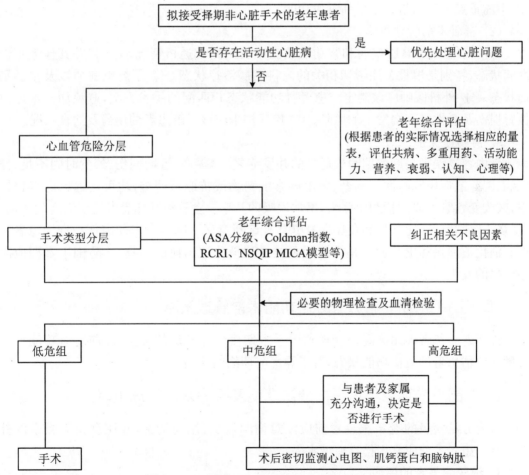

图 8.1　老年患者非心脏手术的心血管评估流程

注：RCRI（Revised Cardiac Risk Index）为改良心脏风险指数；NSQIP MICA 为美国外科医师协会国家外科质量改进项目的 MICA 模型。

2. 脑保护

① 通过诊断、优化以及规范相应的可能加剧脑部严重并发症的内科疾病的治疗,使患者术前脑功能处于最优状态。② 不稳定性高血压。③ 糖尿病。④ 睡眠障碍。⑤ 外科医师应制定对循环及大脑灌注影响最小的手术方案。⑥ 术前给予预防性抗凝措施。⑦ 麻醉科医师访视。⑧仔细了解患者神经、精神及合并的其他慢性病和治疗状态,术前测定患者的双上肢基线血压。⑨ 避免给予术前用药(特别是抗胆碱药物)。⑩ 鼓励患者术前 2 h 摄饮碳水化合物饮料<400 mL。

3. 保护性通气

① 诊断呼吸系统疾病,并对当前的治疗状况进行评价。② 术前给予优化治疗措施。③ 雾化吸入。④ 化痰、抗炎及解痉治疗。⑤ 加强呼吸功能锻炼。⑥ 术前 4 周戒烟。⑦ 麻醉科医师术前仔细了解呼吸疾病、呼吸功能及治疗状态。⑧ 避免术前用药。

4. 肝脏、肾脏保护

(1) 肝脏术前管理策略

老年人的肝脏合成和代谢功能下降,可采用 Child-Pugh 分级评估肝功能的损害程度,术前重点关注白蛋白水平和凝血功能。

(2) 肾脏术前管理策略

① 了解患者的肾脏疾病和肾功能状态以及用药或透析情况。② 合并其他老年慢性病状态,特别是慎重关注密切相关的内科疾病治疗状态。③ 了解电解质以及水钠平衡状态。④ 外科医师应该制定与患者肾功能状态相匹配的手术方案,避免加剧术后急性肾损伤及急性肾衰竭发生的风险。⑤ 疾病护士应该了解患者的用药及饮食状况。

5. 胃肠道保护

胃内容物误吸是麻醉期间最危险的并发症之一,疼痛、近期创伤、禁食时间不足、糖尿病、肥胖或应用麻醉性镇痛药、肾上腺素能药物或抗胆碱药等,均可延迟胃内容物排空,或改变食管下段的括约肌张力,增加误吸的几率。食管裂孔疝患者是误吸高危病例,气"烧心"症状往往比食管裂孔疝本身更具有诊断意义。麻醉手术前需仔细询问患者是否有消化道溃疡病史及近期是否服用可能导致消化道出血的药物,严防围手术期应激性溃疡的发生。

(四) 围手术期老年患者凝血功能术前管理策略

许多老年患者停用抗凝药物导致围手术期血栓性疾病的发生,术前凝血功能检测有助于评估患者的凝血功能状态,可指导术前药物的使用。

(五) 围手术期老年患者内分泌功能及疾病术前管理策略

有内分泌疾患的老年患者术前应注意询问病史、用药情况,并注意相应激素的补充。老年患者术前应常规检查血糖水平。

1. 糖尿病患者的评估

复查血糖及糖化蛋白水平,若择期手术,则糖化血红蛋白水平应小于8%。评估患者对降糖药物的敏感性、是否合并心血管疾病、周围神经病变的程度以及认知功能状态等。

2. 肾上腺功能异常患者的评估

应询问其用药剂量和最后一次用药的时间。泼尼松累积剂量大于 0.4 g,可发生肾上腺皮质功能抑制,且可延续至停止用药后 1 年。

3. 合并甲状腺疾病患者的评估

稳定型甲状腺功能低下患者,允许择期麻醉和手术;大型及高风险手术需推迟择期手术,并给予甲状腺素补充治疗。

(六) 老年患者术前用药与既往用药医嘱

慎用影响术后认知功能的药物,尤其是东莨菪碱和长托宁,可更换为短效苯二氮䓬类或非苯二氮䓬类药物。长期服用苯二氮䓬类药物者术前可继续应用。

在治疗慢性病的药物中,多数术前应继续应用,如抗高血压药物。部分可调整剂量或种类,如 β 受体阻滞剂可增加围手术期脑梗死的发生率和死亡率,不建议预防性使用;如口服 ACEI 和 ARB 的高血压患者,手术当天早晨应暂停给药,以减少术中低血压,如使用镇痛药物,可停用非必需的植物提取物或中药制剂。

抗凝药物的停用与否应根据疾病状态权衡处理,对于使用抗血小板双重治疗的择期或限期手术患者,术前可短期停用 P2Y12 受体拮抗剂,停药时注意桥接。

二、术中管理

(一) 指导原则

术中管理应以加速康复外科(Enhanced Recovery after Surgery, ERAS)指南和麻醉下重症诊疗为原则,以循证医学证据为基础,术中管理理论与临床实践原则如下:① 维护老年患者术前长期建立的代偿状态。② 维持机体围手术期内环境稳定。③ 根据个体化原则制定麻醉方法、麻醉预警监测与多维度管理策略。④ 以术后并发症降低和康复进程加速作为麻醉管理的首要导向标。

在老年患者术中管理方面,多维度术中麻醉管理包括麻醉方法、麻醉监测、抗应激管理、容量管理、循环管理、脏器保护、体温管理、血液管理、抗炎管理和恶心呕吐预防 10 个方面。

(二) 麻醉方式的选择

老年患者应选择满足外科要求、对脏器功能影响最小、获益风险比最大的麻醉方法。主要原则为:① 术前通过多学科综合评估了解老年患者的脏器功能储备状态。② 术前脏器功能储备越差,麻醉方法的优劣影响越大,故麻醉方法选择应因人而异,且需对可能导致严重影响的因素进行分析、预判,并制定防治策略。③ 当前的循证证据还不能判定老年患者麻醉方法选择的优劣性。

（三）麻醉检测的选择

老年患者麻醉监测原则为：① 基本监测＋脆弱脏器强化监测。② 从供方监测转变为需方反馈监测，强调氧供监测的重要性；强调抗应激措施和镇静药供给，建立多模式脑监测反馈优化供给体系；强调早期预警监测、便携式高敏感生化标记物监测；对内环境改变及损伤进行早期预警及干预，使老年患者在麻醉下进行重症诊疗和术后快速康复成为可能。③ 围手术期监测的"四化"建设（无创化→无线化→5G化→智能化）是未来可期的监测主流方向。

（四）老年患者术中常规管理策略

术中常规监测应该包括心电图，心率、心律，无创血压、连续无创动脉血压、有创动脉血压，SpO_2，体温，呼吸频率、节律，尿量等。如果实施全身麻醉，应进一步监测吸入氧浓度（FiO_2）、呼气末二氧化碳分压（$PETCO_2$）、麻醉气体吸入和呼出浓度、气道压力、潮气量等。术中使用脑电监测能减少麻醉药物用量，缩短麻醉复苏时间，减少术后恶心呕吐等并发症。现有证据表明，脑电双频指数监测能有效降低术后谵妄的发生，但在降低术后认知功能障碍方面的证据不足。老年患者作为术后谵妄和认知功能障碍发生的高风险人群，强烈建议在围手术期使用脑电监测。当使用非去极化肌松药时，若具备条件，则强烈建议实施肌松监测以减少围手术期并发症。

（五）围手术期的应激管理

1. 应激管理原则

老年患者抗应激管理原则为：① 应激覆盖围手术期全程，包括术前焦虑、抑郁、睡眠障碍，长时间禁饮禁食，术中镇痛不足，脏器缺血，二氧化碳蓄积，低血压，急性术后疼痛管理，术后谵妄等内容。② 应激管理已成为影响 ERAS 进程的关键要素。③ 应激监测与干预成为围手术期管理的核心，应激监测包含微创组织血糖浓度监测（连续14天）、间断血糖浓度监测、基于脑电图的脑伤害指数监测与脑应激干预术中的镇痛管理个体化。④ 无阿片麻醉不能解决围手术期的所有应激挑战，发展方向应为低阿片多模式镇痛→抗应激→个体化策略。⑤ 预防性镇痛管理策略已经成为术前预康复的重要内容。

2. 应激管理举措

围手术期的有效抗应激措施为低阿片多模式抗应激管理，包括预康复镇痛措施，如选择性环氧化酶-2 阻断剂、急慢性疼痛控制等。术中抗应激措施包括：① 区域阻滞麻醉、全麻复合区域阻滞、局麻药伤口浸润镇痛等。② 推荐给予短效镇痛药物，如瑞芬太尼 $0.2 \sim 0.4 \, \mu g/(kg \cdot min)$。③ 术中辅助抗应激措施，如右美托咪定、利多卡因静脉输注等。

术后低阿片多模式镇痛包括：① 切口痛采用椎管内、外周神经阻滞，伤口局麻药浸润镇痛等措施。② 内脏手术给予 κ 受体激动剂，尤其在微创内镜手术中，内脏痛的术后疼痛强度最大，因此，麻醉科医师在此类手术中应对内脏痛控制作重点考虑。③ 患者若无禁忌证，则可给予 NSAID 控制炎性痛。当然，具体的镇痛措施应根据手术种类、手术方式、创伤大小和患者特征作不同组合。

（六）术中容量管理或循环管理

术中容量管理或循环管理原则如下：

① 常规容量管理策略：目标导向液体治疗（Goal-directed Fluid Therapy，GDFT）联合预防性缩血管药物，GDFT 可防止容量不足，预防性缩血管药物可防止容量过负荷。

② 维持术中血压在术前一天基线血压±10％的水平：采用动脉血压监测时，需要用同侧上臂无创袖带血压进行校正。

③ 术中心率不宜过快，这是因为过快的心率可导致高发的严重心脏并发症和死亡率；充分抗应激是确保慢心率的前提；谨防采用 β 受体阻滞剂减慢心率，进行全面的诊断后应采用相应的降低心率的方法。

④ 评价全身及大脑氧供需平衡的可靠指标为血乳酸含量以及脑氧饱和度（rSO_2）。脆弱心功能患者可以采用功能性血流动力学监测指导循环管理，合并严重心脏瓣膜疾病等情况可采用经胸超声心动图（Transthoracic Echocardiography，TTE）、经食道超声心动图（Transesophageal Echocardiography，TEE）辅助指导心脏前后负荷及心功能的评价。

（七）围手术期术中老年患者脏器保护

1. 心肌保护术中管理策略及麻醉管理策略

（1）术中管理策略

在常规监测的基础上，根据患者病情，可进行如下监测：① 中心静脉压（Central Venous Pressure，CVP）。② 肺动脉导管。③ 动脉波形心输出量（Arterial Pressure-based Cardiac Output，APCO）。④ Mostcare。⑤ LIDCOrapid。⑥ TEE。⑦ TTE。⑧ 连续上腔静脉血氧饱和度监测。⑨ 血栓弹力图（Thrombelastography，TEG）。⑩ 近红外光谱脑氧饱和度监测。⑪ 动态血气（含乳酸和血糖）。

（2）麻醉管理策略

① 充分镇痛、抗应激及镇静。② 防止麻醉诱导和循环紊乱。③ 实施 GDFT 管理＋预防性给予缩血管药物。④ 优化麻醉管理方案，根据并存疾病的生理代偿及治疗状况，维持已经建立的代偿状态。⑤ TEE、TTE 监测，颈椎监测及心功能优化管理。⑥ 密切监测尿量和血乳酸含量。⑦ 进行大型手术时给予积极的抗炎管理；实施低潮气量保护性通气策略。⑧ 维持水、电解质平衡。⑨ 应对外科术中发生大出血及严重影响循环稳定的操作进行密切监护，发现异常应及时处理。⑩ 在手术结束前，进行有效的镇痛衔接。

2. 脑保护术中管理策略

（1）术中管理策略

在常规监测的基础上，根据患者病情，可进行如下监测：① 加强镇痛指数、伤害指数监测。② 加强动脉血气和电解质监测。③近红外无创 rSO_2 监测。④ APCO。⑤ Mostcare。⑥ LIDCOrapid。⑦ TEE。⑧ TTE。⑨ TEG。

（2）麻醉管理策略

① 维持血压在术前水平。② 实施连续无创、有创动脉血压监测。③ 实施 GDFT 管

理＋预防性给予缩血管药物。④ 采用短效镇静镇痛药物,可联合外周神经阻滞。⑤ 常规监测麻醉镇静深度,维持脑电双频指数为 50～60。⑥ 优化通气参数,避免过度通气。⑦ 监测并维持 $rSO_2 > 60\%$。⑧ 加强应激和抗炎管理,给予右美托咪定 $[0.1～0.7\ \mu g/(kg \cdot h)]$。⑨ 大型手术推荐常规给予乌司他丁 1000 U/kg。⑩ 外科医师应该加快手术进程,减少出血量。

3. 肺通气功能术中和麻醉管理策略

(1) 术中管理策略

在常规监测的基础上,根据患者病情,可进行如下监测:① 加强镇痛指数、伤害指数监测。② 加强动脉血气监测。③ APCO。④ Mostcare。⑤ LIDCOrapid。

(2) 麻醉管理策略

① 麻醉方法优选椎管内、外周神经阻滞。② 全身麻醉,推荐采用全静脉麻醉,给予短效镇静镇痛药物,可复合外周神经阻滞。③ 严格实施保护性通气管理策略。④ 根据患者术前血气结果设定通气参数,避免高氧血症和过度通气。⑤ 实施 GDFT 管理＋预防性给予缩血管药物,避免输液过多。⑥ 大型手术实施抗炎管理措施。

4. 老年患者围手术期肾脏保护术中和麻醉管理策略

(1) 术中管理策略

在常规监测的基础上,根据患者病情,可进行如下监测:① 不宜使用造瘘的肢体进行血压监测。② 动态血气分析(含乳酸和血糖)。③ 加强出凝血功能检测。④ TEG。⑤ 凝血四项。⑥ APCO。⑦ LIDCOrapid。⑧ Mostcare。⑨ TEE。⑩ TTE。⑪ CVP。⑫ 肺动脉导管监测。

(2) 麻醉管理策略

① 维持体液零平衡,使血压接近术前基线水平。② 连续无创、有创动脉血压监测。③ 实施 GDFT 管理＋预防性给予缩血管药物。④ 围手术期避免给予胶体溶液。⑤ 麻醉方法首选外周神经阻滞、椎管内麻醉。⑥ 全身麻醉,避免使用肾脏毒性药物。⑦ 肌松药物最好选择不经过肾脏代谢的药物。⑧ 鼓励使用短效镇痛镇静药物。⑨ 维持术中水钠及电解质平衡。

(八) 血液管理

1. 进行围手术期贫血筛查与干预

运用铁剂＋红细胞生成素等对术前贫血与术后贫血进行筛查和干预,会影响老年患者的长期健康。

2. 围手术期出凝血管理

个体化出凝血功能综合测定更适合老年患者。

3. 围手术期输血管理

异体输血与患者术后并发症及肿瘤复发率增加密切相关,需结合老年患者心肺功能和输血指南,合理确定异体血输注指征。

4. 围手术期节约用血管理

① 确保体温正常。② 合理使用氨甲环酸。③ 使用冷沉淀纤维蛋白原、凝血酶原复

合物优化凝血功能。④ 自体血回收。⑤ 微创手术。⑥ 避免稀释性凝血病等。

5. 围手术期预防性血栓管理

① 围手术期血栓风险评估。② 术前、术后抗血栓预防措施。③ 早下地、早锻炼。

(九) 围手术期抗炎管理

导致围手术期炎症反应的因素包括：① 外科创伤是导致围手术期炎性反应的首要因素，应尽量避免缺血再灌注损伤。② 麻醉管理不当会加剧全身炎性反应及脏器功能损害。

防范措施包括有效控制应激和 GDFT 管理＋预防性缩血管药物使用＋预防性抗炎管理。

(十) 恶心、呕吐的预防

麻醉科医师应根据术前恶心、呕吐的风险评估设计防范措施：① 针对有 1～2 项风险因素的患者，使用 2 种抗恶心、呕吐药物——地塞米松和 5-羟色胺拮抗剂。② 针对有 2 项以上风险因素的患者，使用 3 种抗恶心、呕吐药物。③ 丙泊酚静脉麻醉、针灸等也是可考虑的措施。术后恶心、呕吐的高危因素包括女性、使用阿片类药物、吸入麻醉药、既往术后恶心和呕吐、麻醉超过 60 min、有晕动病史、不吸烟，但不包括年龄。很多止吐药物可能会造成不良反应，如甲氧氯普胺（胃复安）可能造成锥体外系副反应而增加跌倒风险；东莨菪碱、异丙嗪等具有抗胆碱能效能的药物可诱发谵妄，老年患者应慎用。

(十一) 体温保护

术中低体温可导致患者术后伤口感染发生率增加、伤口愈合延迟、围手术期出血量显著增加、心血管事件增加、术后患者苏醒延迟、远期肿瘤复发率升高等风险，老年患者由于体温调节功能严重减退，术中极易发生低体温，术中体温监测应成为常规监测。通过压力暖风毯、液体加温仪等设备，维持术中体温不低于 36 ℃。

(十二) 处理术后问题的术中措施

对于术后发生营养不良风险较高以及需要安宁疗护的患者，可考虑在术中放置 PEG/J 管路、造瘘等相应干预措施。

(十三) 麻醉恢复室管理

患者离开麻醉恢复室的标准为神志完全恢复＋循环、呼吸达到术前状态＋运动视觉模拟疼痛评分＜3 分＋体温正常＋内环境稳定。在麻醉恢复室中，麻醉科医师可借助血气分析、全导心电图、经胸超声心动图、"心梗三项"检查为老年患者的快速诊断提供更多的病因分析证据。

三、术后管理

在术前及术中需要预防和处理的问题在术后同样适用，术后管理条目见表 8.3。物理医学康复科介入的积极早期康复和周全的转诊医疗有助于促进功能康复,让患者尽可能恢复到术前状态。

表 8.3　老年患者术后管理

项目
□是否采取了预防谵妄的措施
□是否有效控制疼痛?是否有过度镇静的情况
□是否采取了预防肺部并发症的措施?是否有体征变化
□是否有跌倒、坠床高风险?是否采取了预防措施
□营养是否充足?是否需要高热量和高蛋白摄入
□是否有管路限制了患者活动?是否还需要尿管?是否还需要静脉输液
□是否需要康复锻炼指导
□尽早安排出院事宜,保证医疗的连续性

1. 术后疼痛控制

（1）疼痛评估

术后疼痛是手术后即刻发生的伤害性疼痛,也是临床最常见和最需紧急处理的事件。术后镇痛不良会抑制机体免疫力、增加心脑血管事件的发生率、延长住院时间,甚至会进一步发展为慢性术后疼痛,影响患者的预后和生活质量。随着手术和麻醉技术的发展,越来越多的老年患者接受手术治疗,其中相当一部分为大手术,这使老年患者对术后镇痛的需求比一般患者更为强烈。但老年患者的特殊性增加了术后镇痛的难度,常见的影响因素包括合并疾病和用药,年龄相关的生理、药理改变,疼痛评估困难等。

老年患者表达疼痛的意愿和频率降低,特别是有认知功能障碍的老年患者,因此其疼痛程度常被低估。老年患者可能伴随的记忆、认知、表达、交流障碍等因素增加了术后疼痛评估的难度。临床上常用的评估方式均可用于老年患者术后疼痛的评估:① VAS。② 数字等级评定量表。③ 语言等级评定量表(Verbal Rating Scale,VRS)。④ Wong-Baker 面部表情疼痛量表。⑤ 行为疼痛评分。其中,VRS 是最敏感和可靠的方法,数字等级评定量表接受度最高。对完全无法交流的老年患者来说,目前尚无国际公认的术后疼痛评估方式,患者的面部表情、发声和肢体动作等可作为疼痛评估的参考指标。

（2）镇痛治疗

医护人员均应了解患者镇痛的方式及用药,并监测疼痛情况。①老年患者对于阿片类药物较敏感,其认知功能、血流动力学、呼吸系统易受到影响,使用原则为降低起始剂量,滴定增量,采用最低有效剂量控制疼痛,同时制定排便计划以预防便秘。② 老年患者术后过度镇痛容易导致肺部并发症、诱发谵妄、延迟康复,应尽量避免使用巴比妥类、苯二氮䓬类、肌肉松弛剂及有催眠效果的药物;对于适合的患者,采用局部用药可避免全身用药不良反应。

2. 预防肺部并发症

注意肺部体征和吞咽情况,术后抬高床头,尽早坐起并下地活动。

3. 跌倒和坠床

老年患者术后功能状态常较术前变差,加之医院环境陌生,容易发生跌倒,因此老年患者在术后早期下地活动时,应注意看护,预防跌倒和坠床。注意观察患者的神志和意识状态,判断其是否有血容量不足、低血压的情况,是否需要频繁如厕,是否行动不便或存在步态异常,是否使用了中枢神经系统药物,是否有视力障碍等。

4. 术后营养

老年患者术后往往不能恢复正常进食,需短期肠外营养或经肠内营养置管喂养。强调术后早期口服营养补充剂。对于心、肾功能不全的老年患者应注意监测出入量和体重变化。住院期间无法改善营养状况者(消化道肿瘤、脑血管及脑神经病变影响进食功能、急诊手术以及衰弱的老年患者),术后早期肠内营养及出院转诊家庭肠内营养有助于其长期获益。

5. 功能状况

鼓励患者早期下床、早期进行康复活动,避免因尿管、静脉输液管、监护等医疗行为造成约束制动。如果难以早期下地活动,则进行床上肢体功能训练,以尽量维持躯体功能。可请团队中的物理医学康复科医师和躯体治疗师督导术后康复锻炼。

6. 出院后医疗的连续性

老年患者在术后较长一段时间内可处于脆弱状态,也称出院后综合征。在此期间容易发生各种不良事件,如跌倒、感染、慢性病急性加重、营养不良、功能下降等,因此需要连续性的医疗、护理、康复、营养等全人管理,使术后功能达到最佳,避免再住院。出院时,应让患方保留详细的出院小结,与后续负责的医护人员直接沟通,告知注意事项;对于患者及照护者应进行必要的宣教,包括详细告知用药、需要观察的症状、安排复诊、康复以及营养等方面的干预。

7. 多学科团队合作

适合老年患者的围手术期工作模式是多学科整合团队共同管理的工作模式。① 对于急诊手术患者,可以采用多科会诊或多科共同管理,为尽快手术创造条件。② 对于择期手术患者,可以在住院后由老年医学科、内科、麻醉科等先行评估,再进行外科手术。③ 对于高风险手术患者,可先看麻醉科及老年医学科的术前联合评估门诊,以得到更早的干预。④ 对于术后住院患者,则可进行团队会诊或共同管理。高质量团队工作的关键是具有共同的目标、团队成员相对固定且团队内部有效沟通,老年患者手术治疗的目标不应只是治疗某个疾病,而应全面考虑其功能状态、预期寿命,作出让患者获益最大的决策。通过分工明确的多学科合作,进行综合术前评估及围手术期管理,最大程度地降低手术风险,减少可能的并发症,促进老年患者康复;同时提高医疗质量和效率,避免不必要的检查、缩短住院时间,是老年患者围手术期多学科管理的最终目标。

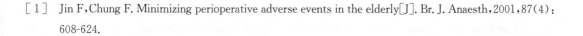

参 考 文 献

[1]　Jin F,Chung F. Minimizing perioperative adverse events in the elderly[J]. Br. J. Anaesth,2001,87(4):608-624.

［2］ Kumar C,Salzman B,Colburn J L. Preoperative assessment in older adults:a comprehensive approach [J]. Am. Fam. Physician,2018,98(4):214-220.

［3］ Barnett S R. Preoperative assessment of older adults[J]. Anesthesiol Clin. ,2019,37(3):423-436.

［4］ 陈玲,齐国先. 老龄患者非心脏手术围手术期心血管事件风险评估[J]. 临床内科杂志,2019,36(9):5.

［5］ Gupta H,Gupta P K,Fang X,et al. Development and validation of a risk calculator predicting postoperative respiratory failure[J]. Chest,2011,140(5):1207-1215.

［6］ Reddy S S,Civan J M. From child-pugh to model for end-stage liver disease:deciding who needs a liver transplant[J]. Med. Clin. North Am. ,2016,100(3):449-464.

［7］ Levey A S,Eckardt K U,Tsukamoto Y,et al. Definition and classification of chronic kidney disease:a position statement from kidney disease:improving global outcomes (KDIGO)[J]. Kidney Int. ,2005, 67(6):2089-2100.

［8］ 中华医学会麻醉学分会老年人麻醉学组,国家老年疾病临床医学研究中心,中华医学会精神病学分会,等. 中国老年患者围术期脑健康多学科专家共识(三)[J]. 中华医学杂志,2019,99(31):2409-2422.

［9］ American College of Cardiology Foundation,American Society of Echocardiography,American Society of Nuclear Cardiology,et al. 2009 ACCF/AHA focused update on perioperative beta blockade incorporated into the ACC/AHA 2007 guidelines on perioperative cardiovascular evaluation and care for noncardiac surgery[J]. J. Am. Coll. Cardiol,2009,54(22):13-118.

［10］ Banerjee S,Angiolillo D J,Boden W E,et al. Use of antiplatelet therapy/DAPT for post-PCI patients undergoing noncardiac surgery[J]. J. Am. Coll. Cardiol,2017,69(14):1861-1870.

［11］ Shander A,Lobel G P,Mathews D M. Brain monitoring and the depth of anesthesia:another goldilocks dilemma[J]. Anesth. Analg. ,2018,126(2):705-709.

［12］ MacKenzie K K,Britt-Spells A M,Sands L P,et al. Processed electroencephalogram monitoring and postoperative delirium:a systematic review and meta-analysis[J]. Anesthesiology,2018,129(3):417-427.

［13］ Radtke F M,Franck M,Lendner J,et al. Monitoring depth of anaesthesia in a randomized trial decreases the rate of postoperative delirium but not postoperative cognitive dysfunction[J]. Br. J. Anaesth. ,2013,110:98-105.

［14］ Whitlock E L,Torres B A,Lin N,et al. Postoperative delirium in a substudy of cardiothoracic surgical patients in the BAG-RECALL clinical trial[J]. Anesth. Analg. ,2014,118(4):809-817.

［15］ Chan M T,Cheng B C,Lee T M,et al. BIS-guided anesthesia decreases postoperative delirium and cognitive decline[J]. J. Neurosurg. Anesthesiol. ,2013,25(1):33-42.

［16］ Wildes T S,Mickle A M,Abdallah A,et al. Effect of electroencephalography-guided anesthetic administration on postoperative delirium among older adults undergoing major surgery:the engages randomized clinical trial[J]. JAMA,2019,321(5):473-483.

［17］ Hunter J M. Reversal of residual neuromuscular block:complications associated with perioperative management of muscle relaxation[J]. Br. J. Anaesth. ,2017,119(1):53-62.

［18］ Miskovic A,Lumb A B. Postoperative pulmonary complications[J]. Br. J. Anaesth. ,2017,118(3):317-334.

［19］ Meng L,Yu W,Wang T,et al. Blood pressure targets in perioperative care[J]. Hypertension,2018,72(4):806-817.

［20］ Zorrilla-Vaca A,Healy R,Grant M C,et al. Intraoperative cerebral oximetry-based management for optimizing perioperative outcomes:a meta-analysis of randomized controlled trials [J]. Can. J.

Anaesth. ,2018,65(5):529-542.

[21]　中华人民共和国卫生部.临床输血技术规范:成分输血指南[J].中国临床医生,2000(12):28.

[22]　Argoff C E. Recent management advances in acute postoperative pain[J]. Pain Pract. ,2014,14(5): 477-487.

[23]　Morrison R S,Siu A L. A comparison of pain and its treatment in advanced dementia and cognitively intact patients with hip fracture[J]. J. Pain Symptom Manage,2000,19(4):240-248.

[24]　Herr K A,Spratt K,Mobily P R,et al. Pain intensity assessment in older adults:use of experimental pain to compare psychometric properties and usability of selected pain scales with younger adults[J]. Clin. J. Pain,2004,20(4):207-219.

[25]　Burkhardt H,Bruckner D,Gladisch R. Risk factors of worsening renal function in hospitalized elderly patients[J]. J. Nephrol. ,2005,18(2):166-173.

[26]　Thornton P C,Buggy D J. Local anaesthetic wound infusion for acute postoperative pain:a viable option? [J]. Br. J. Anaesth. ,2011,107(5):656-658.

第二节　老年手术风险

中国人口老龄化进程正在加速。第七次全国人口普查数据显示,我国老年人口的数量和比重持续攀升,60岁及以上人口总数为2.64亿,占总人口比重为18.7%,65岁及以上人口总数为1.91亿,占总人口比重为13.5%,两者比重较2010年分别上升5.44%和4.63%。而随着全球人口期望寿命的延长和外科手术安全性的提高,老年患者对手术的需求量不断增长,在很多情况下,年龄不再成为手术的障碍,但老年患者生理功能减退及伴随的多重慢性病,会导致术后并发症的发生率和病死率较高。因此完善老年患者的术前风险评估,加强围手术期管理,对保护术后转归和改善远期生活质量尤为重要。

老年患者术前评估包括衰弱、认知、活动能力等老年综合评估内容和老年基础慢性病评估两个主要部分。研究证实,老年衰弱、生活能力、营养状态等均会对术后并发症、术后康复产生影响,目前国内外多个与老年患者手术相关的指南均将由老年科医师为主的多学科团队参与的老年综合评估纳入术前评估体系,从衰弱、认知、日常生活活动能力、营养等多方面进行考量,以早期预警术后不良结局并及时干预。生理功能和共病也是老年患者术前评估的主要内容之一,主要包括心脏、肺、肝脏、肾脏功能及血栓栓塞风险等。

一、老年患者术前综合评估

(一)日常生活功能评估

老年患者的功能状态与其生活自理能力、生活质量直接相关,功能受损患者术后并发症的风险增加,包括功能下降及需要住院治疗。2015年中华医学会老年医学分会主持编写的《老年患者术前评估中国专家建议》指出,所有老年患者术前均应对日常生活活动能力进行评估。首先,应用功能、体力状态的简短筛查试验(询问 4 个问题):① 你自己能下床或离开椅子吗? ② 你自己能穿衣服和洗澡吗? ③ 你自己能做饭吗? ④ 你自己能买东西吗? 如果以上任一问题答"不能",均应进行日常生活活动能力筛查。应记录任何功能受限情况并给予围手术期干预,如进行专科治疗和(或)理疗,直至出院。其次,记录视力、听力或吞咽功能下降的情况。再次,询问跌倒病史(过去 1 年里您跌倒过吗?)。最后,建议采用 TUG 测试,对患者的步态、运动受限情况进行评估。ADL 量表同样也被中华医学会麻醉学分会推荐用于老年患者术前麻醉评估。

老年患者手术的目的不仅仅是延长生命,还应关注术后功能和独立生活能力。术前日常活动功能缺陷的患者生活或行动困难,应接受进一步的评估及适当的术前治疗,可采用家庭锻炼、营养评估、放松疗法、疼痛管理等多种方法预处理,以改善术后的功能状态。这些干预手段需要老年科、康复科、营养科、疼痛科等共同参与,患者本人的主观意愿和家庭的支持也发挥着重要的作用。

(二) 衰弱状态评估

有学者提出,衰弱是指老年人生理储备下降导致机体易损性增加、抗应激能力减退的非特异性状态。2004 年,美国老年学会将衰弱定义为老年人因生理储备下降而导致的抗应激能力减退的非特异性状态,涉及神经肌肉、内分泌、代谢及免疫等多系统的病理生理改变,由此将增加老年人跌倒、认知功能减退、失能及死亡等负性事件的风险。2013 年,欧美国家的专家代表召开衰弱共识会议,会议指出"衰弱是具有多种原因的一种临床症状,以力量和耐力下降、生理功能下降为特点,个体对死亡的易感性增加"。虽然目前针对衰弱并没有一个统一的概念,但是国内外学者普遍认为衰弱的核心是生理储备下降导致的抗应激能力减退。

据研究,老年手术患者衰弱的发生率高达 41.8%～50.3%,手术本身是一种强大的应激源,会引起机体内分泌、代谢及免疫功能的失衡,导致机体处于失代偿,从而更容易引起相关并发症及不良事件。老年衰弱已经在普外科、心脏科、血管科等外科领域被证实会延长住院时间、增加健康资源消耗、影响患者出院后的生活质量,甚至会增加老年衰弱手术患者术后并发症的发生率及病死率。中国老年人术前评估专家组、美国外科医师协会等均建议在术前对老年人进行衰弱评估。

衰弱评估可采用 FRAIL 量表、Freid 诊断标准等完成,目前尚无统一的标准。对于衰弱的老年患者,术前可采取保障热量和蛋白质的营养支持、适量摄入维生素 D、减少多重用药、加强运动锻炼、加强心理支持等措施改善衰弱状态。

(三) 认知功能评估

有研究显示,在行择期手术的老年患者中,22%～23%的患者在术前存在认知功能损害。术前合并认知功能障碍不仅与术后并发症、谵妄、认知功能损害加重和死亡率增加密切相关,而且伴随术后住院时间延长和医疗费用增加。缺乏睡眠、慢性压力、长期饮酒、感知功能(如视听感觉)障碍、代谢和内分泌失调、疾病等均对认知功能有负面影响,衰弱和营养不良也伴随认知功能损害风险增加。而术前认知功能损害是术后认知功能并发症的重要危险因素,评估术前认知功能具有重要的临床意义。存在糖尿病控制不佳、COPD伴低氧血症、脑卒中病史、帕金森病史、抑郁、肿瘤放化疗等情况的患者,应高度警惕其术前是否合并认知功能障碍,建议评估其认知功能。美国外科医师学会和美国老年医学学会在其老年人术前评估指南及术后谵妄指南中均推荐医护人员在术前对老年患者进行认知功能评估。了解手术前患者的认知状态对风险评估分层至关重要,并将影响后续的预防、监测和治疗。

MMSE量表是国际最具影响力、最普及的认知功能障碍筛查工具,测试内容涵盖了时间、地点定向、即刻记忆、注意力、计算力、短时记忆、语言及视空间结构能力。MMSE量表的总分为30分,<27分即被认为存在认知功能障碍,完成整个测试耗时5~10 min。MMSE量表的总分与韦氏成人智力量表(Wechsler Adult Intelligence Scale, WAIS)的言语及操作测试得分的相关系数分别为0.78和0.66,表明其与WAIS有较好的相关性。也可使用Mini-Cog评估量表进行术前认知功能筛查。Mini-Cog评估量表涉及记忆的3项词语回忆测试和作为干扰的CDT,它可测试视觉空间展示、回忆和执行功能。Mini-Cog评估量表按5分制评分,其中5分为满分,2分或更低的分数被认为可能存在认知受损。MoCA量表覆盖的认知领域较MMSE量表广,包括注意力、执行功能、记忆、语言、视空间结构技能、抽象思维、计算力和定向力,满分为30分,正常人得分≥26分,其用于MCI的筛查较MMSE量表更准确。对于轻度认知功能障碍及痴呆患者,应进一步进行日常生活活动能力检测(如BI评定量表,总分为0~100分;得分越高,独立性越强、依赖性越小)、精神行为症状评估(如焦虑、抑郁、睡眠障碍等)、特定领域的认知功能检测。必要时可进一步进行生物标志物检查(如淀粉样蛋白等)和影像学检查(如核磁和CT)。目前,常用于诊断认知功能障碍的神经心理测验主要包括记忆、语言、精神运动速度和注意力或集中力等4个方面。

常用的神经心理测验项目有WAIS中的累加(检测注意力集中程度)、视觉再生(检测视觉记忆能力)、联想学习(检测语言学习和记忆能力)和数字广度-顺向或逆向测验(检测注意力集中能力)、WAIS(修订)中的数字符号测验(检测精神运动速度),以上检测项目得分越高,代表功能越好;以及连线测验(检测注意力转移和精神运动速度)和钉板测验-利手或非利手(检测精细运动功能),此两项检测项目得分越低,代表功能越好。

对于认知功能障碍风险高的患者,应纠正不良的生活习惯,改善感知功能(矫正视力、佩戴助听器),维持正常的代谢和内分泌功能,积极治疗并存疾病等是改善术前机体状况的基础。此外,还可实施针对性干预。积极参与体育锻炼、重视和发展社交及进行正念训练等被证实可改善患者的身心健康和认知表现。对于轻度认知功能障碍患者,荟萃分析显示,联合使用多种认知功能训练,可刺激主要神经通路并促进备用神经通路参与,从而改善患者的认知功能。术前改善营养状态、进行体能锻炼、给予行为学干预和进行认知功能训练等可有效改善认知功能并减少术后谵妄的发生。

目前,有多种药物被用于改善已有认知功能障碍患者的认知功能,包括维生素类、γ-氨基丁酸类(如吡拉西坦、奥拉西坦等)、麦角生物碱类(如双氢麦角碱)、钙离子拮抗剂(如尼莫地平)、胆碱酯酶抑制剂(如多奈哌齐和利伐斯的明)、谷氨酸受体拮抗剂(如美金刚)、神经营养因子类(如神经生长因子、神经节苷脂)等。但这些药物对手术患者的效果仍待证实。围手术期需注意上述药物与麻醉药物的相互作用。如麦角生物碱类药物有较强的 α 受体阻断作用,可抑制血管收缩、降低血压,可能会增加围手术期低血压的风险。胆碱酯酶抑制剂可抑制乙酰胆碱酯酶,增加神经肌肉接头处乙酰胆碱的浓度,使琥珀酰胆碱的作用时间延长至 50 min,使用此类药物的患者可考虑使用非去极化肌松药物,但需注意无法使用抗胆碱能药物进行拮抗。胆碱酯酶抑制剂的其他不良反应有窦性心动过缓、平滑肌张力增加或惊厥等。认知功能障碍患者可能会同时接受抗抑郁等精神药物治疗,还需注意精神类药物与麻醉药物的相互作用。

(四) 营养风险和营养状态评估

术前营养不良可导致伤口裂开、吻合口瘘、感染、谵妄、死亡率升高和住院时间增加,术前就存在营养风险的老年患者更容易在手术这个急性应激因素下出现营养缺失,因此术前对患者进行营养风险和营养状态的评估是很有必要的。对于老年患者的营养评估有多种工具,GNRI 评估为国际上推荐的适合老年人的营养评估指标,其计算公式为:老年营养风险指数＝1.489×白蛋白比重(g/L)＋41.7×(体质量/理想体质量);理想体质量的计算公式为:男性:身高(cm)－100－[身高(cm)－150]/4,女性:身高(cm)－100－[身高(cm)－150]/2.5。根据上述公式,老年营养风险分为 4 级:严重风险,GNRI＜82;中度风险,82≤GNRI＜92;低风险,92≤GNRI≤98;无风险,GNRI＞98。对于中度以上风险的患者,需进一步评估导致风险的因素,及时纠正可逆因素,并请营养支持团队共同制定营养方案。北京协和医院老年科的经验是采用 NRS-2002 筛查营养不良风险,有营养不良风险或已发生术前营养不良者(NRS-2002 评分≥3 分),优先考虑口服营养制剂。在口服过程中应注意有无呛咳及吸入风险,营养干预初始阶段应警惕再喂养综合征。对于营养不良高风险、老年及疾病相关营养不良、腹部大手术患者,应考虑术前营养支持 2 周以上。MNA 量表也有较强的敏感性和特异性,是外科和麻醉科常用的营养评估手段。

二、老年患者器官功能评估

(一) 心血管系统评估

老年人的心血管系统除受到衰老进程的影响外,还常受到各种疾病的损害,如高血压、冠心病和糖尿病等,在接受手术治疗的老年患者中,围手术期心血管相关并发症最常见。因此,为尽量减少围手术期心血管事件的发病率和死亡率,对非心脏手术的老龄患者进行全面的心血管风险评估非常必要。美国心脏病学会和美国心脏协会、欧洲心脏病学会和欧洲麻醉学会、加拿大心血管学会、中华医学会麻醉学分会均出版了非心脏手术患者围手术期心血管评估和管理的指南。其中常用的心血管事件评估方法如下:

(1) 及时识别活动性心脏病,如不稳定型冠状动脉综合征(不稳定心绞痛、新出现的心肌梗死)、心力衰竭失代偿期、严重心律失常、严重瓣膜病等,这些均必须在手术前进行内科治疗,稳定后才能择期手术。

(2) 根据部位和创伤程度对手术进行分类(表 8.4),内窥镜检查、白内障手术、乳腺手术、门诊手术属于低危,术后心血管事件发生率低于 1‰;胸腔和腹腔手术、颈动脉内膜切除术、头颈外科、前列腺手术、骨科手术属于中危,术后心血管事件发生率为 1%～5%;主动脉及其他主要血管外科、周围血管外科手术属于高危手术,术后心血管事件发生率高于 5%。接受低危手术的患者通常无需进一步检查即可继续进行,中危和高危手术患者需要评估患者的体能状态再作出进一步决定。

表 8.4 手术种类与危险程度分级

高危 (心脏事件＞5%)	中危 (心脏事件 1%～5%)	低危 (心脏事件＜1%)
急诊大手术,尤其是老年人主动脉、大血管及外周血管手术	胸腹腔内手术	内镜手术
伴大量失血和液体丢失的手术	颈动脉内膜剥脱术	活检手术
	头颈手术	白内障手术
	骨科手术	乳腺手术
	前列腺手术	

(3) 用代谢当量(Metabolic Equivalent,MET)来量化患者围手术期的体能状态(表8.5),其内容与 ADL 量表有一定的相似性,但更专注于患者的心脏负荷能力,如果患者的代谢当量≥4 MET,则可以在不需要进一步进行心脏无创检查的情况下手术,代谢当量＜4 MET 是老年患者围手术期心血管事件的重要危险因素。

表 8.5 运动耐量评估表

MET	问题:您能够做下列活动吗
1 MET	能照顾自己吗
	能自己吃饭、穿衣、使用工具吗
	能在院子里散步吗
	能按 50～80 m/min 的速度行走吗
4 MET	能做简单家务(打扫房间、洗碗)吗
	能上一层楼或爬小山坡吗
	能快步走(100 m/min)吗
	能短距离跑步吗
	能做较重的家务(拖地、搬动家具)吗
10 MET	能参加较剧烈的活动(跳舞、游泳等)吗

注:运动耐量分级:良好(＞10 MET);中等(4 MET～10 MET);差(＜4 MET)。拥有良好临床表现的患者手术危险性较小,运动耐量差的患者耐受力差,手术危险性大。

(4) Goldman 心脏风险指数是首个专门用于围手术期心脏并发症的多因素模型,根据累计风险因素将围手术期心脏并发症的风险分成 4 级,建议对累计风险指数≥26 分的患者,仅进行挽救生命的手术,累计风险指数为 13～25 分的患者,心脏有一定的代偿能力,可行常规手术。

(5) RCRI 更为简单明了,也被广泛应用于择期非心脏手术患者的风险分层;美国外科医师协会国家外科质量改进项目(NSQIP)的 MICA 模型也被用于预测围手术心肌梗死和心跳骤停事件。

不论采取哪种工具进行评估,均应综合关注患者的基础心血管疾病、体能状态和手术部位与方式。

(二)呼吸系统评估

老年患者可能合并有慢性阻塞性肺病、心功能不全、肥胖或体重减轻、吸烟、谵妄、吞咽障碍、睡眠呼吸暂停综合征等增加术后肺部并发症的危险因素,术前应充分评估术后发生呼吸衰竭的风险,Arozullah 术后呼吸衰竭预测评分表、加泰罗尼亚外科患者呼吸风险评估表、NSQIP 术后呼吸衰竭预测模型或手术风险预测模型均可用于术前评估。对于老年患者,术前采用戒烟、运动等经济的肺保护策略可减少术后肺部并发症,腹式呼吸、深呼气、有氧耐力训练等均可提高呼吸肌力和运动耐力,除促进术后肺的廓清外,还可减少术后疼痛评分和焦虑,改善生活质量,减少住院时间。

(三)肝脏功能评估

衰老对肝脏形态及功能均有影响,包括肝脏体积减小、肝脏血流灌注减少、肝细胞变大、细胞核多倍性、核大小不均、假毛细血管化等。老年患者常多病共存,多重用药很常见。但随着老年患者年龄的增长,机体的水分减少 10%～15%,脂肪含量增加 20%～40%。因此,在老年人中,水溶性药物的分布体积减小,导致血浆浓度增加。此外,肝脏超氧化物歧化酶及 CYP450 酶的活性随年龄增加而降低,老年人对许多经 CYP450 酶代谢的药物清除作用减弱。此外,肝窦的年龄相关性变化也使药物在肝脏的分布及代谢发生了改变。所有这些与年龄相关的变化使老年人药物性肝病的发生频率增加。因此,老年人术前应关注肝脏储备功能。

C-P 评分是应用最广泛的评估肝功能和参与临床决策的工具之一,量化的指标包括白蛋白、胆红素、凝血酶原时间、腹水、肝性脑病 5 项。每一项按照严重程度分为 1～3 分,共计 15 分,其中肝功能 A 级为 5～6 分,属于正常水平,B 级为 7～9 分,10 分以上为 C 级,C 级最为严重。超声是肝脏疾病的初筛手段之一。近年来,关于肝纤维化的超声非侵入性评价手段深受医师和患者欢迎,如静态弹性成像的实时弹性成像、动态弹性成像的瞬时弹性成像、声辐射力脉冲成像、二维剪切波弹性成像等。对于肝切除患者,要达到最大的切除率且保持最佳的切除后残肝体积和肝功能,可使用 CT 三维重建技术对此进行评估。与 CT 容积法类似,MRI 仅计算肝脏体积且无肝功能状态的描述。近年来,新兴的钆塞酸二钠增强 MRI 不断发展,很有可能为诊断肝癌和预测肝储备功能提供一站式服务,其特异性造影剂钆塞酸二钠能够被肝细胞摄取,经胆管系统、泌尿系统排泄且无需进行生物转化,其摄取量可反映肝脏纤维化进展和肝硬化程度。

（四）肾脏功能评估

衰老可引起老年人的肾脏结构和功能发生改变。随着老年人年龄的增长，从 30 岁到 80 岁，肾脏质量每 10 年下降 10% 左右，功能性肾单位的数量、肾皮质厚度和肾血流量同样以近似的速率下降。衰老过程中的肾脏结构改变可导致肾功能逐步降低，eGFR 在 30～40 岁开始下降，并在 65 岁以后加速下降，每年降低约 $1 \text{ mL}/(\text{min} \cdot 1.73 \text{ m}^2)$。肾脏衰老的特点是肾血管进行性狭窄。在微血管水平，肾皮质向髓质循环的血液分流增加、血管萎缩及管周毛细血管网的丢失，这些均可导致肾单位血流量减少。这些变化使肾储备功能下降，抗打击能力明显减弱，手术风险增高。围手术期也更易因灌注不足、氧供需失衡、机械通气和手术刺激等一系列病理生理改变，导致围手术期急性肾损伤（Scute Kidney Injury，AKI）。改善全球肾脏病预后组织推荐使用 CKD-EPI（慢性肾脏病流行病学）公式计算肾小球滤过率来评估肾功能，该系列公式主要包括基于血肌酐的 CKD-EPI（CKD-EPIscr）公式、基于胱抑素的 CKD-EPI（CKD-EPIcys）公式和基于血肌酐和胱抑素联合的 CKD-EPI（CKD-EPIscr-cys）公式。老年 CKD 的临床表现易被掩盖，且易合并食欲减退、肌肉萎缩、蛋白质代谢率降低等，肾功能评估困难。而通过超声技术检测肾脏阻力指数、肾动脉搏动指数和肾内静脉阻力指数等指标广泛用于评价肾脏功能，尤其在重症患者 AKI 的动态监测与肾脏功能储备的评估中发挥重要作用。

（五）出血和血栓性事件风险评估

老年患者围手术期出血和血栓性事件发生风险均有升高，一方面是由于自身出凝血系统随年龄增长而逐渐脆弱，在应激状态下出现失衡，另一方面是因为老年患者多合并血栓性疾病，服用抗凝、抗血小板药物的概率非常高，围手术期药物的管理成为难点。因此，对所有老年手术患者应进行围手术期血栓栓塞风险和手术出血风险评估（表 8.6、表 8.7），根据评估结果合理制定围手术期抗凝药物管理方案。

表 8.6 围手术期血栓栓塞风险危险分层

危险分层	机械性心脏瓣膜	心房颤动	静脉血栓栓塞症
高危	机械性二尖瓣；近期（3 个月内）的脑卒中或短暂性脑缺血发作	CHADS2 评分＞5 分；近期（3 个月内）的脑卒中或短暂性脑缺血发作；风湿性瓣膜心脏病	近期（3 个月内）患 VTE；显著血栓形成倾向（如蛋白 C、蛋白 S 或抗凝血酶缺乏，抗磷脂抗体综合征，纯合子 Leiden V 因子）突变
中危	双叶机械性主动脉瓣伴有下述 1 项或多项危险因素：心房颤动、脑卒中或短暂性脑缺血发作、充血性心力衰竭、年龄＞75 岁	CHADS2 评分为 3～4 分	既往 3～12 个月患 VTE；非显著性血栓形成倾向（如杂合子 Leiden V 因子或凝血酶原基因突变）再发 VTE；活动性癌症
低危	无血栓栓塞危险因素的双叶机械性主动脉瓣	CHADS2 评分为 0～2 分	12 个月以前患 VTE；具有发生 VTE 的危险因素

表 8.7　手术出血风险

风险分级	手术类型
高危	颅内或脊髓手术、大血管手术(腹主动脉瘤、主股动脉搭桥)、大泌尿外科手术(前列腺切除和膀胱癌切除)、大型骨科手术(髋或膝关节置换)、肺叶切除、肠胃手术、永久性起搏器或除颤器、择期手术(大结肠息肉切除)
中危	其他腹部手术、其他胸部手术、其他骨科手术、其他血管外科手术、择期小息肉切除术、前列腺穿刺、颈部穿刺
低危	腹腔镜胆囊切除术、腹腔镜疝修补术、非白内障眼科手术、冠状动脉造影、胃镜或肠镜、胸穿、骨穿
极低	拔牙、皮肤活检、白内障手术

　　总体而言,老年人手术风险是由患者的年龄、基础疾病情况、生理功能、生活功能、认知能力、营养状态及手术方式等因素综合决定的,即使有多种工具进行多维度评估,但术后的临床结局仍然存在很大的不确定性,老年患者术前的综合评估应建立在老年科、手术科、麻醉科、营养科等多学科团队协作的基础之上,家庭和社会的支持作用也十分重要。只有充分考量,及时干预,才能最大程度地保护老年患者的术后功能和生活质量。

参 考 文 献

[1] 中华医学会老年医学分会,解放军总医院老年医学教研室. 老年患者术前评估中国专家建议(2015)[J]. 中华老年医学杂志,2015,34(11):1273-1280.

[2] 中华医学会麻醉学分会老年人麻醉学组,国家老年疾病临床医学研究中心,中华医学会精神病学分会,等. 中国老年患者围术期脑健康多学科专家共识(一)[J]. 中华医学杂志,2019,99(27):2084-2110.

[3] 中华医学会麻醉学分会老年人麻醉学组,国家老年疾病临床医学研究中心,中华医学会精神病学分会,等. 中国老年患者围术期脑健康多学科专家共识(二)[J]. 中华医学杂志,2019,99(29):2252-2269.

[4] 中华医学会麻醉学分会老年人麻醉学组,国家老年疾病临床医学研究中心,中华医学会精神病学分会,等. 中国老年患者围术期脑健康多学科专家共识(三)[J]. 中华医学杂志,2019,99(31):2409-2422.

第九章 老年恶性肿瘤的治疗前评估和常见治疗方案的选择

随着我国社会的发展,我国人口老龄化形势严峻,老年人肿瘤患病率也在逐年升高。由于老年患者多病共存、多重用药、功能下降,往往表现出老年问题或老年综合征等,老年恶性肿瘤患者尤其是高龄老年肿瘤患者,往往肿瘤本身发展相对缓慢且死于并发症者较多。患者的治疗目标和目的是延长寿命,提高生活质量。因此要多维度评估老年恶性肿瘤治疗方案,选择风险小、收益大的个体化治疗方案。

第一节 治疗前评估

一、肿瘤分期的评估

对于老年肿瘤患者,在选择合适的治疗方案之前,需对肿瘤进行精准的分期评估。通过分期评估了解肿瘤的严重程度,帮助医生制定相应的治疗计划且了解疾病的预后和转归。通常,需要对原发肿瘤的部位、肿瘤的大小和数量、淋巴结的受累情况(肿瘤是否已经侵及邻近的淋巴结组织)、是否存在转移病灶(肿瘤是否已经播散至体内的远处部位)等因素进行评估,结合查体、影像学资料、实验室检查及病理报告等对肿瘤分期进行详细的评估。目前主要用于肿瘤分期的手段包括放射线检查、超声检查、MRI、CT、内窥镜检查及广泛应用的 PET。

TNM 分期系统是目前国际上最为通用的分期系统。若采用以上方法对老年恶性肿瘤患者仍不能进行良好的精准分期评估,随着超声造影检查等的临床应用,可应用对比增强超声造影联合多层螺旋 CT 对实体瘤行术前 TNM 分期的临床评估。若分期相对较早,而患者的麻醉风险和围手术期风险相对较小,则可根据相应的指南选择推荐的手术方式进行手术治疗。而经评估后处于晚期、不能进行根治手术的患者,应给予姑息、介入手术等治疗,且在放疗、化疗治疗前行获益风险评估。晚期恶性肿瘤的患者需接受营养支持治疗甚至安宁医疗,以减轻患者及家人的身心痛苦,提高患者的生活质量。

二、免疫、骨髓功能评估

(一) 免疫功能的评估

老年人的特征是机体实质脏器的萎缩伴有功能减退,同时还伴有免疫衰退的 T 细胞活化受损。细胞免疫功能缺陷,一方面使肿瘤易于发生,如对肿瘤细胞的免疫监视功能下降,不能识别和清除突变的细胞,另一方面导致老年患者在化疗后并发感染等情况下,机体免疫力不足而导致感染不易得到控制,继发多脏器功能衰竭及感染性休克等。随着年龄的增加,T 细胞功能总体下降明显,T 细胞辅助 B 细胞增殖及产生抗体的能力会随着年龄的增长而下降。调节性 T 细胞是保持免疫系统"受控"的 T 细胞亚群,这种作用通过保持免疫稳态、限制自身免疫应答、调节对感染因子和肿瘤的炎症应答来实现。B 细胞可产生膜表面免疫球蛋白(Immunoglobulin, Ig)并分化成浆细胞,浆细胞进而为血液或分泌液产生免疫球蛋白,这些免疫球蛋白是体液免疫的介质。B 细胞通过产生抗体来应答抗原暴露,然后抗体与抗原结合,以对抗当时的感染或预防未来的感染。初始 B 细胞主要产生 IgM,在受到抗原刺激时,B 细胞转而生成 IgG、IgA 或 IgE。B 细胞抗原应答和产生抗体的能力是衡量其功能能力的主要指标。对于老年肿瘤患者,我们可以通过对其外周血中 T 细胞亚群和免疫球蛋白的测定,了解患者的机体是以 T 辅助细胞为主,还是以 T 抑制细胞为主,并了解患者 IgM、IgG、IgA 的状态,从而综合了解患者的免疫功能情况。对于免疫功能缺陷的患者,在决定放化疗或免疫治疗时需慎重考虑治疗可能继发的严重毒副反应及并发症。

(二) 骨髓功能的评估

在临床工作中,血常规可快速评估外周血细胞的水平和受影响程度,从而评估骨髓功能,但不能反映老年患者骨髓的实际残余量。骨髓穿刺活检是检测骨髓功能的精确方法,却因有创性和标本采样的技术问题等逐渐被无创性骨髓评估手段替代。由于价格低廉,目前传统的 X 线和 CT 仍然是提供检测部位解剖信息的首选方法。MRI 因其软组织分辨率高而成为目前评价骨髓功能最常用的影像学检查方法,黄骨髓中脂肪含量高,T1WI 呈较高信号,红骨髓含水量较黄骨髓多,T1WI 信号强度较黄骨髓低。99mTc-SC SPECT 骨髓显像灵敏度高,不仅可以反映骨髓残余量,还可以反映髓外造血情况,可用于评估骨髓功能,但其空间分辨率低、定位较差。18F-FDG PET/CT 因对比度和空间分辨率均较高、可提供标准化摄取值而越来越受临床医师的青睐。近年来,PET 和 MRI 综合了 PET 的灵敏度和 MRI 的高软组织分辨率,减少了患者的辐射剂量,未来有望成为评价肿瘤患者放化疗后骨髓功能的重要方法。

老年肿瘤患者在接受放化疗之前,可行磁共振评估骨髓功能,对于骨髓功能或储备功能较差的患者,如磁共振提示红骨髓水平较低,患者需密切结合外周血常规水平来制定化疗药物及放疗剂量,应尽量选用对骨髓抑制功能较弱的药物,或是在放化疗前预防性地应用促进骨髓造血功能的药物。

三、老年肿瘤患者心、肺、脑、肾等脏器储备功能评估

心血管疾病是老年患者手术或化疗后最具危险的并发症之一。评价心脏功能的指标有心输出量、每搏输出量(如将个体体形差异考虑在内,把每平方米体表面积的心输出量定义为心指数)、射血分数(指心脏每次收缩搏出的血液容积和收缩前总容积的比例)。在临床上,评价心脏功能的主要检测方法有超声心动图法、血液检验心衰指数指标,如氨基末端 B 型尿钠肽前体等。目前,临床上的心功能状态可用 MET 来表达,1 MET 定义为每公斤体重每分钟耗氧量为 3.5 mL,此为取坐位时的静息耗氧量。能达到 4 MET 的活动且无症状,往往提示患者心功能状态较好。

多功能状态的指标如下:1 MET,能够照顾自己,如吃饭、穿衣或使用工具等;4 MET,能够爬一层楼或爬小山坡,或能够以 100 m/min 的速度在平地行走等;10 MET,能够参加剧烈运动,如游泳等。对于平时活动后胸闷的患者,在评估心脏功能的同时,可行运动平板试验、冠状动脉造影检查等以评价冠脉情况,以降低在治疗的过程中发生急性心肌梗死等的风险。

肺功能对于老年恶性肿瘤患者至关重要,在进行肿瘤治疗之前,尤其是手术前,需常规对患者进行肺功能评估,如肺功能检查或心肺运动试验等,目前对于高龄老年患者,可应用 6 min 步行试验代替一些负荷量大的检查,以动态评估患者的肺功能情况,从而在治疗过程中实时调整药物治疗剂量与治疗方案。另外,肺栓塞是老年恶性肿瘤治疗过程中最危险的并发症,由于肿瘤患者容易出现高凝状态、化疗期间瘤体崩解、治疗期间活动量减少,导致下肢静脉易形成血栓,老年患者大多同时合并有动脉粥样硬化等,易造成肺栓塞。因此,对于老年肿瘤患者,在治疗期间发生肺栓塞的风险较高,在接受放化疗或手术治疗前应进行肺栓塞的评估。目前,临床上可采取评估的方法有抽血检验 D 二聚体的定量值、双下肢静脉彩超检查是否存在静脉血栓、心电图检查或动态心电图检查是否存在医生或患者未知的阵发性房颤等。对于手术或非手术患者,可以应用静脉血栓栓塞症风险与预防评估表或 Padua 评估量表进行栓塞风险评估。对于发生肺栓塞风险高的患者,需进行相应的治疗前干预,或者根据栓塞风险调整治疗方法,以最大限度地降低在治疗过程中发生肺栓塞的风险。

由于老年患者往往存在动脉粥样硬化等危险因素,脑卒中发生风险本身较大。而由于肿瘤患者往往血液高凝等,导致老年肿瘤患者发生脑卒中的风险概率进一步增加。建议所有老年肿瘤患者采用 Essen 量表(表 7.20)进行卒中风险筛查,根据筛查结果,选择有效的预防措施及合理的综合治疗方案。

由于老年患者的肾小球滤过功能下降,肾储备功能本身降低,手术或放化疗等可导致老年患者发生急性肾损伤的风险增加,更容易发生肾衰竭。推荐在治疗的过程中及时关注患者的尿量及 eGFR 等,了解患者的肾脏功能,避免医源性肾损害。老年肿瘤患者无论在接受何种治疗的过程中,若出现肌酐、尿素氮、尿酸等升高,需及时评估肾小球滤过率,避免肾功能损害急剧加重造成肾衰竭等。出现以上情况时,需及时调整治疗方案甚至停止该种方案的治疗。

四、老年肿瘤患者整体功能评估

老年恶性肿瘤患者,不论接受何种治疗方式,均可能比年轻患者更常出现不良事件,并且衰弱老年患者出现肿瘤治疗的风险增加,或导致患者无法耐受完整的治疗疗程而被迫中止治疗。在这种情况下,治疗可能需要更注重改善生活质量,而不是只考虑延长生存期。与年龄相关的身体整体功能变化在个体之间差异很大,年龄增加与身体整体功能状态下降不一定一致,肿瘤治疗方案的选择应更加注重老年整体功能状态而不是年龄大小,需要仔细对患者的身体整体功能进行详细的评估并得出相应的参数。

(一) 躯体功能评估:日常生活活动能力、跌倒及误吸评估

衡量癌症患者生理储备和功能状态的最常用的方法是医生评估患者的体能和功能状态。一项研究分析了一个全国性样本,其中包含 9745 例社区中的美国医疗照顾保险受益者,相比无癌症个体,老年癌症患者更常使用医疗保健服务,并且存在更多的 ADL 和 IADL 受限。ADL 是基本生活所需的技能,包括进食、梳洗、移动和如厕。IADL 是在社区独立生活的必需技能,包括购物、管理财务、做家务、做饭和使用药物。根据 ADL 和 IADL 评估量表,可以更全面地了解老年患者的功能状态。有两种广泛使用的量表可用来评估癌症患者的体能状态:Karnofsky 体能状态(Karnofsky Performance Status,KPS)量表(表 9.1)和美国东部肿瘤协作组(Eastern Cooperative Oncology Group,ECOG)量表(表 9.2)。ECOG 和 KPS 量表均有助于评估患者耐受化疗的能力及评估短期预后。无论年龄大小,体能状态差(如 ECOG>2 级、KPS<60 分)的患者通常对化疗的耐受性较差。

表 9.1　Karnofsky 体能状态量表

体能状态	评分
正常,无症状和体征	100 分
能进行正常活动,有轻微症状和体征	90 分
勉强进行正常活动,有一些症状或体征	80 分
生活能自理,但不能维持正常生活和工作	70 分
生活能大部分自理,但偶尔需要别人帮助	60 分
常需要人照顾	50 分
生活不能自理,需要特别照顾和帮助	40 分
生活严重不能自理	30 分
病重,需要住院和积极的支持治疗	20 分
重危,临近死亡	10 分
死亡	0 分

表 9.2　ECOG 量表

级别	体能状态
0	活动能力完全正常,与起病前活动能力无任何差异
1	能自由走动及从事轻体力活动,包括一般家务或办公室工作,但不能从事较重的体力活动
2	能自由走动及生活自理,但已丧失工作能力,日间不少于一半时间可以起床活动
3	生活仅能部分自理,日间一半以上时间卧床或坐轮椅
4	卧床不起,生活不能自理
5	死亡

注:治疗前应该对患者的一般健康状态作出评价,一般健康状态的一个重要指标是评价其活动状态(Performance Status,PS)。活动状态是从患者的体能来了解其一般健康状况和对治疗耐受能力的指标。此量表将患者的活动状态分为 0～5 共 6 级。一般认为活动状况 3、4 级的病人不宜进行化疗。

跌倒是老年肿瘤患者在手术、放化疗等治疗期间容易发生的现象之一。因接受手术、麻醉及放化疗期间产生的骨髓抑制、乏力、恶心、呕吐等导致水电解质紊乱,且药物神经毒性引起的肢体感觉异常,大量饮水及静脉输液等引起的尿频、夜尿次数增多等又增加了跌倒的风险。如果患者在肿瘤治疗期间发生跌倒,就可能发生更为严重的并发症,甚至影响生命。因此,采用信效度较高的肿瘤患者跌倒风险评估量表对肿瘤患者治疗期间进行风险评估,寻找跌倒的高危因素而进行及时规避,以减少跌倒的风险,是防止老年肿瘤患者跌倒继发并发症的重要措施。目前,临床工作中应用较多的量表为 MFS,但在不同的治疗科室,如放疗科、外科、肿瘤科等,可根据患者的不同情况,如术后及放化疗后的天数、是否出现骨髓抑制甚至结合患者不同类型的化疗用药等制定具体的跌倒风险评估表。目前,国际上推荐应用适合老年人的"起身走"测试量表对患者进行跌倒风险评估。对于存在有高跌倒风险的老年恶性肿瘤患者,需积极减少其危险因素,并根据评估结果决定是否更改肿瘤治疗方式。

吞咽障碍是一种令人困扰的症状,绝大多数有严重生命限制性疾病的患者都会发生。事实上,无论病因如何,吞咽障碍(不同于食欲下降)都是生命末期自然过程的一部分。吞咽障碍可影响患者及其照护者的生活质量,剥夺了患者通过摄取食物获得营养和舒适感的自然本能。在临终患者中,吞咽障碍是预后不良的征象,且对于许多生命限制性疾病患者,无法吞咽可能是促使人们决定考虑生命末期照护或临终关怀的关键症状。此外,一部分老年恶性肿瘤患者在接受手术治疗后因术中放置鼻饲管,口咽部肌群使用一过性停止,在再次使用吞咽功能时可能会发生吞咽功能障碍。严重疾病和多药治疗可能会改变正常的口腔环境、唾液生成及口腔细菌的生长情况。误吸定植菌可导致细菌进入难以清理的下气道。唾液可以中和酸,润滑硬组织和软组织,并帮助形成食团,因此对维持口腔健康至关重要。持续口干(口干燥症)也是患者舒适度的有力预测因素。口干燥症可能会引起、促进或加重吞咽障碍。口干燥症是头颈部放疗、多药治疗和辅助供氧的常见并发症。吞咽障碍危害性大,可造成反复的误吸继发吸入性肺炎等,严重时可导致患者窒息。在接受姑息性治疗的老年恶性肿瘤患者中,吞咽障碍发生的风险更高。目前,我们推荐洼田饮水试验和生命受限疾病患者吞咽障碍的危险因素量表对患者进行吞咽功能评估,对于存在有吞咽障碍高危风险的患者,当患者选择继续经口摄入营养时,必须清楚可能的风险和后果,如吸入性肺炎或营养不良;对于存在有严重吞咽障碍的患者,往往也提示处于疾病终末期,此类恶性肿瘤患者往往仅接受舒缓医疗。但对于因口咽部肿瘤及其放化疗所继发的吞咽障碍,而身体其余脏器功能良好,且日常生活活动能力评估提示机体状态尚可,此部分患者在接受鼻饲肠内营养或经胃、肠造瘘接受肠内营养的情况下,可继续进行相应的治疗并管理好留置管。

(二) 认知、精神心理功能的评估

认知功能是老年癌症患者总体评估的另一个重点。认知功能与患者的治疗依从性有关,认知功能障碍的患者在肿瘤治疗的过程中发生谵妄的风险较高。认知功能障碍与手术预后、手术住院时间及围手术期死亡风险有关,在认知功能重度损害的老年恶性肿瘤患者中,MMSE 量表评分越高,肿瘤手术患者住院时间越长、手术并发症越多、发生围手术期死亡的风险越高。在一般老年人群中,痴呆是生存率的一项独立预后因素,痴呆会影响癌症诊断和治疗的可能性。一项监测流行病学的研究结果显示,与没有痴呆的患者相比,痴呆患者更可能在死后诊断为癌症(根据尸检或死亡证明)。此外,存在痴呆的患者经活检证实癌症诊断以及接受手术或化疗的可能性较低。在 SEER 数据库的研究中,存在阿尔茨海默病和乳腺癌的患者更可能被诊断为较晚期的乳腺癌,且不太可能接受针对其恶性肿瘤的治疗。从实践的角度来看,在开始癌症治疗前必须评估认知状态,确保患者能够依照指示使用支持性药物或口服化疗药物及配合其他方式的治疗等,使患者了解并记住在发生副作用时就医。目前,结合国内外相关指南,推荐使用 MoCA 量表或 MMSE 量表对老年患者的认知功能进行评估。对于存在轻度认知功能障碍的患者,在结合其他功能状态评估后,若患者的各脏器功能及患者躯体、身心状态功能良好,则可依据相应的成人肿瘤诊治指南进行治疗。而对于中、重度认知功能障碍的患者,则需要考虑认知功能障碍对患者可能造成的各种不良影响而导致的临床结局,从而更改治疗方案,采取更为保守的治疗方案,如进行单纯的口服药物化疗,进行剂量减少、总次数减少的放疗或姑息性手术的治疗。

高达 85% 的癌症患者可能同时伴有精神障碍和有临床意义的心理痛苦。癌症患者的精神障碍与死亡率增加有关。一项国家研究纳入了 1600 余例接受手术且既往无精神障碍的食管癌患者,在校正了潜在混杂因素(如年龄、婚姻状况、肿瘤分期和组织学类型)后,相比没有精神障碍的患者,发生精神障碍的患者全因死亡率更高。对于老年癌症患者,其精神心理的评估尤为重要,癌症诊断和后续治疗等应激事件可能会引起心理痛苦。在评估癌症患者的精神症状时,初始目标之一是确定这些症状是否反映了以下情况:① 对危及生命疾病的正常反应。② 精神障碍(新发或复发)。③ 癌症本身或其治疗的表现(如原发性或转移性脑癌可以改变认知、情绪或行为)。此外,皮质类固醇可以诱发一系列神经精神障碍,如轻微症状(易激惹、情绪不稳或失眠)、躁狂或抑郁发作、神经认知功能障碍(谵妄或可逆性痴呆)。肿瘤患者往往存在心理痛苦,而心理痛苦可见于多个阶段:诊断性检查期间、确诊时、开始有效治疗时及复发时。心理痛苦的严重程度随不同的时段而波动,表现为多种症状,如恐惧、对未来的忧虑、认知功能障碍、对角色的担

忧、对死亡的想法,还可能存在躯体症状,如睡眠障碍、食欲紊乱等。我们建议对所有老年癌症患者使用自评式工具筛查心理痛苦,并在筛查时提供相应的服务以确保后续诊疗。首次诊断癌症时应进行筛查,此后根据临床指征定期筛查,特别是癌症或治疗状态发生变化时(如癌症复发或进展时)。筛查的理由在于心理痛苦较为严重、普遍、未被充分认识、可治疗且有可靠的标准化筛查工具。

我们常用自评式"心理痛苦温度计"来筛查癌症患者的心理痛苦。心理痛苦温度计使用一个视觉模拟量表评估患者在过去1周的痛苦程度,范围为0(无痛苦)至10(极度痛苦),得分≥4分提示有临床意义的痛苦。该量表通常与潜在应激源的检查清单配合使用,此类应激源包括实际问题(如交通或职业困难)、情绪问题(如担忧或悲伤)、躯体问题(如疲劳或疼痛)等。筛查心理痛苦时,心理痛苦温度计的替代量表包括PHQ-2(表9.4)和自评式7条目广泛性焦虑障碍(Seven-item Generalized Anxiety Disorder,GAD-7)(表9.4)。

表9.3　PHQ-2

最近2周内,你被以下症状困扰的频率	完全没有	≤7天	>7天	几乎每天
做事情时缺乏兴趣和乐趣	0	1	2	3
情绪低落、抑郁或无望	0	1	2	3

注:得分范围为0~6分,3分为临界值。

表9.4　GAD-7

姓名:_____　性别:_____　年龄:_____　日期:_____　测定次数:_____

根据过去2周的状况,请您回答是否存在下列描述的状况及频率,请看清楚问题后在符合您的选项前的数字上面画"√"

问题	完全不会	好几天	超过1周	几乎每天
1. 感觉紧张、焦虑或急切	0	1	2	3
2. 不能够停止或控制担忧	0	1	2	3
3. 对各种各样的事情担忧过多	0	1	2	3
4. 很难放松下来	0	1	2	3
5. 由于不安而无法静坐	0	1	2	3
6. 变得容易烦恼或急躁	0	1	2	3
7. 感到似乎将有可怕的事情发生而害怕	0	1	2	3

注:每个条目为0~3分,总分就是将7个条目的分值相加,总分值范围为0~21分。0~4分表示没有GAD;5~9分表示轻度GAD;10~14分表示中度GAD;15~21分表示重度GAD。

现已报道的癌症患者的抑郁患病率差异很大,这可能是由以下方面的差异造成的:诊断癌症后经过的时间、评估方法、诊断标准、患者人群(如社会人口因素和癌症分期)、诊疗环境(如住院和门诊)、访谈者的专业技能。通过临床访谈识别抑郁患者比使用抑郁评定量表和筛查工具更有效。此外,在患癌的情况下诊断抑郁会比较困难,因为躯体症状(如厌食或缺乏精力)可能是由抑郁、癌症和(或)癌症治疗导致的。目前普遍认为,癌症患者的抑郁综合征患病率高于普通人群,尤其是老年癌症患者。癌症患者抑郁综合征的发病机制尚不清楚,可能涉及以下因素:① 患者因素:癌症诊断造成的感知心理应激和情绪影响,抑郁个人史或家族史,缺乏社会支持,依恋焦虑(不安全感和害怕被抛弃)加重,与医护人员沟通不良以及适应不良性应对行为。② 疾病因素:癌症晚期、躯体症状(如疼痛)多而严重,且功能性残疾均与抑郁相关。癌症还可能通过诱导促炎细胞因子释放和破坏神经内分泌过程(如升高皮质醇的夜间分泌)而导致抑郁。③ 治疗因素:抑郁综合征可能是由抗癌药物的神经毒性作用引起的,如糖皮质激素、干扰素 α、丙卡巴肼、长春碱和长春新碱等。肿瘤患者常出现抑郁心境症状,情绪不良可能是对新的癌症诊断、预后恶化或癌症复发的适当反应,但抑郁心境也可能是精神病理征象,提示有需要治疗的临床综合征。目前推荐所有癌症患者都采用 PHQ-2 筛查抑郁障碍,若筛查结果呈阳性(任一问题的答案为"是"),则应进行访谈诊断抑郁,而 PHQ-9 对此有帮助。

经以上方法评估后,对于合并或在治疗过程中出现焦虑、抑郁障碍情绪的患者,根据评估后所得出的疾病严重情况,决定是否在行言语安慰、药物治疗等情况下继续接受原有的治疗方案或是更改治疗方式,必要时需到精神科就诊,若考虑肿瘤治疗所带来的严重精神反应等,需停止当前的治疗方式,甚至停止相应的治疗,或采取更加缓和的治疗措施。

(三) 衰弱和肌少症的评估

体能状态往往不能充分反映老年患者功能障碍的程度。目前普遍认为,对于衰弱的老年人,即功能严重受损或 ECOG 为 3~4 级的患者,应予以舒缓治疗进行支持,旨在维持生活质量。还有共识认为,没有共存疾病、ADL 量表和 IADL 评估量表评估为正常且无重要器官功能损害的老年患者,无衰弱状态下应采用与较年轻癌症患者一样的方式治疗。既不衰弱也不健康的患者,治疗决策最为复杂。

疲劳是进行舒缓治疗的晚期癌症或其他严重和(或)危及生命疾病患者最常见的症状。在肿瘤晚期,往往会出现衰弱及恶病质。目前,我们推荐应用 FRAIL 量表对老年癌症患者评估其是否存在衰弱,对于重度衰弱的患者,往往提示其手术风险极高、术后死亡率高。对于此类衰弱的患者,应采取相对保守的治疗方式,甚至在必要时进入舒缓医疗阶段,应避免进行手术及放化疗。

肌少症是一种以进行性、广泛性的骨骼肌含量减少和功能减退为主要特点的综合征。由于肿瘤患者的高分解代谢和低合成代谢状态,因此肌少症的发生率较高。与恶性肿瘤相关的肌少症,称为肿瘤相关性肌少症,不仅会影响患者机体成分的正常代谢,还会降低患者的治疗疗效与生活质量,缩短生存期。因此,做好肿瘤患者的营养筛查和评估,及时发现肿瘤相关性肌少症,并给予有效干预,对于患者的长期生存具有深远意义。在恶性肿瘤的诊断基础上,肿瘤相关性肌少症的诊断过程及方法仍沿用一般肌少症的手段和工具。SARC-F 问卷与患者的功能状态密切相关,总分≥4 分为筛查阳性,敏感度低但特异度较高,可较为准确地识别躯体功能受损,是简单、快速、有效的筛查工具。EWGSOP2 建议将其作为筛查、评估肌少症的工具。肿瘤相关性肌少症的评估大致分为肌力、肌量和体能的测量与评估 3 个方面。肿瘤相关性肌少症与肿瘤因素密切相关。对于此类营养代谢状态特异、机体组分改变的特殊肿瘤患者,在关注肿瘤疾病本身进程、针对肿瘤特异性治疗的基础上，需密切留意患者个体的营养状态、肌肉功能及代谢水平，积极给予营养支持治疗以改善或纠正肌少症的状态。在临床实践中，应从多个维度综合评估患者的情况，制定个体化的治疗方案，以期达到改善肿瘤患者疾病预后、提高生活质量的目的。

（四）营养状态的评估

营养状态是所有老年患者重要的预后因素。对于老年人群，即使没有癌症，体重减轻或 BMI 较低也具有不良结局。一项研究纳入了参与 12 个 ECOG 化疗方案的 3047 位患者，揭示了癌症患者体重减轻对于生存期的不利影响。在该分析中，体重减轻是生存期的独立预后因素，与体能状态较差有关。在老年癌症患者中，营养缺乏或营养不良是一种常见而严重的状况。在住院的癌症患者中，营养状况差与严重血液学毒性风险增加、死亡风险增加、化疗耐受性差和住院时间增加有关。虽然有些营养不良是由基础疾病造成的，但在大多数患者中，这是由热量摄入不足造成的。营养参数将有助于确定哪些患者有风险，需进行个体化或高级干预。对于癌症患者，即使有限的体重减轻（0%～5%）也具有临床意义。相比临床检查，MNA 识别营养不良的效度和信度最高，其次为体重减轻，最后为 BMI。

（五）心理状态和社会支持

约 1/3 的老年癌症患者会经历心理痛苦，这种心理痛苦最典型的表现为抑郁。据估计，在老年癌症人群中，具有临床意义的抑郁的患病率为 3%～25%。ASCO（美国临床肿瘤学会）指南建议用 GDS 筛查抑郁。老年癌症人群发生抑郁的后果包括预后功能下降的风险增加及医疗保健资源的使用率升高。一项纳入 6649 例 70 岁以上患者的调查研究显示，抑郁症状数量增加与需要更多非正式照顾时间有关。得到的社会支持不足的患者最容易出现心理痛苦。一项针对乳腺癌幸存者的研究阐明了这一点，该研究表明，年龄较大与痛苦较少有关。然而，得到社会支持较少的患者会经历更多的痛苦。此外，社会隔离也是老年人群死亡的一个独立预测指标。推荐所有患者使用 SAS 和 GDS 进行焦虑和抑郁的评估，对发现有焦虑、抑郁情绪的患者，需及时进行心理疏导，必要时需辅助应用抗焦虑、抑郁情绪的药物。长期抑郁的肿瘤患者在治疗过程中谵妄的风险增加，谵妄是老年患者常见的围手术期及放化疗等期间的常见并发症，谵妄患者死亡率增加，推荐应用 CAM-S 量表对谵妄进行评定。对在治疗过程中发生谵妄的患者，应进行危险因素的评估，在积极治疗本次谵妄时避免后期谵妄的再发生。

五、老年共病评估

老年人的共病患病率增加，可影响癌症预后和治疗耐受性，包括充血性心力衰竭、糖尿病、肾功能不全、痴呆、抑郁、慢性感染、神经病变、贫血、肝脏和肺部疾病、听力或视力丧失、骨质疏松、褥疮或压疮等。在老年癌症患者中，共病可改变疾病的病程。癌症治疗与共病的相互作用可能会影响功能状态或加重共病。由于共病类型和严重程度不同,癌症治疗风险不一,共病可能会影响预期寿命,老年肿瘤患者在开始治疗之前,应评估共病对预期寿命的影响。

　　Charlson共病指数量表(表9.5)目前被推荐用于老年患者共病评分。虽然年龄并不是影响生存情况的一个独立因素,但共存疾病(由Charlson共病指数评分≥1分证实)与死亡率升高有关。除了影响生存率,存在共病还会影响患者耐受癌症治疗的能力。例如,一项纳入了70岁以上晚期非小细胞肺癌患者的研究发现,与Charlson共病指数评分<2分的患者相比,评分≥2分的患者更可能提前中断化疗。评估共病可提供独立于个体功能状态的信息。因此,评估共病对老年肿瘤患者很重要。对于共病的患者,不论是进行手术还是放化疗,共病需控制稳定,如血糖血压控制平稳等方可接受针对肿瘤的限期治疗。

表 9.5　Charlson 共病指数量表

条件	指定疾病权重
心肌梗塞	1
心力衰竭	1
周围血管疾病	1
脑血管病	1
痴呆	1
慢性肺病	1
结缔组织病	1
溃疡病	1
轻度肝病	1
糖尿病	1
半身不遂	2
中度或重度肾脏疾病	2
糖尿病伴终末器官损害	2
任何肿瘤	2
白血病	2
淋巴瘤	2
中度或重度肝病	3
转移性实体瘤	6
艾滋病	6
加权共病分类	
低的	0 分
中等	1～2 分
高的	3～4 分
非常高	25 分

注:艾滋病为获得性免疫缺陷综合征。

六、用药相关的评估

对于老年癌症患者来说,仔细回顾用药情况是综合评估的重点。需要定期且全面地回顾所有的用药情况(包括处方药和非处方药)以去除任何不需要或可能不合适的药物及评估可能的药物相互作用。例如,诊断为晚期癌症时,应停用某些可能不再获益的预防性药物,如降脂药物;在老年癌症患者对症治疗的过程中容易出现"药物瀑布"现象;老年癌症患者因药物改变、用药方案复杂及在患者交接过程中医护人员之间信息传递不完整而出现用药差错。与衰老相关的生理改变对药物的药代动力学和药效动力学具有重要影响,随着衰老、体脂增加、体内水分总量减少、肾功能下降及肝脏质量和血流量减少,容易出现药物毒性增加。癌症相关治疗会增加多种药物的使用和(或)可能不合适药物的使用,并且由于用药增加及用药方案的复杂性而使药物不良反应、药物间相互作用及依从性差的风险增加。一项药师主导的用药回顾性研究纳入了 248 位门诊老年癌症患者,他们均接受了老年肿瘤学评估,结果显示,平均每人所用药物为 9.23 种,43% 的患者使用超过 10 种药物。可能不适当的用药占比为 51%,评估方式为 2012 年的 Beers标准、老年人处方筛查工具及医疗保健效果数据和信息集。目前,推荐使用《老年人潜在不适当用药 Beers 标准》对老年癌症患者进行多重用药的评估,以减少老年潜在不适当用药。

老年肿瘤患者的综合评估在评估影响老年人癌症预后和治疗选择的多个领域的同时,评估患者的客观健康状况。综合评估包括基于功能状态、可能干扰癌症治疗的合并症,多种药物,营养状况,认知功能,社会经济问题等,它可以揭示和(或)发现常规肿瘤治疗未发现的可逆老年问题,并预测癌症治疗的效果,从而更有针对性地使用支持治疗措施,提高患者的生活质量,确保治疗依从性。此外,综合评估可以提供重要的预后信息,有助于估计预期寿命,这在作出治疗决定时是至关重要的。使用 CGA 量表(表 9.6)能更全面地评估老年功能状态,有助于制定老年癌症患者的治疗方案。我们推荐使用CGA 及 CGA 指导式干预改善老年肿瘤患者和照护者对诊疗过程中相关问题沟通的满意度,改善其对整体诊疗的满意度;减小放化疗等治疗所带来的毒性;减少癌症治疗期间的跌倒概率;改善放化疗等治疗的完成率。

表 9.6　CGA 量表

评估参数	评估内容
功能	身体机能状态
	日常生活活动能力
	工具性日常生活活动能力
	起立试验
共病	共病的数目
	共病病情及严重程度

续表

评估参数	评估内容
社会经济状况	生活条件
	照护者的存在和充分性
认知	MMSE 量表
	其他测试
情绪状况	老年抑郁量表
药物	药物的数量
	药物的适宜性
	药物之间相互作用的风险
营养	微型营养评估
老年综合征	痴呆
	谵妄
	抑郁
	跌倒
	忽视和虐待
	自发性骨折

参 考 文 献

[1] 中华医学会老年医学分会. 老年患者术后谵妄防治中国专家共识[J]. 中华老年医学杂志,2016,35(12):1257-1262.

[2] 朱鸣雷,黄宇光,刘晓红,等. 老年患者围手术期管理北京协和医院专家共识[J]. 协和医学杂志,2018,9(1):36-41.

第二节   常见治疗方案的选择

老年恶性肿瘤的治疗目标是延长生存期,提高生活质量。老年肿瘤常见的治疗方案如下:手术(根治、姑息或介入)、放疗、化疗、生物治疗、仅营养支持治疗及安宁舒缓医疗。而生物治疗中常见的有靶向治疗、免疫治疗和基因治疗等。目前认为,年龄往往不是影响肿瘤治疗的主要因素,肿瘤分期、老年脏器功能、整体功能状况及共病情况等才是决定性因素。同时,是否接受以上治疗方案依赖于综合评估的结果,不论是选择哪一种治疗方式,需提前评估好可能会发生的并发症及可能的预后,以避免经治疗后给老年患者带来严重的并发症。

一、手术治疗

年龄不是手术风险的首要考虑因素,所有接受手术的老年人都应进行老年功能状态综合评估,包括共病、认知、活动、功能状态和营养。老年患者接受手术,首先要耐受麻醉。ASA 分级系统有利于了解患者的麻醉风险,ASA 将患者的身体情况分为 6 级,Ⅰ级:病人危险最小,70 岁或以上者不属于此级;Ⅱ级:病人有轻的全身性疾病;Ⅲ级:病人有严重的全身性疾病;Ⅳ级:病人有严重的全身性疾病,对生命经常构成威胁;Ⅴ级:濒死的病人,不论手术与否,预计寿命不超过 24 h;Ⅵ级:已宣布脑死亡的患者。一般认为Ⅲ级以上者不适合手术治疗。而老年患者,往往不宜只根据 ASA 分级而决定手术与否,需结合老年患者的脏器功能、整体功能状况及共病情况等,参照《老年患者术前评估中国专家建议》,对患者行全面综合评估。术前应纠正内环境紊乱,保护脏器功能;努力改善营养状态,控制衰弱进展;进行心理辅导改善焦虑、抑郁情绪和认知功能,减少谵妄诱因。同时,防治共病急性发作。

对于评估后能耐受手术的老年肿瘤患者,需进一步根据肿瘤分期、老年脏器功能、整体功能状况及共病情况决定进行肿瘤根治性手术或姑息性手术(如肠癌预防性造瘘、壶腹部肿瘤胃肠短路手术、胃窦癌幽门梗阻空肠造瘘等),以短期内改善患者的生活质量。

二、化学药物治疗

对于可能有与年龄相关的器官功能衰退和共病的老年患者,无论估计期望寿命如何,都需要特别关注化疗的风险,包括与治疗相关的毒性及生活质量问题。在评估全身化疗的风险时,应考虑以下与年龄相关的变化:年龄相关器官功能衰退,老化常伴有重要器官系统的功能衰退,在化疗的过程中易发生化疗毒副作用。生理储备极少的老年患者在进行化疗时会有失代偿的风险。实足年龄可能与生理障碍及功能储备下降不对应,后两者有很大的个体差异。因此,老年癌症治疗应关注共病的程度和功能状态,而不是实足年龄。

(一) 是否能接受化疗的评估

化疗是治疗恶性肿瘤最常用的手段之一,肿瘤化疗常常伴有明显的不良反应,毒副反应严重者甚至可能会导致死亡,而对于老年患者的化疗副反应发生率更高,所带来的毒副反应更大。因此,在化疗前,应该对每一位老年恶性肿瘤患者的化疗耐受性进行全面的评估,权衡利弊,制定化疗策略和方案,寻找适合老年患者肿瘤化疗的剂量水平,在降低化疗毒性的同时达到减小化疗相关的脏器功能损害、提高治愈率、延长生存期和改善生活质量的目的。在化疗之前,可通过 ADL 量表、IADL 评估量表对患者的日常生活活动能力和工具性日常生活活动能力进行评估,通过 KPS 量表进行体能状态评估,ADL评分≥60 分或 KPS 评分≥90 分方可考虑化疗。随着年龄的增长,肝脏体积变小且肝血流量减少。因此,药物代谢和消除可能减慢,化疗副作用可能比预期更加严重。对于老年患者,在正常肝实质体积缩小的情况下,应密切监测肝功能,尤其是正在使用经肝脏代谢的药物时。此外,制定治疗决策时,酒精滥用或病毒性肝炎史等共病可能是相关的考虑因素。肾功能可通过 eGFR 来衡量,其会随着年龄的增长而下降。同时需注意,老年患者肾功能储备降低、化疗导致呕吐等可致肾功能过度下降。因此,在化疗期间需定期对老年肿瘤患者的肝肾等脏器进行及时的评估。癌症及衰老研究组(Cancer Aging Research Group,CARG)化疗风险评估量表及老年化疗风险评估量表(Chemotherapy Risk Assessment Scale for High-age Patients,CRASH)等量表可用于预测老年肿瘤患者的化疗耐受性。

(二) 化疗后出现骨髓抑制及感染风险的评估

骨髓储备降低是正常老化的一部分,这使老年患者发生重度长期化疗相关血细胞减少的风险增高,患者可能需要减量和(或)推迟化疗。随着人体老化,骨髓干细胞储备可能下降。因此,使用骨髓抑制性药物时,血液系统毒性增加,会导致中性粒细胞减少和(或)贫血。应用各种化疗方案时,与较年轻的患者相比,老年患者的中性粒细胞减少发生率更高。重度中性粒细胞减少可能导致感染性并发症、住院及较高的死亡率。因此,化疗后需及时对患者的骨髓进行评估,根据《中国临床肿瘤学会(CSCO)肿瘤放化疗相关中性粒细胞减少症规范化管理指南(2021 年)》,结合患者的肿瘤类型及应用化疗方案,对患者化疗后中性粒细胞缺乏的概率进行评估,若患者化疗后出现中性粒细胞减少及发热合并感染等情况,需根据《中国中性粒细胞缺乏伴发热患者抗菌药物临床应用指南(2020 年版)》对患者疾病的危险性进行分层。对于老年患者,因全身脏器储备功能下降,加之骨髓功能抑制及并发营养不良等,很容易继发肺部感染、泌尿系感染及全身性感染等。对于化疗后出现重度感染的患者,评估后若能再次化疗,需更改化疗方案或减小药物剂量,甚至停止化疗。

(三) 化疗期间胃肠道功能的评估

化疗药物继发的胃肠道副反应包括恶心、呕吐等,会导致患者食欲差,化疗后经口进食总量减少,造成能量及蛋白质混合型营养不良,甚至继发低蛋白血症等,而营养不良低蛋白血症等又会导致胃肠道黏膜水肿,从而进入恶性循环。因此,在化疗期间及化疗后 1 周,若患者经口进食量较平时减少约 40%,则很可能会因老年患者每日所需能量不足而导致化疗中止时间(2 次化疗间隔时间)延长、化疗效果不佳等。

因此,老年恶性肿瘤患者在接受化疗前应进行上述情况的综合评估,以权衡化疗的利弊和兼顾患者的预期寿命、生活质量等情况,若患者的日常生活活动能力正常、营养状态良好、化疗后未出现重度骨髓抑制及胃肠道严重副反应,且化疗后患者各脏器功能、血白细胞、中性粒细胞等恢复速度基本正常,需再次评估后方能决定是否进行下一周期的治疗或更改治疗方式。

三、放疗治疗

制定针对老年患者放疗的个体化治疗方案应基于以下因素：① 评估放疗的益处和风险。② 仔细考虑患者潜在的功能储备。③ 了解癌症生物学上的差异及这些患者对治疗的反应。

对于接受放疗的患者，建议给予由治疗引起的黏膜炎的营养支持和疼痛控制。对于接受放疗的老年患者，治疗方案在很大程度上取决于放疗的解剖部位和选择的剂量或分级（参见特定疾病的 NCCN 癌症治疗指南）。然而，同步放化疗应谨慎使用，为了减少毒副作用，需调整化疗剂量。

老年患者，尤其是高龄患者，对放化疗的耐受性差，是否在放化疗过程中配合全身化疗需综合考虑化疗药物的毒性、身体的耐受性及放疗机器、放疗剂量对老年患者全身脏器功能的影响。对于接受放疗的老年患者，应根据放疗的解剖部位和选择的剂量或分级，了解其获益与风险。应谨慎使用同步放化疗治疗，若必须使用，则需要调整化疗或放化疗的剂量。在放疗的过程中，如果存在放疗引起的黏膜炎，则需要进行营养支持和疼痛控制。目前，精准放疗融入了现代化计算机技术，通过计算机可精准完成照射过程，精准放疗的实施可以有效降低患者治疗的痛苦程度，尤其适合身体情况允许的老年肿瘤患者。

目前，对于老年患者，常见的接受放疗的肿瘤有食管癌、肺癌、直肠癌等，在接受放疗的同时，需密切关注放疗带来的副反应，如放射性肺炎、放射性肠炎等。因老年患者内脏器官敏感性降低，且空腔脏器等的浆膜层及黏膜肌层等相对萎缩，易在放疗后继发穿孔及食管气管瘘等。因此，在接受放疗之前，应对患者进行个体化评估，在放疗的过程中，重视对脏器的保护并密切关注患者的临床症状，避免放疗继发的严重副反应发生。

四、营养治疗

营养治疗是老年恶性肿瘤综合治疗的一个重要环节，对营养状态的评定应与肿瘤病情、治疗效果、体力状态及生活质量评定同时进行。因老年恶性肿瘤导致机体能量消耗发生变化和营养代谢异常，加之老年患者胃肠道消化吸收功能减退，且叠加多项老年综合征，手术和放化疗后的营养不良成为老年恶性肿瘤患者常见的问题。目前，应用最广泛的恶性肿瘤营养风险筛查工具为 NRS-2002。NRS-2002 评分≥3 分为具有营养风险，需要根据患者的临床情况，制定个体化的营养计划，并给予营养干预。

营养治疗的疗效最终应体现在生活质量的改善和抗肿瘤治疗耐受性的提高上。对于不能正常经口进食（如咽喉部肿瘤）或胃肠功能障碍（如胃肠道肿瘤手术后）的患者，并发营养不良可导致其术后感染的风险明显升高，应考虑应用管饲喂养，在术后 24 h 内可逐渐少量进行管饲营养。对于鼻肠管喂养的患者，由于肠道的耐受力有限，应以较低的滴速（如 10～20 mL/h）开始管饲营养，可能需 5～7 天才能达到足量的营养摄入。围手术期接受营养治疗的患者，住院期间应进行营养状况再评估，若仍存在营养不良，建议出院后应继续进行营养支持治疗。老年肿瘤患者可以 20～25 kcal/(kg·d)来估算,一般来说,标准的大分子聚合物配方适合大部分患者的肠内营养治疗,对于合并有 2 型糖尿病的患者,建议应用糖尿病专病配方的肠内营养制剂。对于预计生存期超过 3 个月的非终末期化疗的老年恶性肿瘤患者,因为化疗往往会引起明显的毒性反应,尤其是消化道反应,如恶心、呕吐、腹痛、腹泻和消化道黏膜损伤等,会严重地削弱患者的食欲或影响其进食过程,在肿瘤引起的代谢异常的基础上进一步加重机体营养不足,可导致化疗提前中止,影响患者的抗肿瘤治疗效果。因此,应积极评估患者的营养风险和营养不良情况,及早应对营养不良,维持患者的营养水平,为化疗提供良好的代谢环境。如果患者因治疗产生了胃肠道黏膜损伤,那么可以采用短期的肠外营养。

对老年恶性肿瘤患者的营养评估应在肿瘤诊断或入院进行放化疗时就进行(特别是放化疗前和放化疗过程中),并在后续的每一次随访中重新评估,以便在患者发生营养不足前就给予早期的营养治疗和干预。

五、分子靶向药物和生物制剂治疗

(一) 分子靶向药物治疗

目前,由于靶向治疗的疗效及安全性均优于化疗,因此对于驱动基因阳性的老年患者,仍将靶向治疗作为首选。目前国内获批的治疗 ALK(Anaplastic Lymphoma Kinase,意为间变性大细胞淋巴瘤激酶)融合基因阳性晚期的 NSCLC(Non-small Cell Lung Carcinoma,意为非小细胞肺癌)药物有阿来替尼、塞瑞替尼和恩沙替尼等,而对于 HER-2(Human Epidermal Growth Factor Receptor-2,意为人类表皮生长因子受体)阳性的胃癌及乳腺癌患者均推荐使用曲妥珠单抗。然而,由于老年患者机体功能减退及脏器储备功能下降,65 岁以上的患者更容易产生不同程度的相关药物不良反应,如出现腹泻、恶心、肌酐升高等。老年患者在应用分子靶向药物治疗之前,需根据不同肿瘤相关基因的检测,在具有分子靶向药物治疗指征的情况下,经老年综合评估后,根据患者的机体功能状态及各脏器功能情况决定是否应用分子靶向药物,并在治疗的过程中积极检测是否出现药物不良反应,当出现严重药物不良反应时,应停用或更换分子靶向药物治疗,甚至更改整个诊治疗程计划。

(二) 免疫检查点抑制剂(Immune Check Point Inhibitors,ICIs)治疗

免疫检查点抑制剂的作用机制是阻断细胞毒性 T 细胞表面免疫检查点蛋白与其配体的相互作用,如细胞毒性 T 淋巴细胞相关蛋白 4 与 CD80/CD86 的相互作用,程序性细胞死亡蛋白 1(Programmed Cell Death Protein-1,PD-1)与程序性死亡配体 1(Programmed Death-Ligand-1,PD-L1)的相互作用。目前常用的药物有抗 PD-1 单克隆抗体,如帕博利珠单抗、纳武利尤单抗;抗 PD-L1 单克隆抗体,如阿替利珠单抗、阿维单抗及度伐利尤单抗等。免疫检测点阻断和其他免疫疗法的出现使晚期癌症患者的治疗取得了很大的进展,目前有一个重要的问题是如何更好地筛选出那些对这类治疗有效的

肿瘤患者。在使用 PD-1 阻断剂的临床试验中，PD-L1 的表达是研究得最深入的候选生物标志物。检查点抑制剂会破坏患者对肿瘤相关抗原的耐受性，可能会导致患者对自身抗原的耐受性下降，从而引起免疫相关不良反应（Immune-related Adverse Effects, irAEs）。老年肿瘤患者在接受 ICIs 治疗时，需密切关注其是否发生头痛、感觉性周围神经病、运动神经病及心脏损害等。对于老年恶性肿瘤患者，需在前述各种功能等状态评估后，在有使用免疫检查点抑制剂的指征时，慎重决定是否应用免疫治疗，在治疗前需评估患者各脏器及机体功能的状态，并在治疗期间密切监测免疫治疗给患者带来的益处及不良反应，防止严重的不良反应发生而影响患者受益。

（三）安宁缓和医疗

可获益于安宁缓和医疗的患者通常患有并发症和死亡风险较高的晚期复杂疾病或导致生存期有限的疾病，如恶性肿瘤性疾病，大多为老年及衰弱患者，并且通常因同时合并有多种慢性病（包括认知功能障碍伴由此导致的功能受限和功能减退）而卧病在家。对于生存期只有数月且不能再从疾病导向的干预中获益的患者，临终关怀是强化、集束化的舒缓医疗形式。在美国，临终关怀由特定的保险支持，按日报销；当患者由 2 位医生正式确定处于疾病终末期，按疾病的常规病程生存期不超过 6 个月时，就有资格获得临终关怀。临终关怀由专门的多学科团队提供，包括护士、医生、社会工作者、牧师和家庭陪护，他们均擅长照料临终患者。

◆　　　**参 考 文 献**　　　◆

[1]　中华医学会麻醉学分会老年人麻醉学组,中华医学会麻醉学分会骨科麻醉学组,国家老年疾病临床医学研究中心,等.中国老年患者膝关节手术围手术期麻醉管理指导意见:2020 年版[J].中华医学杂志,2020,100(45):12.
[2]　陈旭娇,严静,王建业,等.老年综合评估技术应用中国专家共识[J].中华老年医学杂志,2017,36(5):471-477.